密封小線源治療における
吸収線量の標準計測法

（小線源標準計測法18）

日本医学物理学会編

通商産業研究社

序　文

　キュリー夫妻によるラジウムの発見から数年後には小線源治療が開始されている。以降，小線源治療は 120 年間にわたる歴史をもっている。これは，標的体積に限局した線量集中性という密封小線源治療の特長によるものであり，外部放射線治療が発展した現在においても重要ながんの治療法として選択される所以である。

　密封小線源治療法の品質を高め，精度を維持していくためには吸収線量計測の標準化が極めて重要であることから，日本医学物理学会は 2000 年に「放射線治療における小線源の吸収線量の標準測定法」を刊行した。この冊子においても高線量率（HDR）のみならず低線量率（LDR）密封小線源治療に関して，吸収線量計測，線源位置計測，吸収線量計算，標準的な品質管理法が提案され，多数の基礎資料が掲載された。

　しかし時間を経て，当時 140 台近く設置されていた HDR の ^{60}Co 密封小線源の遠隔操作後装填照射装置は現在では数十台に減少している。代わって当時十施設に満たなかった ^{125}I シードによる永久挿入の LDR 密封小線源治療を実施する施設数は百数十と増加している。この間，治療計画装置，照射装置および周辺機器のシステム化も進み複雑になった。また，新たに提案された線量計算アルゴリズムの採用も進んだ。残念ながら，品質管理上の錯誤による事故も報告されている。

　このような状況から，計測委員会小線源分科会が中心となって線量標準や照射技術の進歩に対応するための改訂作業が進められ，この度，「密封小線源治療における吸収線量の標準計測法（小線源標準計測法 18）」を刊行するに至った。

　本書の内容は単にタイトルが示す線量標準，吸収線量標準計測法，吸収線量計算にとどまらず，密封小線源の特性，線量計算アルゴリズム，照射装置などの詳細な解説，具体的な線源強度計測法，品質保証・品質管理法が豊富な資料とともに掲載されている。本書が密封小線源治療に携わる方々にとって必読の書となり，密封小線源治療の精度向上と安全な実施に大きな役割を果たすことを期待している。また，教育・研究においても本書が活用されることを心から望むものである。

　　　2018 年 1 月 1 日

　　　　　　　　　一般社団法人日本医学物理学会会長

　　　　　　　　　　　　齋 藤 秀 敏

日本医学物理学会編

「密封小線源治療における吸収線量の標準計測法」執筆委員

編集委員長	川村 愼二	（帝京大学福岡医療技術学部）
執筆・編集委員	岡本 裕之	（国立がん研究センター中央病院）
	小島 徹	（埼玉県立がんセンター）
	高橋 豊	（大阪大学大学院）
	武中 正	（京都府立医科大学）
	花田 剛士	（慶應義塾大学）
	山田 崇裕	（近畿大学原子力研究所）
執筆委員	荒木 不次男	（熊本大学大学院）
	五十嵐 仁	（株式会社千代田テクノル）
	上田 麻里	（国立病院機構大阪医療センター）
	熊﨑 祐	（埼玉医科大学国際医療センター）
	黒岡 将彦	（神奈川県立がんセンター）
	黒澤 忠弘	（産業技術総合研究所）
	佐方 周防	（医用原子力技術研究振興財団）
	阪間 稔	（徳島大学大学院）
	筑間 晃比古	（東京医科大学病院）
	根本 幹央	（自治医科大学附属病院）
	橋本 光康	（国際医療福祉大学大学院）
	水野 秀之	（量研機構放射線医学総合研究所）
	三村 功一	（株式会社千代田テクノル）

（五十音順）

推　薦　文

　密封小線源治療は，腫瘍の中または近傍に放射線源を配置して放射線治療を施行する方法であり，外部照射に比較して侵襲的・観血的な治療法である。しかし，線源が正確に配置されれば，腫瘍外の放射線量は急激に低下し腫瘍に限局して大線量を投与できる。また，外部照射では常に呼吸や心拍などの生理的運動や体位の再現性を考慮する必要があり，一定の余裕をもって照射範囲を設定する必要があるが，密封小線源治療では線源と腫瘍の位置関係は一定であるので，そのような余裕を考慮する必要がなく，本来の腫瘍に限局した線量投与が可能である。したがって，密封小線源治療では，外部照射において考えられないような高線量を障害なく投与できる，究極の高精度治療である。しかし，その高精度の基本は，線源放射能の精度の担保された計測であり，それが保証されなければ密封小線源治療の高精度は全く砂上の楼閣となってしまう。密封小線源に関しては，すでに 2000 年に日本医学物理学会により「放射線治療における小線源の吸収線量の標準測定法」が出版されているが，現在まで 20 年近くが経過し，この間には ^{125}I などの新しい線源の供給が始まり，新たな高線量率 ^{192}Ir 線源も導入されるようになってきた。更に線源アプリケータを挿入した状態で CT や MRI の 3 次元画像を撮像し，線源滞留位置や滞留時間を inverse planning を用いて最適化する画像誘導小線源治療が実施されるようになり，密封小線源治療を取り巻く状況に大きく変化が見られる。この度，再び日本医学物理学会のご努力により密封小線源治療における吸収線量の標準計測法の改訂版が上梓されることとなり，密封小線源の標準計測法が全面的に見直されることとなった。密封小線源治療の土台がここに築かれたのである。この標準計測法の理解は，密封小線源治療にかかわるすべての医療従事者にとって必須であり，密封小線源治療の臨床に生かして欲しい。この改訂に従事された医学物理学会の会員の方々には，密封小線源治療に従事するものとして深く感謝したい。この標準計測法の上梓により，我が国における密封小線源治療がますます発展していくことを祈念している。

日本放射線腫瘍学会小線源治療部会会長

伊　丹　　純

目　　　次

はじめに ……………………………………………………………………………… 13

用　語　集 …………………………………………………………………………… 15

略　語　集 …………………………………………………………………………… 23

シンボルリスト ……………………………………………………………………… 26

第 1 章　密封小線源の特性 …………………………………………………… 29

　1.1　密封小線源治療の概要 ……………………………………………………… 29

　　1.1.1　密封小線源治療の経緯 ………………………………………………… 29

　　1.1.2　密封小線源治療の分類 ………………………………………………… 29

　　1.1.3　密封小線源治療の特徴 ………………………………………………… 30

　1.2　核種の物理特性 ……………………………………………………………… 31

　　1.2.1　^{60}Co；コバルト 60 …………………………………………………… 31

　　1.2.2　^{90}Sr；ストロンチウム 90 …………………………………………… 32

　　1.2.3　^{106}Ru；ルテニウム 106 ……………………………………………… 32

　　1.2.4　^{125}I；ヨウ素 125 ……………………………………………………… 33

　　1.2.5　^{137}Cs；セシウム 137 ………………………………………………… 34

　　1.2.6　^{192}Ir；イリジウム 192 ……………………………………………… 35

　　1.2.7　^{198}Au；金 198 ………………………………………………………… 36

　1.3　密封小線源治療に用いる線源に要求される特性 ………………………… 36

　1.4　低線量率密封小線源 ………………………………………………………… 38

　　1.4.1　^{125}I シード …………………………………………………………… 38

　　1.4.2　^{198}Au グレイン ……………………………………………………… 41

　　1.4.3　^{106}Ru アイアプリケータ …………………………………………… 41

　　1.4.4　^{90}Sr アイプラーク ………………………………………………… 42

　　1.4.5　^{192}Ir ピン・シンワイヤ・シード …………………………………… 42

　　1.4.6　^{137}Cs 針（ニードル） ………………………………………………… 44

	1.5	高線量率密封小線源	44
	1.5.1	線源モデル mHDR-v2，v2r	44
	1.5.2	線源モデル VS2000	45
	1.5.3	線源モデル Ir2.A85-2	46
	1.5.4	線源モデル Co0.A86	47
	1.5.5	線源モデル GK60M21	47

第2章　密封小線源線量標準とトレーサビリティ　50

2.1　密封小線源の一次標準　50

2.1.1　密封小線源に係わる線量標準の量と単位　50

2.1.2　^{192}Ir 高線量率線源（^{192}Ir-HDR）　50

2.1.3　その他の治療用密封小線源の線量標準　55

2.2　各国標準の国際整合性　56

2.3　密封小線源の二次標準及び線量計の校正　57

2.3.1　我が国における計量トレーサビリティ制度と国際標準　57

2.3.2　^{125}I-LDR 線源・^{192}Ir-HDR 線源用測定器の校正及びトレーサビリティ　58

2.3.3　^{60}Co-HDR 線源用測定器の校正及びトレーサビリティ　60

第3章　線源強度計測法　65

3.1　密封小線源における線源強度の指標　65

3.1.1　ラジウム質量（Radium Mass）とラジウム質量当量（Milligram-Radium Equivalent）　65

3.1.2　放射能（Activity）と明示放射能（Apparent Activity）　66

3.1.3　放射特性（Emission Properties）　66

3.1.4　基準照射線量率（Reference Exposure Rate）　67

3.1.5　基準空気カーマ率（RAKR）と空気カーマ強度（Air Kerma Strength）　67

3.1.6　空気カーマ率定数（Air Kerma Rate Constant）　69

3.2　^{125}I 線源強度の計測　69

3.2.1　低線量率（LDR）密封小線源の線源強度計測　69

3.2.2　低線量率（LDR）密封小線源の線源強度計測ワークシート　72

3.3　ウェル形電離箱式線量計による高線量率（HDR）密封小線源の線源強度計測　75

3.3.1　線量計の特性　75

3.3.2　基準空気カーマ率（RAKR）の計測　77

3.3.3 温度気圧補正係数；k_{TP} ··· 78

3.3.4 イオン再結合補正係数；k_s ·· 78

3.3.5 極性効果補正係数；k_{pol} ··· 79

3.3.6 リニアックによるウェル形電離箱の恒常性の確認·············· 79

3.3.7 ウェル形電離箱式線量計による HDR 線源の線源強度導出手順········· 80

3.3.8 ウェル形線量計による HDR 線源の線源強度計測ワークシート ········ 82

例題 ウェル形線量計による HDR 線源の線源強度計測ワークシート ········ 85

3.4 固体ファントムを用いたファーマ形電離箱式線量計による
高線量率（HDR）密封小線源の線源強度計測 ················· 89

3.4.1 固体ファントム（PMMA ファントム）····························· 89

3.4.2 固体ファントムの特性·· 89

3.4.3 計測時の注意点··· 90

3.4.4 線源強度計算··· 90

3.4.5 N_C と $N_{D,w}$ ··· 91

3.4.6 固体ファントムを用いたファーマ形電離箱式線量計による HDR 線源の
線源強度計測ワークシート ················ 93

例題 ファーマ形線量計による HDR 線源の線源強度計測ワークシート ········ 96

3.5 水中サンドイッチ法によるファーマ形電離箱式線量計を用いた高線量率
^{192}Ir 密封小線源の計測 ··············100

3.5.1 ^{192}Ir 密封小線源の吸収線量計算式 ·······························100

3.5.2 線源‐電離箱間距離における線質変換係数 ·······················100

3.5.3 サンドイッチ法による水吸収線量計測·····························101

3.5.4 水中サンドイッチ法によるファーマ形電離箱式線量計を用いた
^{192}Ir 線源の水吸収線量計測ワークシート··················104

第4章 密封小線源治療における吸収線量の計算式·····························107

4.1 概論 ···107

4.2 吸収線量率の計算式 ···107

4.2.1 2次元座標系の吸収線量率の計算式 ·······························108

4.2.2 1次元座標系の吸収線量率の計算式 ·······························109

4.3 吸収線量の導出 ··109

4.4 線量計算の特性 ··110

4.4.1　線量分布の形成‥‥‥‥‥‥‥‥‥‥‥‥‥‥‥‥‥‥‥‥‥‥‥‥‥110

4.4.2　線量計算パラメータ‥‥‥‥‥‥‥‥‥‥‥‥‥‥‥‥‥‥‥‥‥‥110

4.5　線量計算の適用条件‥‥‥‥‥‥‥‥‥‥‥‥‥‥‥‥‥‥‥‥‥‥‥‥‥122

4.5.1　線量計算の不確かさ‥‥‥‥‥‥‥‥‥‥‥‥‥‥‥‥‥‥‥‥‥‥122

4.5.2　線量計算の懸念事項‥‥‥‥‥‥‥‥‥‥‥‥‥‥‥‥‥‥‥‥‥‥122

付録

付録1　小線源治療における不確かさの評価‥‥‥‥‥‥‥‥‥‥‥‥‥‥‥‥‥125

1.　不確かさの定義‥‥‥‥‥‥‥‥‥‥‥‥‥‥‥‥‥‥‥‥‥‥‥‥‥125

2.　線源強度‥‥‥‥‥‥‥‥‥‥‥‥‥‥‥‥‥‥‥‥‥‥‥‥‥‥‥126

3.　治療計画‥‥‥‥‥‥‥‥‥‥‥‥‥‥‥‥‥‥‥‥‥‥‥‥‥‥‥126

4.　不均質の影響‥‥‥‥‥‥‥‥‥‥‥‥‥‥‥‥‥‥‥‥‥‥‥‥‥127

5.　位置情報の影響‥‥‥‥‥‥‥‥‥‥‥‥‥‥‥‥‥‥‥‥‥‥‥‥128

6.　線源停留時間精度に関連する影響‥‥‥‥‥‥‥‥‥‥‥‥‥‥‥‥128

7.　イメージングの影響‥‥‥‥‥‥‥‥‥‥‥‥‥‥‥‥‥‥‥‥‥‥129

8.　部位特有の影響‥‥‥‥‥‥‥‥‥‥‥‥‥‥‥‥‥‥‥‥‥‥‥‥129

9.　出力計測における不確かさ評価例‥‥‥‥‥‥‥‥‥‥‥‥‥‥‥‥130

付録2　密封小線源治療の線量計算に関する歴史的経緯‥‥‥‥‥‥‥‥‥‥‥‥133

1.　線源配置と治療計画‥‥‥‥‥‥‥‥‥‥‥‥‥‥‥‥‥‥‥‥‥‥133

2.　線量計算の変遷‥‥‥‥‥‥‥‥‥‥‥‥‥‥‥‥‥‥‥‥‥‥‥‥133

付録3　線量計算パラメータ詳細‥‥‥‥‥‥‥‥‥‥‥‥‥‥‥‥‥‥‥‥‥‥138

1.　空気カーマ強度：S_K‥‥‥‥‥‥‥‥‥‥‥‥‥‥‥‥‥‥‥‥‥138

2.　線量率定数：$\varLambda$‥‥‥‥‥‥‥‥‥‥‥‥‥‥‥‥‥‥‥‥‥‥‥139

3.　幾何学関数：$G_X(r, \theta)$‥‥‥‥‥‥‥‥‥‥‥‥‥‥‥‥‥‥‥139

4.　放射状線量関数：$g_X(r)$‥‥‥‥‥‥‥‥‥‥‥‥‥‥‥‥‥‥‥140

5.　非等方性関数：$F(r, \theta)$‥‥‥‥‥‥‥‥‥‥‥‥‥‥‥‥‥‥140

6.　非等方性係数：$\phi_{an}(r)$‥‥‥‥‥‥‥‥‥‥‥‥‥‥‥‥‥‥141

付録4　モデルベース型線量計算アルゴリズムによる線量計算‥‥‥‥‥‥‥‥‥143

1.　AAPM TG-43U1 計算式の限界‥‥‥‥‥‥‥‥‥‥‥‥‥‥‥‥‥143

2.　モデルベース型線量計算アルゴリズムによる線量計算の必要性‥‥‥‥144

3．密封小線源治療で考える光子輸送の基本概念 ……………………………… 145

　　4．モデルベース型線量計算アルゴリズムの種類 ………………………………… 147

　　5．モデルベース型線量計算アルゴリズムの臨床導入への問題点 ……………… 153

付録5　IGBT・3次元治療計画 ……………………………………………………………… 158

　　1．はじめに ……………………………………………………………………………… 158

　　2．2次元治療計画 ……………………………………………………………………… 158

　　3．3次元治療計画 ……………………………………………………………………… 159

付録6　^{125}I 線源強度の代替測定法 …………………………………………………………… 162

　　1．はじめに ……………………………………………………………………………… 162

　　2．新しい自動計測システムの紹介 ………………………………………………… 162

　　3．カートリッジ計測 …………………………………………………………………… 164

付録7　放射線防護に係る測定 ……………………………………………………………… 167

　　1．介護者等の放射線防護に係る測定 ……………………………………………… 167

付録8　密封小線源治療装置 ………………………………………………………………… 171

　　1．マイクロセレクトロン HDR-V3（Elekta） …………………………………… 171

　　2．バリソース iX ………………………………………………………………………… 174

　　3．マルチソース ………………………………………………………………………… 176

付録9　品質保証／品質管理（QA ／ QC） ……………………………………………… 181

　低線量率（LDR）密封小線源の QA ／ QC ………………………………………… 181

　　1．^{125}I 永久挿入治療の QA ／ QC ………………………………………………… 181

　高線量率（HDR）密封小線源の QA ／ QC ………………………………………… 186

　　1．装置の頻度別点検項目 ……………………………………………………………… 186

　　2．アプリケータ・カテーテル・移送チューブの QC …………………………… 188

　　3．アプリケータにおける線源停留点の評価 ……………………………………… 188

　　4．フィルムを用いた線量分布計測 ………………………………………………… 191

　　5．密封小線源治療における独立検証と in vivo dosimetry ……………………… 192

　　6．HDR 密封小線源治療における患者個別検証 ………………………………… 193

付録10　事故防止とトラブル対応 ………………………………………………………… 200

　　1．事故事例と対応策 …………………………………………………………………… 200

　　2．教育，体制，マニュアル整備 …………………………………………………… 201

付録 11　緊急時対応訓練　………………………………………………………………203

　　1. 事故時対応　……………………………………………………………………203

付録 12　高線量率（HDR）密封小線源計測の現状と課題　……………………207

　　1. アンケート調査概要　…………………………………………………………207

　　2. 線源強度計測に関する調査結果　……………………………………………207

　　3. 線源停留位置 QA に関する調査結果　………………………………………210

　　4. まとめ　…………………………………………………………………………211

は　じ　め　に

　日本医学物理学会は2000年に「放射線治療における小線源の吸収線量の標準測定法」を発行し，密封小線源計測の標準化が図られた。これまでに多くの医療施設の参考資料として活用された。しかしながら，発行から18年が経過し密封小線源を取り巻く環境には下記のような変化が認められる。

　一番目に，2003年に低線量率密封小線源として^{125}Iや^{198}Auが放射線障害防止法の規定に基づき医療用具に認められた後，使用施設数や国内取扱線源個数が増加した。二番目に，近年，Manchester法やParis法など古典的線量投与システムから，MRIやCT画像を利用した三次元画像誘導密封小線源治療（IGBT）へ移行されつつあり，外部放射線治療と同様に高精度化へ進んでいる。三番目に，高線量率密封小線源^{192}Irについて国家一次標準の整備に引き続き，二次標準からユーザへの線量計測の校正システムが整備され，^{125}Iとともに，トレーサビリティが確保されたシステムが構築された。最後に，ここ数年の間に密封小線源治療に関する国内事故発生事例が報告された。この原因調査の中で，密封小線源の吸収線量標準測定法を改訂・整備することが重要な課題として取り上げられた。

　上記のような環境の変化等に対し，日本医学物理学会計測委員会において標準計測法改訂に向けた取り組みが行われることになり，この「密封小線源治療における吸収線量の標準計測法」を改訂版として発行するに至った。

　本書では，第1章に密封小線源核種の特性や現在，市販されている治療用の密封小線源に関する詳細情報を記載した。線源に係る物理特性データは米国国立核データセンター（NNDC）の提供するChart of Nuclidesを基本としている。第2章では^{125}Iと^{192}Irの密封小線源の線量標準とトレーサビリティについて，国家一次標準の整備と国際標準との整合性や二次標準からユーザ線量計までのトレーサビリティの整備，及び^{60}Coを用いた空中校正について記載した。第3章の線源強度計測法では，密封小線源における線源強度の指標やウェル形電離箱式線量計などを用いた各種線源強度計測，及び具体的な計測ワークシートや例題について記載した。第4章では，密封小線源治療における吸収線量計算式を取り上げて解説した。

　本書では，線源強度の指標として，現在使用されている基準空気カーマ率（RAKR）と空気カーマ強度（S_K）の使い分けを行った。即ち，線源特性や線量計測のトレーサビリティに関する第1章から第3章までは，線源強度の国際標準としてICRUから提唱されているRAKRを

—13—

は　じ　め　に

使用した。第4章の吸収線量率計算における線源強度の指標としてはAAPMから提唱された空気カーマ強度（S_K）を使用した。

　付録において，ユーザ施設における計測や治療装置ごとの計測の特徴，及び治療計画に関する内容や事故防止に関わる品質保証など，ユーザが実務使用するにあたり有用と思われる情報を記載している。なお，付録4の数式・変数の記述については，付録本文中に定義を示した。ここで注意していただきたいことは，記載されたすべての情報は，この計測法改訂時点の情報であり，装置や関係法令，及びガイドラインの改定等，環境の変化に伴い，新たに更新されるべき情報もある*。そのため，使用する施設担当者の正しい認識と責任により，この計測法を活用していただくことを切にお願いする。

　密封小線源治療は線量収束性の非常に優れた治療方法であり，がん治療に有効に活用されるべき治療法である。そのためには線量計測を含む物理・技術担当者の貢献は必要不可欠である。この計測法が使用施設で密封小線源治療に携わる医師，医学物理士，診療放射線技師，放射線治療品質管理士の方々に活用され，安全で最適な密封小線源治療が実施されることを期待する。なお，本書の略称は「小線源標準計測法18」英文名は "Standard Dosimetry of Absorbed Dose to Water in Brachytherapy（Standard Dosimetry in Brachytherapy18）" とする。

　また，本書発行にあたり，革新的がん医療実用化研究事業AMEDから研究費支援を受けた。この場を借りて御礼申し上げる。

〔川村〕

---

*例えば，密封小線源に関しては，厚生労働省において診療用放射線照射器具を永久的に挿入された患者の退出基準の見直しに関する検討が行われており，近く基準の見直しや関係ガイドラインの改定も見込まれている。

用　語　集

　　標準計測法に関する用語，線量計算に関する用語，及び密封小線源治療に関する用語に大別し，関連する用語は隣接するように配置した。

　　用語，英語表記；略語または記号，定義の順で表記した。【　】内は参照すべき出典または付録等，（　）内は単位，同義語または注記等を示す。

標準計測法に関する用語

1) **計量計測トレーサビリティ**，Metrological Traceability

　　個々の校正が測定不確かさに寄与する，文書化された切れ目のない校正の連鎖を通して，測定結果を計量参照に関連付けることができる測定結果の性質。【JIS Z8103，VIM3】

　　　　注記1　この定義では，'計量参照'は，実際に具現化された測定単位の定義，順序尺度量でない量の測定単位を含む測定手順，又は測定標準のいずれともなり得る。

　　　　注記2　計量計測トレーサビリティには，確立された校正階層が必要である。

　　　　注記3　計量参照の仕様には，校正階層を確立する際にこの計量参照を用いた時期のほかに，校正階層の中で最初の校正をいつ行ったかなど，計量参照に関連する他の計量計測情報を含めなければならない。

　　　　注記4　測定モデルで入力量が複数ある測定の場合，各入力量の値はそれ自体が計量計測トレーサビリティをもつことが望ましく，関係する校正階層は分岐構造及びネットワークを形成していてもよい。各入力量の値の計量計測トレーサビリティを確立するために必要となる作業は，測定結果に対する相対的寄与に対応したものであることが望ましい。

　　　　注記5　測定結果の計量計測トレーサビリティは，測定不確かさが与えられた目的に対して十分であること，又は誤りがないことを保証するものではない。

2) **校正**，Calibration

　　計器又は測定系の示す値と標準によって実現される値との間の関係を確定する一連の作業。校正には計器を調整して誤差を修正することは含まない。【JIS Z8103】

用 語 集

3) **一次線量標準機関（国家標準機関）**，Primary Standard Dosimetry Laboratory; PSDL

当該の量の種類について，他の測定標準に量の値を付与するための根拠として，ある国又は経済圏で用いるように国家当局が承認した計量標準を維持供給する機関。国家（計量）標準機関ともいう。放射線量においては，我が国では国立研究開発法人産業技術総合研究所（AIST）となる。【JIS Z8103】

4) **二次線量標準機関**，Secondary Standard Dosimetry Laboratory; SSDL

同じ種類の量の一次（又は上位）測定標準を用いた校正を通して確立された測定標準を有し，校正を行う校正事業者をいう。^{192}Ir の高線量率密封小線源治療線源に対するウェル形電離箱の校正事業者は（公社）日本アイソトープ協会である。^{60}Co 線源と指頭型電離箱の校正事業者は（公財）医用原子力技術振興財団である。

5) **国際度量衡局**，（仏語）Bureau international des poids et mesures; BIPM

メートル条約の基に設立された国際機関である。国際単位系（SI 単位系）の維持や計測標準に関する問題に対して，参加国が協力して解決することを目的としている。

6) **計量法トレーサビリティ制度**，Japan Calibration Service System; JCSS

「計量標準供給制度」及び「校正事業者登録制度」からなる我が国における計量法に基づくトレーサビリティ制度。本制度では，計量法関係法規及び ISO/IEC 17025 の要求事項に適合しているかどうか等を登録基準にして校正事業者の登録認定が行われる。

7) **不確かさ**，Uncertainty

「測定結果に付随し，合理的に測定量に結び付けられ得る値のばらつきを特徴付けるパラメータ」（GUM, VIM2）

「用いる情報に基づいて，測定対象量に帰属する量の値のばらつきを特性づける負でないパラメータ」（VIM3）

8) **リファレンス（基準）線量計**，Reference Dosimeter

線量標準機関で空気カーマ校正定数 N_K が与えられた治療施設の基準となる電離箱線量計。密封小線源治療に用いるリファレンス線量計はウェル形電離箱またはファーマ形電離箱となる。少なくとも 2 年に 1 度の校正を推奨する。

9) **基準空気カーマ率**，Reference Air-Kerma Rate; RAKR; $\dot{K}_{\delta,R}$

線源長軸の中央から基準距離 1 m における，δ 以上のエネルギーの光子による，空気中の空気カーマ率である。一般的な単位は（Gy h^{-1}）や（Gy h^{-1} at 1 m）などで表される。線源と基準距離間の空気による減弱と散乱は補正されているものと定義される。【第 3 章】

10) **空気カーマ強度**，Air Kerma Strength; S_K

線源から直交して距離 d の点における空気カーマ率と d の 2 乗の乗算と定義される。一般

的な単位は µGy m² h⁻¹ で表される。RAKR と S_K は，記号と単位が異なるだけで基本的には同じものを指している。【第 3 章】

11) **ラジウム質量**，Radium Mass

線源に含まれる ²²⁶Ra の質量（mg）。²²⁶Ra 線源に対してのみ使用されていた。【第 3 章】

12) **ラジウム質量当量**，Milligram-Radium Equivalent

²²⁶Ra の代用となる人工的な線源に対して，放出される γ 線の照射線量が ²²⁶Ra の質量に換算した線源強度を示す単位（mg-Ra equivalent）。

13) **明示放射能**，Apparent Activity; A_{app}

線源 A の A_{app}（Bq）とは，自己吸収や減弱の無い（裸の状態の）点状線源で，かつ線源 A と同一の核種である仮想線源 A'の，距離 C（通常は 1 m）における空気中の照射線量率が等しくなる放射能強度として定義される。A_{app} は放射線のエネルギーなどを考慮していないため，高線量率密封小線源治療における線源強度は，RAKR または S_K が用いられるようになったが，低線量率密封小線源治療では，現在でも実用量として用いられている。【第 3 章】

14) **空気カーマ率定数**，Air Kerma Rate Constant; Γ_δ

空気カーマ率定数は，線源強度 A（又は明示放射能 A_{app}）から基準空気カーマ率 $K_{\delta,R}$ に変換する核種や線源の形状ごとに異なる係数。

$$\Gamma_\delta = \frac{K_{\delta,R}}{A} \quad 又は \quad \Gamma_\delta = \frac{K_{\delta,R}}{A_{app}}$$

ここで，δ はカットオフエネルギーである。【第 3 章】

15) **吸収線量**，Absorbed Dose; D または D_w

本書ではことわりの無い限り，水中における水吸収線量をいう。

16) **ウェル形電離箱（井戸形電離箱）**，Well-type Ionization Chamber

小線源の線量計測に用いる，凹んだ内側に線源を挿入して計測する電離箱。2 つの大きさの異なる円筒を組み合わせた凹型の形状を成し，円筒間に生じる空洞が電離容積となる。Re-entrant Ionization Chamber とも呼ばれる。【第 3 章】

17) **ファーマ形電離箱**，Farmer-type Ionization Chamber

英国の病院物理学者 Farmer FT の名前を冠した円筒形電離箱。およそ電離空洞体積 0.6 cm³，円筒形部外径 7 mm，円筒形部内径 6 mm，円筒形部長さ 24 mm 前後のサイズである。【第 3 章】

18) **空気カーマ校正定数**，Air Kerma Calibration Factor; N_K

空気カーマ（Gy）や基準空気カーマ率（µGy h⁻¹）などを電離箱線量計の表示値（*Rdg*）で

用　語　集

除した定数。核種や線源の種類毎に線量標準機関によって個々の電離箱線量計に与えられる。【第 2 章，第 3 章】

19) **コバルト校正定数**，Exposure Calibration Factor for ^{60}Co gamma-rays; N_C

^{60}Co γ 線照射による照射線量 (C kg^{-1}) を電位計の表示値 (Rdg) で除した定数 (C kg^{-1} Rdg^{-1})。線量標準機関によって個々の電離箱線量計に与えられる。【第 3 章】

20) **水吸収線量校正定数**，Absorbed Dose To Water Calibration Factor; N_{D,w,Q_0}

基準線質 Q_0 照射による水吸収線量（Gy）を電位計の表示値（Rdg）で除した定数（Gy Rdg^{-1}）。線量標準機関によって個々の電離箱線量計に与えられる。【第 3 章】

21) **クリーガファントム**，Krieger Phantom

直径 20 cm，高さ 12 cm のアクリル製円柱型ファントムである。アプリケータを挿入する孔が中心に，そこから四方に 8 cm 離れた位置にファーマ形電離箱を挿入する孔があり，密封小線源の線量計測や in-vivo dosimetry に用いる検出器の校正に使用する。【第 3 章】

22) **サンドイッチ法**，Sandwich Measurement Method

線源を中心にその両側の離れた位置にそれぞれ電離箱を設置する，密封小線源の線量計測法である。計測値にはその平均値を採用することで，電離箱設置精度や線源非等方性などによる不確かさを減ずることができる。空中測定法による線源強度計測では，一つの電離箱とその両側に線源を停留させる逆サンドイッチ法が広く用いられていた。【第 3 章】

23) **電位計の表示値**，Measured Value; Rdg または M とする。

補正後の電位計の表示値。補正前の表示値は M_{raw} と表す。

24) **イオン再結合補正係数**，Ion Recombination Correction Factor; k_s

照射によって電離箱内に生じたイオン対が再結合によって失われることに対する補正係数。

25) **温度気圧補正係数**，Temperature and Pressure Correction Factor; k_{TP}

通気性のある電離箱について，温度および気圧による電離箱内空気の質量の変化を補正するための係数。測定時の温度 T ($^\circ$C)，気圧 P (kPa) より次式で k_{TP} を算出する。

$$k_{TP} = \frac{273.2 + T}{273.2 + T_0} \cdot \frac{P_0}{P}$$

ここで，T_0 および P_0 は基準条件の温度と気圧であり，本計測法では標準計測法 12 と同様に T_0=22.0 ℃，P_0=101.33 kPa とする。

26) **極性効果補正係数**，Polarity Effect Correction Factor; k_{pol}

集電極に対する印加電圧の極性を替えることによって生じる電離箱線量計の応答の違いを補正する係数。どちらか一方の極性で使用する場合，k_{pol} は次式で算出する。

— 18 —

用　語　集

$$k_{\mathrm{pol}} = \frac{\left| M_{\mathrm{raw}}^{+} \right| + \left| M_{\mathrm{raw}}^{-} \right|}{2 \left| M_{\mathrm{raw}} \right|}$$

ここで，M_{raw}^{+}，M_{raw}^{-} および M_{raw} は，それぞれ正，負および通常使用する極性での電位計の表示値である。

27) **タイマの端効果**，Timer End-Effect

アフターローディングシステムにおいて線源の送り出しと引き戻しの間に線量が付与される現象。タイマ端効果による付加された線量はトランジット線量（Transit Dose）などと呼ばれる。

28) **シングルシードアッセイ**，Single Seed Assay

低線量率線源の線源計測で，個々のシード線源を計測する方法。他に，複数個が装填されたカートリッジのままで計測するバッチ計測法もある。【第 3 章】

29) **線源カートリッジ**，Source Cartridge

線源を装填する容器。

線量計算に関する用語【第 4 章】【付録 2 章，3 章】

30) **TG-43 計算式または TG-43U1 計算式**，TG-43 Formalism / TG-43U1 Formalism

AAPM タスクグループ No. 43 から出されたレポート（TG-43）及びそのアップデート版（TG-43U1）で推奨されている，密封小線源治療の線量分布計算式である。TG-43U1 式による任意の点の吸収線量は，基準点吸収線量に線量率定数，放射状線量関数，非等方性係数・関数を乗じて算出される。

31) **基準点**，Reference Point; $P(r_0, \theta_0)$

線源長軸方向に対して $\theta_0 = \pi/2$，線源中心から $r_0 = 1$ cm を示す点。TG-43U1 式で幾何学係数，放射状線量関数，非等方性係数・関数が 1.0 となる点。【第 4 章】【付録 2 章，3 章】

32) **基準点吸収線量率**，Absorbed Dose at Reference Point; $\dot{D}(r_0, \theta_0)$

基準点の水吸収線量率をさす。

33) **水吸収線量率**，Absorbed Dose Rate in Water at $P(r, \theta)$; $\dot{D}(r, \theta)$

線源長軸方向に対して角度 θ，線源中心から距離 r を示す点の水吸収線量率。

34) **線量率定数**，Dose Rate Constant; Λ

水中の基準点吸収線量率と空気カーマ強度の比であり，TG-43U1 式では，カーマ強度から基準点吸収線量率に変換する係数である。線量率定数は，核種や線源の形状により異なる。一般的な単位は（cGy h^{-1} U^{-1}）で表される。

— 19 —

用 語 集

35) **幾何学関数**，Geometry Function; $G_P(r,\theta)$，$G_L(r,\theta)$

線源長軸方向に対して角度 θ，線源中心から距離 r を示す点における，線源内部の放射能強度分布に基づいた実効的な距離の逆自乗則による補正を行うパラメータである。$G_P(r,\theta)$ と $G_L(r,\theta)$ はそれぞれ，点線源と線状線源に用いられる記号である。

36) **放射状線量関数**，Radial Dose Function; $g_X(r)$

線源長軸に垂直な方向で線源中心から距離 r を示す点における，媒質中の光子の散乱と吸収の距離による変化を補正するパラメータ。放射状線量関数では，距離の逆自乗則の成分は幾何学関数で補正されるため，除かれている。

37) **非等方性係数・関数**，Anisotropy Factor，Anisotropy Function; $\Phi_{an}(r)$, $F(r,\theta)$

線源内部の自己吸収や散乱，線源外殻を通過する一次光子の減弱を評価し，線源周囲の線量分布の非等方性を補正するためのパラメータである。$\Phi_{an}(r)$ は 1D Anisotropy Function とも呼ばれ，距離 r の点において角度に関係なく同一の値を用いて補正する係数。$F(r,\theta)$ は，距離 r の点において，角度 θ ごとに非等方性を補正する関数。

38) **モデルベース型線量計算アルゴリズム**，Model-Based Dose Calculation Algorithms; MBDCAs

TG-43U1 計算式は，光子の散乱条件が十分に確保された水中と仮定されている。よって，不均質物質，組織欠損および隣接する他の線源やアプリケータなどがある場合，その線量計算精度には限界がある。それらを解決するため，カーネルを利用した Collapsed-Cone 型のスーパーポジション / コンボリューション法，線形ボルツマン輸送方程式を決定論的に解く手法およびモンテカルロ法などがある。

密封小線源治療に関する用語

39) **リモートアフターローディングシステム**，Remote Afterloading System; RALS

線源を遠隔操作で目的の停留位置まで送り出す治療法及び治療システム。我が国では高線量率の ^{60}Co 又は ^{192}Ir 線源が装填されたシステムが稼働しており，諸外国の中線量率や Pulsed Dose Rate に用いる装置は無い。

40) **アプリケータ**，Applicator

高線量率治療では患者に挿入又は刺入して線源停留位置までの経路を作成するために用いられる金属製またはプラスチック製の機器。低線量率治療では，線源を挿入・留置するために用いるミックアプリケータを指すことが多い。

41) **ステッパ**，Stepper

超音波プローブとテンプレートが前後左右等に駆動できる台座をいう。主に前立腺永久挿

― 20 ―

用　語　集

入療法に用いられる装置。

42) **プレプラン（術前プラン）**，Pre-Operative Planning

前立腺永久挿入療法で，術前にあらかじめ取得したエコー画像を用いて輪郭描出と線源配置，線源強度，線源数を決定し，線量分布を作成すること。通常，ボリュームスタディに引き続いて行われる。

43) **ボリュームスタディ**，Volume Study

前立腺永久挿入療法で，患者治療に必要な線源個数を発注するために，前立腺体積の計測，恥骨弓の位置，結石の有無等の評価を行うための検査。主に経直腸超音波画像を用いて行われる。

44) **ライブプラン（術中プラン）**，Intra-Operative Planning

前立腺永久挿入療法の術中に，リアルタイムに取得する経直腸超音波画像を用いて，線源配置を決定していく治療計画手法。

45) **ポストプラン（術後プラン）**，Post-Operative Planning

前立腺永久挿入療法の術後に撮影した CT や MR 画像を使用して，脱落線源の有無や DVH などの線量評価を行うこと。

46) **オートラジオグラフィ**，Autoradiography

照射されたフィルムの黒化度から線源停留位置の精度検証する方法。

47) Manchester **法**，Manchester Method

子宮頸がんに対する高線量率密封小線源治療において，子宮内腔に挿入するタンデムと膣内に挿入するオボイドアプリケータを使用し，A 点に線量を処方する治療手技および治療計画法の総称である。組織内照射においては，Paterson-Parker 法などとも呼ばれ，治療面に対して均一な線量投与を目的とした線源配置法を指す。ともに，原法は ^{226}Ra 針や ^{222}Rn シードなどを使用して考案された手法である。

48) **独立検証**，Independent Verification

治療計画装置で作成した治療計画に誤りが無いことを，異なるシステムで確認すること。高線量率密封小線源治療で，線源の合計停留時間を確認する目的で行われることが多い。

49) **線源移送チューブ**，Source Transfer Tube

アプリケータと HDR 装置（RALS 装置）をつなぐ線源が通過するケーブル。HDR 装置により名称は異なり，Transfer Guide Tube などとも呼ばれる。

50) **チェックケーブル**，Checking Cable

本線源の形状を模擬した放射能を有しない線源。ダミー線源（Dummy Source）やダミーワイヤ（Dummy Wire）などとも呼ばれ，本線源が送り出される直前に，アプリケータ内

用 語 集

の線源経路が閉塞されていないことを確認するために用いる。

51) **テンプレート**，Template

アプリケータを組織内刺入する際に目的の位置に刺入できるように加工されたジグ。低線量率線源による前立腺永久挿入術や高線量率線源による婦人科治療で，良く用いられる。

52) **オフセット値**，Offset Value for Source Dwell Position

治療計画において，アプリケータ再構成で決定したアプリケータ先端から最も近い線源停留点までの距離。

53) **画像誘導密封小線源治療**，Image Guided Brachytherapy; IGBT

診療報酬における定義は，『治療用のアプリケータを挿入した状態で撮影した CT 又は MRI の画像所見を用いて治療計画を行い，腫瘍と周囲臓器への最適な照射線量を計算して，照射する小線源治療』である（2017 年 11 月現在）。

54) **インビボ線量計測**，In-vivo Dosimetry

体腔内に線量計を挿入し，密封小線源治療における線量を計測する手法。

55) **パルス線量率**，Pulsed Dose Rate; PDR

低から中線量率照射である 1.0 から 3.0 Gy h^{-1} となるように，高線量率線源を一定時間当たりに数分間照射する手法。

略　語　集

ADCL　米国二次標準線量機関（Accredited Dosimetry Calibration Laboratory）

AIST　国立研究開発法人産業技術総合研究所（National institute of Advanced Industrial Science and Technology）

ANTM　公益財団法人医用原子力技術研究振興財団（Association for Nuclear Technology in Medicine）

ASTRO　米国放射線腫瘍学会（American Society for Therapeutic Radiation Oncology）

AAPM　米国医学物理士会（American Association of Physicists in Medicine）

BIPM　国際度量衡局（Bureau International des Poids et Mesures）

CAD　コンピュータ支援設計（Computer-aided design）

CCS　コラプスドコーン型重畳積分（Collapsed-cone superposition）

CIPM　国際度量衡委員会（Comité International des Poids et Mesures）

CPE　荷電粒子平衡（Charged particle equilibrium）

CSDA　連続減速近似（Continuous slowing down approximation）

CT　コンピュータ断層撮影（Computed tomography）

CTV　臨床標的体積（Clinical target volume）

D_v　構造体積 v（絶対量又は相対量）に与えられる最小線量

DFEM　線形不連続有限要素（Discontinuous finite-element method）

DSA　拡散合成加速（Diffusion synthetic acceleration）

DVH　線量体積ヒストグラム（Dose volume histogram）

ESTRO　欧州放射線腫瘍学会（European Society for Therapeutic Radiology and Oncology）

FOV　視野（Field of view）

GBBS　グリッド型ボルツマン方程式解法（Grid-based boltzmann equation solvers）

GEC　欧州小線源治療グループ（The Groupe Européen de Curiethérapie）

GM　ガイガー・ミュラー（Geiger-Müller）

GUI　グラフィカルユーザインタフェース（Graphical user interface）

GTV　肉眼的腫瘍体積（Gross tumor volume）

GUM　計測に対する不確かさの表現ガイド（Guide to the expression of uncertainty in measurement）

HDR　高線量率（High dose rate）

HR-CTV　ハイリスク CTV（High risk-CTV）

HU　ハンスフィールドユニット（Hounsfield unit）

略　語　集

IAEA　国際原子力機関（International Atomic Energy Agency）

IAJapan　独立行政法人製品評価技術基盤機構認定センター（International Accreditation Japan）

ICRU　国際放射線単位測定委員会（International Commission on Radiation Units and Measurements）

ICRP　国際放射線防護委員会（International Commission on Radiological Protection;）

IEC　国際電気標準会議（International Electrotechnical Commission）

IGBT　画像誘導密封小線源治療（Image guided brachytherapy）

ISO　国際標準化機構（International Organization for Standardization）

JCSS　計量法校正事業者登録制度（Japan Calibration Service System）

JIS　日本工業規格（Japanese Industrial Standards）

JRIA　公益社団法人日本アイソトープ協会（Japan Radioisotope Association）

LBTE　線形ボルツマン輸送方程式（Linear Boltzmann transport equation）

LDR　低線量率（Low dose rate）

LED　発光ダイオード（Light emitting diode）

MCS　モンテカルロシミュレーション（Monte Carlo simulation）

MDR　中線量率（Midium dose rate）

MOSFET　電界効果トランジスタの一種（Metal-oxide-semiconductor field-effect transistor）

MRI　磁気共鳴画像法（Magnetic resonance imaging）

NCI　米国国立がん研究所（National Cancer Institute）

NIRS　国立研究開発法人量子科学技術研究開発機構放射線医学総合研究所（National Institute of Radiological Sciences）

NIST　米国国立標準技術研究所（National Institute of Standards and Technology）

NITE　独立行政法人製品評価技術基盤機構（National Institute of Technology and Evaluation）

NMI　国家計量標準機関（National Metrology Institute）

NMIJ　国立研究開発法人産業技術総合研究所計量標準総合センター（National Metrology Institute of Japan）

NNDC　米国国立核データセンター（National Nuclear Data Center）

OAR　リスク臓器・危険臓器（Organ at risk)

OSL　光刺激ルミネッセンス（Optically stimulated luminescence）

PC　パーソナルコンピュータ（Personal computer）

PDR　パルス線量率（Pulsed dose rate）

PMMA　ポリメタクリル酸メチル樹脂（Polymethyl methacrylate）

PSD　プラスチックシンチレーション検出器（Plastic scintillation detector）

PTV　計画標的体積（Planning target volume）

QA　品質保証（Quality assurance）

QST　国立研究開発法人量子科学技術研究開発機構（National Institutes for Quantum and Radiological Science and Technology）

略　語　集

QC　品質管理（Quality control）

RAKR　基準空気カーマ率（Reference air-kerma rate）

RALS　遠隔操作式後装填法（Remote afterloading system）

RCF　ラジオクロミックフィルム（Radiochromic film）

RGF　ラジオグラフィックフィルム（Radiographic film）

RL　放射線ルミネッセンス（Radioluminescence）

RTPS　放射線治療計画システム（Radiotherapy treatment planning system）

SCD　線源検出器間距離（Source to chamber distance）

SCERMA　スカーマ（Scatter energy released per unit mass）

SI　国際単位系（International system of units）

SI　源反復（Source iteration）

SSD　線源表面間距離（Source to surface distance）

TECDOC　技術文書（Technical documents）

TLD　熱蛍光線量計（Thermo luminescent dosimeter）

TG-138　タスクグループ 138 のレポート（Task Group No. 138 report）

TG-186　タスクグループ 186 のレポート（Task Group No. 186 report）

TG-43　タスクグループ 43 のレポート（Task Group No. 43 report）

TG-43U1　TG-43 の更新版（Update of Task Group No. 43 report）

TG-43U1S1　TG-43U1 の補遺版（Supplement to the 2004 update of The Task Group No. 43 report）

TG-43U1S2　TG-43U1 の補遺版 2（Supplement2 for the 2004 update of The Task Group No. 43 report）

TRUS　経直腸的超音波（Transrectal ultra sound）

USB　ユニバーサルシリアルバス（Universal serial bus）

シンボルリスト

【 】内は単位

A：放射能【Bq, Ci】

A_{app}：明示放射能【Bq, Ci】

D：吸収線量【Gy】

$\dot{D}$：吸収線量率【Gy s^{-1}】

$\dot{D}(r,\theta)$：点 (r,θ) における線量率【Gy s^{-1}】

$D_{a,b}$：媒質 b 中の a に対する（吸収）線量【Gy】

d：距離【cm】

d_r：基準距離【cm】

$F(r,\theta)$：点 P(r,θ) の非等方性関数

f：イオン収集効率

f_{med}：照射線量から組織（水中）への吸収線量変換係数【Gy (C kg^{-1})$^{-1}$】

$G_P(r,\theta)$：点線源における，点 P(r,θ) の（線源）幾何学関数

$G_L(r,\theta)$：線線源における，点 P(r,θ) の（線源）幾何学関数

g：エネルギー E の入射放射線が制動放射により失うエネルギー損失の割合

$g_L(r)$：線源からの距離 r における線状線源に対する放射状線量関数

K：カーマ【Gy】

$\dot{K}$：カーマ率【Gy s^{-1}】

$\dot{K}(d)$：距離 d におけるカーマ率【Gy】

K_{col}：衝突カーマ【Gy】

$\dot{K}_R$：基準空気カーマ率（RAKR）【Gy s^{-1}】

$\dot{K}_{\delta,R}$：エネルギー δ 以上の光子による基準空気カーマ率【Gy s^{-1}】

k：包含係数

k_{air}：空気による減衰，散乱補正係数

k_{ap}：アプリケータによる吸収の補正係数

$k_{D,X}$：校正定数比，基準線質 ^{60}Co γ 線におけ

る $N_{D,w}/N_c$ 変換係数

k_{elec}：電位計校正定数

k_h：湿度補正係数

k_{Ir}：イリジウムに対する線質変換係数

k_n：不均一補正係数

k_{ph}：ファントム補正係数

k_{pol}：極性効果補正係数

k_s：イオン再結合補正係数

k_{st}：タイマ端効果の補正係数

k_{stem}：ステム散乱補正係数

k_{TP}：温度気圧補正係数

k_Q：基準線質 ^{60}Co γ 線に対する線質変換係数

k_{wall}：電離箱壁補正係数

L/ρ：制限質量衝突阻止能

$(\overline{L}/\rho)_{a,b}$：物質 b に対する物質 a の平均制限質量衝突阻止能比

$(\overline{L}/\rho)_{w,air}$：空気に対する水の平均制限質量衝突阻止能比

M：補正後の電位計の表示値

M_{raw}：補正前の電位計の表示値

N_C：コバルト校正定数

N_K：空気カーマ校正定数

$N_{D,w}$：基準線質 ^{60}Co γ 線での水吸収線量校正定数

P：気圧【kPa】

P_Q：線質 Q での全擾乱補正係数

$P(r,\theta)$：線源長軸中心部からの距離 r，角度 θ の点

$P(r_0,\theta_0)$：線源長軸中心部からの距離 r_0 = 1.0 cm，角度 $\theta_0 = \pi/2$ の点

Q ：線質

Q_0 ：基準線質

S_K ：空気カーマ強度【Gy s^{-1} m^2 または U】

S/ρ ：質量阻止能

S_{col}/ρ ：質量衝突阻止能

$(\bar{S}/\rho)_{a,b}$ ：物質 b に対する物質 a の平均質量阻止能比

$(\bar{S}_{col}/\rho)_{a,b}$ ：物質 b に対する物質 a の平均質量衝突阻止能比

$(\bar{S}/\rho)_{w,air}$ ：空気に対する水の平均質量阻止能比

$(\bar{S}_{col}/\rho)_{w,air}$ ：空気に対する水の平均質量衝突阻止能比

T ：温度【℃】

$T_{1/2}$ ：半減期

U ：拡張不確かさ

u ：標準不確かさ

V ：電圧

V_X ：線量 X Gy 以上が照射された体積またはその百分率

W_{air} ：空気中で 1 イオン対を生成するのに要する平均エネルギー【eV】

W_{air}/e ：空気中で 1 イオン対を生成するのに要する平均エネルギー【J C^{-1}】

$(W_{air})_Q$ ：線質 Q の放射線に対する空気の W 値【eV】

X ：照射線量【C kg^{-1}】

$\dot{X}$ ：照射線量率【C kg^{-1} s^{-1}】

δ ：カットオフエネルギー【eV】

Γ_X ：照射線量率定数【C kg^{-1} Bq^{-1} m^2】

Γ_δ ：エネルギー δ 以上の光子による空気カーマ率定数【Gy s^{-1} Bq^{-1} m^2】

Λ ：線量率定数【cGy h^{-1} U^{-1}】

μ_{en}/ρ ：質量エネルギー吸収係数

$(\bar{\mu}_{en}/\rho)_{a,b}$ ：物質 b に対する物質 a の平均質量エネルギー吸収係数比

τ ：線源強度が 1/e になるまでの時間，平均寿命

$\phi_{an}(r)$ ：線源から距離 r における非等方性係数

$\bar{\phi}_{an}$ ：非等方性定数

第1章　密封小線源の特性

1.1　密封小線源治療の概要

1.1.1　密封小線源治療の経緯

　密封小線源治療は，密封された放射性核種を線源として，病変となる腫瘍に可能な限り近接させ照射する治療法である。歴史的に，1898 年の ^{226}Ra の発見に遡り，数年で ^{226}Ra による放射線治療に発達し，1930 年代には，がん治療の主流となった。

　我が国の密封小線源治療は 1903 年から ^{226}Ra を用いた治療が開始されて以降，独自に様々な核種を利用して治療用密封小線源を試作するなど，工夫を加えながら発展してきた。1965 年から ^{60}Co を用いた遠隔操作式後装填法（RALS）の実施に伴って国産装置が開発されたことにより術者の被ばく線量低減と高精度化が進むという画期的な変革を迎えた。その後，^{60}Co 線源は，1996 年に供給が停止され，高線量率（HDR）線源として ^{192}Ir に置き換わったが，2007 年から再び新型の ^{60}Co 線源も利用されている。一方，低線量率（LDR）線源においては，平成 15 年に発出された文科省告示第 128 号により，人の疾病の治療に使用することを目的として，人体内に挿入された ^{125}I 及び ^{198}Au は，放射性同位元素等による放射線障害の防止に関する法律の対象となる放射性同位元素から除かれ，使用施設数及び国内で取扱われる線源個数が急激に増加した。現在，LDR 線源として，^{125}I, ^{198}Au, ^{137}Cs, ^{192}Ir, ^{90}Sr, ^{106}Ru 等の核種が利用されている。

1.1.2　密封小線源治療の分類

　密封小線源治療は，照射標的となる腫瘍に対する線源の接近配置法，線源の挿入時間の制御法，及び線源の線量率等で分類される。

　線源の接近配置手法では，組織内に直接線源を刺入する組織内照射，体腔内に線源を挿入する腔内照射，線源を皮膚や粘膜の上に配列するモールド照射に分類される。その他，γ 線，β 線放出核種による，表面プラーク，管内治療，術中治療，血管内治療等が実施される。線源の挿入時間の制御法に関しては，一時的に挿入する方法と永久的に挿入する方法に分類される。一時的治療では線源の挿入は手動又は後装填方式で実施される。また，密封小線源治療は線量率により区分される。ICRU 38 レポートは，以下のように線量率により名称を分けてい

— 29 —

第 1 章　密封小線源の特性

る[1]。

　　低線量率 (LDR): 0.4 - 2.0 Gy h^{-1}

　　中線量率 (MDR): 2.0 - 12.0 Gy h^{-1}

　　高線量率 (HDR)：12.0 Gy h^{-1} を超える

　HDR 線源を用いた照射スケジュールの一つにパルス線量率（PDR）がある。これは，1.0 から 3.0 Gy h^{-1} の線量率となるように，一定時間当たりに数分間照射する手法である。HDR をパルス状に照射することで LDR の生物学的な効果を担う目的があるが，現在，我が国では利用されていない。ICRU 89 レポートは，1.0 Gy h^{-1} 未満と以上では治療効果が異なるとして，LDR を 0.4 - 1.0 Gy h^{-1}，MDR を 1.0 - 12.0 Gy h^{-1} に一部修正した[2]。

1.1.3　密封小線源治療の特徴

　密封小線源治療の物理的な優位点は，外部放射線治療と比較して，空間的な線量配分の優位性にあり，局所の腫瘍体積に限局した治療を実施可能な点にある。また，標的となる腫瘍の範囲と位置を正確に把握し，線源を病巣に固定させるため，外部放射線治療で問題となる臓器の動きや位置の不確かさを小さくできる。加えて，時間的な線量配分の利点もあり，短時間に大線量を照射できるため，生物学的な効果の向上が期待できる。欠点としては，腫瘍が比較的小さい範囲に限局した場合に適用される事もあり，病巣に対する直接的な接近法が必要であり，手術的な操作や熟練した技術が必要になる事である。その線源の特性から一般に，腫瘍が比較的小さい範囲に限局した場合に適用される。

　代表的な治療部位は，子宮，膣，口腔，皮膚，さらには上中咽頭，乳腺，前立腺，肛門，軟部組織，気管支，食道，胆管等である[3]。脳，肝臓，膵臓，肺，骨腹腔内リンパ節等限局した病変であれば，多くの臓器に適応を拡大する事も可能である。加えて，密封小線源治療は単独治療及び外部放射線治療と併用して利用される場合もある。我が国においては，LDR の ^{125}I シード線源が前立腺の永久挿入治療に，^{198}Au グレインが口腔がん，口唇がん，及び中咽頭がんの治療に，また，^{192}Ir ヘアピン・シングルピンが舌がん治療に利用されている。HDR については ^{192}Ir や ^{60}Co による治療が実施されている。

　治療の際には治療目的の体積に対して使用する線源の形状や物理的な特徴に合わせて空間的・時間的に最適化して配置する必要がある。実際の治療を実施する際には，Manchester 法や Paris 法等の適切な線量投与システムを利用して治療が実施される。画像誘導密封小線源治療（IGBT）は，画像化された標的やリスク臓器（OAR）の位置関係を基に，線源配置や線量分布を調整できる利点がある。現在，我が国においても普及が進みつつあるが，今後，高精度化に向かって必須な治療手技となることが予想される。線量投与システムの選択と共に正確な治療

— 30 —

を実施し十分な臨床的効果を得るためには，国際的な計量標準とトレーサビリティが確保された標準計測法を基に，正確な線源強度を計測することが必要不可欠である。

1.2 核種の物理特性

本章では，NNDC が提供するデータ[4]を基に，原子番号順に核種の物理特性を記述する。半減期や放出される放射線のエネルギー，その放出割合などは，適宜更新される事があるため，他の報告[5-7]と異なる箇所もある。また，壊変図には主要なもののみを記載しているため，詳細は NNDC のデータを参照頂きたい。

1.2.1 ^{60}Co；コバルト60

^{60}Co は原子炉で ^{59}Co (n, γ) ^{60}Co により生成される。半減期は 1925.28 日（5.27 年）で，β^- 壊変により最大エネルギーが 0.318 MeV の β 線を放出して ^{60}Ni の励起状態となり，1.173 MeV 及び 1.333 MeV の 2 本の γ 線を放出して基底状態となる（表1.1，図1.1）。^{60}Co より γ 線エネルギーが低く，比放射能が高い ^{192}Ir 線源が開発されたため，現在は ^{60}Co による低線量率治療は行われていない。

表1.1 ^{60}Coの物理特性[4]

主な生成反応	^{59}Co (n, γ) ^{60}Co
壊変形式	β^-壊変(100%)
半減期	1925.28日
β・電子線平均エネルギー	β線平均エネルギー：96.71 keV
γ・特性X線平均エネルギー*	1.253 MeV
1壊変当たりの平均光子数*	2.00個

＊10 keV以上のみを考慮した．

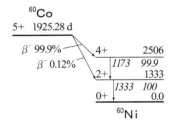

図1.1 ^{60}Coの壊変図

1.2.2 ⁹⁰Sr；ストロンチウム 90

⁹⁰Srはウラン等の核分裂生成物 U (n, f) として生成される。半減期は28.79年で，β^-壊変により⁹⁰Yとなる。さらに⁹⁰Yは，半減期64.00時間でβ^-壊変により安定核種の⁹⁰Zrとなる。娘核種の半減期が親核種と比較して非常に短いため，永続平衡となる。⁹⁰Srと⁹⁰Yともに，ほぼβ線のみを放出する純β線放出核種である（表1.2，図1.2）。

表1.2　⁹⁰Sr-⁹⁰Yの物理特性[4]

主な生成反応	U (n, f)⁹⁰Sr
壊変形式	β^-壊変(100%)
半減期	⁹⁰Sr：28.79年, ⁹⁰Y：64.00時間
β・電子線平均エネルギー	⁹⁰Sr：195.8 keV
	⁹⁰Y：933.6 keV
γ・特性X線平均エネルギー*	⁹⁰Sr：放出しない
	⁹⁰Y：最大で2.19 MeVであるが，放出確率は1.4×10^{-6}%であり無視できる．
1壊変当たりの平均光子数*	⁹⁰Sr：放出しない
	⁹⁰Y：約0.008個

＊10 keV以上のみを考慮した．

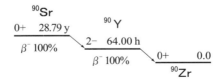

図1.2　⁹⁰Sr-⁹⁰Yの壊変図

1.2.3 ¹⁰⁶Ru；ルテニウム 106

¹⁰⁶Ruは核分裂生成物 U (n, f) として生成される。核分裂生成物による放射能強度に対する割合は核分裂後の1か月から数年間にわたり，数%にも達する。¹⁰⁶Ruはβ^-壊変で¹⁰⁶Rhとなり，それに引き続いてβ^-壊変で¹⁰⁶Pdとなる。親核種の¹⁰⁶Ruの371.8日と比較して，娘核種である¹⁰⁶Rhの半減期が30.07秒と非常に短いため永続平衡となる（表1.3，図1.3）。

第 1 章　密封小線源の特性

表1.3　106Ru-106Rhの物理特性[4]

主な生成反応	U (n, f)106Ru
壊変形式	β⁻壊変(100%)
半減期	106Ru: 371.8日, 106Rh: 30.07秒
β・電子線平均エネルギー*	106Ru: 39.4 keV
	106Rh:1.410 MeV (3.541 MeVのβ線放出割合78.6%)
γ・特性X線平均エネルギー*	106Rh:601.44 keV
1壊変当たりの平均光子数*	0.34個

＊10 keV 以上のみを考慮した．

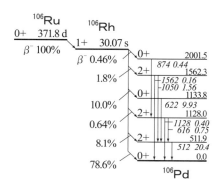

図1.3　106Ru-106Rhの壊変図

1.2.4　125I；ヨウ素125

125I の生成過程では，まず原子炉にて 124Xe (n, γ) 125Xe により 125Xe が生成される．次に，125Xe が半減期16.9時間で軌道電子捕獲又は β⁺ 壊変することで 125I が生成される．125I は半減期59.400日で，軌道電子捕獲100%により，励起状態の 125Te となる（表1.4，図1.4）．励起状態の 125Te は，軌道電子捕獲（約7%）と内部転換（約93%）により，オージェ電子，27.2 から 31.7 keV の特性X線及び 35.5 keV の γ 線を放出して，基底状態となる．γ 線及び特性X線の荷重平均エネルギーは 28.37 keV である[8,9]．壊変で生じるオージェ電子や内部転換電子の放出による電子線のエネルギーは 4 keV に満たないものが多く，主に線源自体やその容器で吸収されるため，組織との相互作用は主として X・γ 線となる．

表1.4　125Iの物理特性[4]

主な生成反応	124Xe (n, γ) 125Xe → 125Xe (EC, 半減期16.9 h) 125I
壊変形式	軌道電子捕獲(100%)
半減期	59.400日
電子線平均エネルギー	6.1 keV
γ・特性X線平均エネルギー*	28.3 keV
1壊変当たりの平均光子数*	1.429（約1.5個）

＊10 keV以上のみを考慮した．

第 1 章　密封小線源の特性

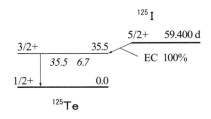

図1.4　^{125}Iの壊変図

1.2.5　^{137}Cs；セシウム137

^{137}Csは原子炉でウランの核分裂（U (n, f)）により生成される。30.08年の半減期でβ⁻壊変により，94.4%が^{137}Baの励起状態^{137m}Baとなる。^{137m}Baは半減期約2.552分で，661.66 keVのγ線を放出して，基底状態となる（表1.5，図1.5）。β線や特性X線も放出するが，ステンレス製の線源容器に吸収されてしまうため純粋なγ線源となる。

線量分布が^{226}Ra線源に近いが，γ線エネルギーが低くかつ単色性が良く，線源の破損によるガス放出の危険性がないという利点がある。そのため，1960年代より^{226}Raの代替として長期間利用されてきたが，我が国ではすでに^{137}Cs針の製造が中止されているため新規に購入

表1.5　^{137}Csの物理特性[4]

主な生成反応	U (n, f)^{137}Cs
壊変形式	β⁻壊変(100%)
半減期	30.08年
β・電子線平均エネルギー	β線：187.1 keV
γ・特性X線平均エネルギー*	^{137m}Baが基底状態への遷移により発生
	614.7 keV
1壊変当たりの平均光子数*	約0.920個

＊10 keV以上のみを考慮した．

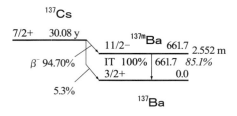

図1.5　^{137}Csの壊変図

— 34 —

できない。

1.2.6 ¹⁹²Ir；イリジウム192

¹⁹²Ir は，原子炉にて ¹⁹¹Ir (n, γ) ¹⁹²Ir で生成される。¹⁹²Ir は半減期 73.829 日で，β⁻壊変による ¹⁹²Pt か軌道電子捕獲による ¹⁹²Os となる（表1.6，図1.6）。γ線のエネルギースペクトルは非常に複雑で平均エネルギーは 360.8 keV であるが，線減弱係数を考慮した実効エネルギーは約 400 keV との報告がある[10]。¹³⁷Cs や ⁶⁰Co より γ 線エネルギーが低いため，遮蔽が容易となる利点がある。Ir は柔軟な金属であり，ヘアピン，シングルピン状やワイヤ，シードなど種々の形状に加工できるため，LDR から HDR まで密封小線源治療に幅広く利用されている。

表1.6 ¹⁹²Ir の物理特性[4]

主な生成反応	¹⁹¹Ir (n, γ)¹⁹²Ir
壊変形式	β⁻壊変(95.24%)
	軌道電子捕獲(4.76%)
半減期	73.829 日
β・電子線平均エネルギー	β線：178.9 keV
	電子線(¹⁹²Pt)：179.4 keV
	電子線(¹⁹²Os)：57.3 keV
γ・特性X線平均エネルギー*	β⁻壊変：360.8 keV
	軌道電子捕獲：253.3 keV
1壊変当たりの平均光子数*	2.30個

＊10 keV 以上のみを考慮した．

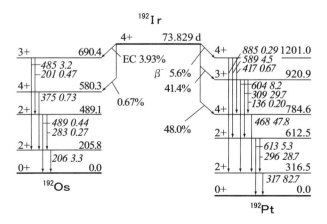

図1.6 ¹⁹²Ir の壊変図

1.2.7 ¹⁹⁸Au；金 198

¹⁹⁸Au は，原子炉にて ¹⁹⁷Au (n, γ) ¹⁹⁸Au 反応で生成され，半減期 2.6941 日の β⁻ 壊変で ¹⁹⁸Hg となる（表 1.7，図 1.7）。放出される β 線は最大 961 keV で，99% が 315 keV と低エネルギーのため，線源部の金と容器に容易に吸収される。よって，壊変に伴い放出される約 410 keV の γ 線が治療に用いられる。

表1.7 ¹⁹⁸Auの物理特性[4]

主な生成反応	¹⁹⁷Au (n, γ) ¹⁹⁸Au
壊変形式	β⁻壊変(100%)
半減期	2.6941日
β・電子線平均エネルギー	β線：0.3124 MeV，電子線：74.93 keV
γ・特性X線平均エネルギー*	405.7 keV
1壊変当たりの平均光子数*	約1 (0.993) 個

＊10 keV以上のみを考慮した．

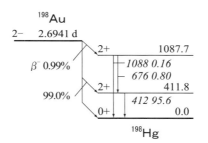

図1.7 ¹⁹⁸Auの壊変図

1.3 密封小線源治療に用いる線源に要求される特性[10]

1950 年代までは，²²⁶Ra 及びその娘核種である ²²²Rn が唯一の密封小線源治療用の核種であった。²²⁶Ra は半減期が非常に長い利点があったが，α 線を放出するガス状の ²²²Rn が娘核種として精製されることが問題であった。1960年以降の原子炉を用いた放射性同位元素の生産が始まると，²²⁶Ra に代わる治療用核種の開発が始まり，現在もなお続けられている。一般に密封小線源治療用核種に要求される特性[11]は，次による。

(1) 放出される γ 線エネルギーが適切であること。すなわち，光電効果による骨の吸収線量が増加せず，散乱線をなるべく少なくできるように高く，かつ，遮蔽を容易にできるように

第 1 章　密封小線源の特性

低いものが望まれる。これらの要求を満足するエネルギーは，0.2 から 0.4 MeV とされる。ただし，現在では，^{125}I シード線源のように線源近傍の数 mm 以内を治療域とする低エネルギー核種も用いられる。

(2)　半減期：一時装着用線源は，治療中の線源強度の減衰が無視できるほど少ないこと。また，半減期が長いと，線源とその容器の耐用期間中の減衰による影響（例えば，治療時間の延長や線源の保管管理など）でも有利となる。永久挿入用線源は，公衆への被ばくの影響を考慮すると，半減期が数日から数十日と短いものが適する。

(3)　荷電粒子を放出しないか，容易に遮蔽できること。

(4)　壊変後の生成物がガス状でないこと。ガス状の場合，密封された線源容器を破損したときに，線源が漏出する可能性がある。

(5)　比放射能が高いこと。

表1.8　核種の特性

核種	壊変形式	半減期	エネルギー[a] MeV	LDR/HDR	主な線源の用途
^{60}Co	β⁻壊変	1925.28日	γ線 1.173(99.9%) 1.333(100%)	LDR・HDR	高線量率
^{90}Sr-^{90}Y	β⁻壊変	^{90}Sr:28.79年 ^{90}Y: 64.00時間	β線 0.934 (平均)	LDR	アイアプリケータ
^{106}Ru-^{106}Rh	β⁻壊変	^{106}Ru:371.8日 ^{106}Rh:30.07秒	β線 1.410(平均)	LDR	眼腫瘍用アイアプリケータ
^{125}I	EC	59.400日	特性X線 0.028(平均)	LDR	シード
^{137}Cs	β⁻壊変	30.08年	γ線 0.662 (85.1%)	LDR	針，管
^{192}Ir	β⁻壊変:95.2% EC:4.8%	73.829日	γ線 0.361(平均)	LDR・HDR	シングルピン，ヘアピン，ワイヤ，高線量率
^{198}Au	β⁻壊変	2.6941日	γ線 0.406(平均)	LDR	グレイン（シード）

a) ^{60}Coと^{137}Csの括弧内の数値は放出割合を記載．特性X線及びγ線は10 keV以上の平均エネルギー，β線は，平均エネルギーを記載．オージェ電子と内部転換電子は表に記載していない．

第 1 章 密封小線源の特性

(6) 不溶性及び非毒性な状態で得られること。

(7) 粉状でない。線源が破損したときに粉砕して，飛散しないような物性であること。

(8) 線源形状が管，針，小球，柔軟性のあるワイヤなどに成形できること。ワイヤの場合は，
    放射能汚染を起こさずに任意の長さに切断できること。

(9) 消毒や滅菌処理中に破損する恐れのないこと。

　照射部位や線源の留置方法などにより，シード（[198]Au はグレインと呼ばれる），管・針状，ピン・シンワイヤ，平面・凹面等の形状に加工・製造されている。主な線源の特性を表 1.8 にまとめた。

1.4　低線量率密封小線源

　我が国で治療に用いられている低線量率密封小線源と主な使用部位は，[125]I による前立腺，[198]Au による頭頸部及び前立腺，[90]Sr や [106]Ru による眼腫瘍である。その他，ヘアピン，シングルピンやワイヤなどの形状をした [192]Ir 線源が低線量率治療に用いられている[12]。[137]Cs は製造中止により新たに購入することができないため，現在は各施設で所有しているもののみが利用できる。

　[125]I シード線源と [192]Ir 線源の詳細な線源製法は，IAEA からの報告[13]にまとめられているので，そちらを参照されたい。

1.4.1　[125]I シード

　シードとは種子を意味して，文字通り非常に小さな線源であり，前立腺永久挿入療法に用いられる。線源は人体組織に刺入できるアプリケータを使用して，目的部位に留置する。

　我が国では，GE Healthcare Medi-Physic, Inc. 製のオンコシード® と C. R. Bard, Inc. 製のバード® ブラキソース® システムが長く利用されてきたが，オンコシードは供給元の製造終了により，我が国では 2017 年 3 月をもって販売が中止された。あらたに，Theragenics Corporation® 製のセラ AgX100 の販売が 2016 年 5 月より開始された。バードブラキソース及びセラ AgX100 ともに，11.0 MBq, 13.1 MBq, 15.3 MBq の 3 種類の公称放射能を有する線源が販売されている。本項では，AAPM TG-43[8]とそのアップデート[9,14,15]を基に線源構造や組成などを記述する。

a）オンコシード®[16]（線源モデル名：OncoSeed 6711）

　オンコシード®（米国 GE Healthcare Medi-Physic, Inc. 製）は，前立腺永久治療用として 2002

— 38 —

第 1 章　密封小線源の特性

年に我が国ではじめてその使用が承認されたものである。^{125}I は銀製短線表面に化学的に結合されており，円柱形の純チタン製カプセル（長さ約 2.8 mm，直径約 0.5 mm）に密封されている（図 1.8）。

線源は 15 個又は 5 個ごとに図 1.9 のカートリッジに収容されている。

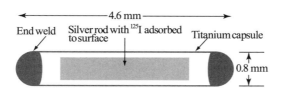

図1.8　オンコシード®（GE Healthcare Medi-Physic, Inc. 製）の線源構造[9]

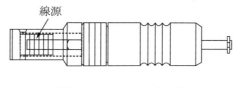

図1.9　オンコシード®CP[16]

b）バード®　ブラキソース®[17]（線源モデル名：STM1251）

バード® ブラキソース®（米国 C. R. Bard, Inc. 製）は，純チタン製のカプセルに ^{125}I を吸着させたアルミニウムワイヤが密封された構造である（図 1.10）。外壁のチタンの厚さは 0.08 mm。アルミニウムワイヤの中心部に直径 0.18 mm の金マーカが入っているため，X線透視下でシード線源の全長の約 85% を確認できる。

線源はオンコシード®のカートリッジと類似したものの他に，ソースリンク®コネクタを使用するためのクイックリンク®用とレディリンク用のカートリッジがある（図 1.11）。バード®

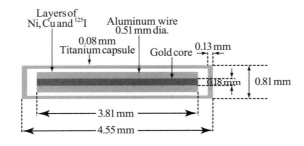

図1.10　バードブラキソース®(C.R.バード社製)の線源構造[14,18,19]

第1章　密封小線源の特性

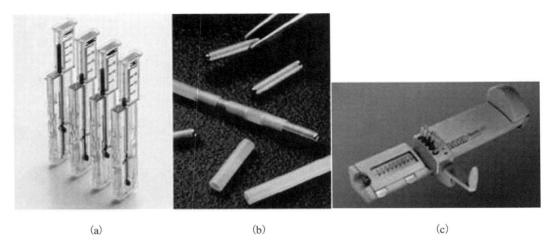

図1.11　クイックリンク®の構成[20]
(a)線源が充填されたカートリッジ，(b)スペーサ(連結用コネクタ)で接続された線源，
(c)スペーサを連結させるためのローダ

ブラキソース®は未滅菌の状態で線源を購入できないが，再滅菌できる仕様である。

　ソースリンクコネクタとは，複数シード線源の間隔を確保するためにシード線源と連結できるように設計された合成吸収素材の連結用コネクタである。線源が連結されることで，留置した線源が回転せずに線源の軸が平行に配列しやすいなどの利点がある。ソースリンクコネクタの材質はポリ乳酸であり，体液に接触すると化学反応により高分子鎖が加水分解されコネクタの素材が代謝・吸収される[21]。

c）セラ AgX100[22]（線源モデル名：TheraAgX100）

　セラ AgX100（米国 Theragenics Corporation 製）は銀製短絡線の表面に化学的に ^{125}I が結合されており，純チタン製カプセルに密封されている。外形が長径 4.5 mm で直径 0.8 mm となっている（図 1.12）[22-24]。線源はカートリッジに封入されており，1 カートリッジ当たり 1,

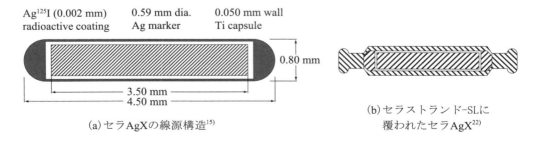

(a)セラAgXの線源構造[15]　　(b)セラストランド-SLに覆われたセラAgX[22]

図1.12　セラAgX100（Theragenics Corporation製）の線源構造[20]

2，3，4，5 及び 15 個入りとなる。セラストランド -SL（商品名，TheraStrand-SL）と呼ばれる，生体吸収性であるポリグラクチン 910 製の編み糸内にセラ AgX100 を含有できる[22]。これにより，前立腺内で線源の移動を低減することが期待できる。編み糸も含めると，線源の外形は長径 6.0 mm で直径が 1.0 mm となる[22]。

1.4.2 ^{198}Au グレイン

我が国では，グレイン（形状はシードと同一）と呼ばれる粒状線源が，主に前立腺や口腔内腫瘍などの頭頸部領域に利用される（図1.13）。$β^-$壊変で生じる $β$ 線は容器に吸収されるため，壊変に伴い放出される約 0.4 MeV の $γ$ 線が治療に用いられる。円柱形の線源部は，高純度（99% 以上）の金で形成されており，0.15 mm 程度の非常に薄い白金で被覆されている。^{125}I シードと同様に線源は，人体組織に刺入できるアプリケータを使用して，目的部位に留置する。線源は非常に小さくかつ半減期が約 2.7 日と短いため，紛失すると発見が困難となるので，取り扱いに注意を要する。

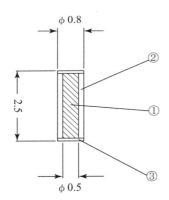

① 線源　金99%以上
② シース管　白金99.98%以上
③ 端部カバー　白金メッキ厚さ0.05 mm

図1.13　^{198}Auグレイン（製造販売業者　株式会社千代田テクノル）の線源構造[25]

1.4.3　^{106}Ru アイアプリケータ（製品名：ルテニウム 106 アイアプリケータ JRIA）

^{106}Ru からは 39.4 keV と容易に密封容器で遮蔽される $β$ 線のみが放出されるが，^{106}Rh から放出される約 3 MeV の高エネルギー $β$ 線により治療が行われる。我が国では，エッカートアンドツィーグラー・ベービッヒ（Eckert & Ziegler BEBIG Gmbh）製のアイアプリケータが購入できる。網膜芽細胞腫と脈絡膜悪性黒色腫の眼腫瘍治療が目的であり，線源の凹面（放射線放出面）を眼球に縫い付けて固定する一時留置用線源である。患者の眼球の大きさ，患部の形状や位置等に応じて図1.14 に示すように 5 種類ある。それぞれの特性を表 1.9 に示す。眼球に覆い被せる形状のアプリケータにルテニウム線源が塗布されている。体に接触する部分の

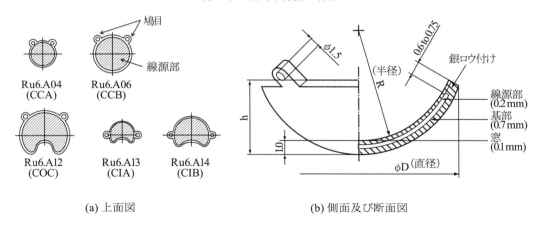

図1.14 ¹⁰⁶RuアイアプリケータJRIAの線源構造[26]

表1.9 ¹⁰⁶RuアイアプリケータJRIAの主な仕様[26]

型名	D (mm)	h (mm)	R (mm)	質量 (g)	公称放射能(MBq)
Ru6. A04	15.3	3.3	12	2.2	13.7
Ru6. A06	20.2	5.4	12	4.0	25.9
Ru6. A12	25.4	7.5	14	5.7	31.5
Ru6. A13	15.3	3.3	12	1.6	10.0
Ru6. A14	20.2	5.4	12	3.1	18.9

99％は銀となっている[26]。

1.4.4 ⁹⁰Sr アイプラーク

⁹⁰Sr-⁹⁰Yから放出されるβ線を利用して，線源と接触した場所のみを治療できる表面治療用線源である。主に眼球の翼状片の治療に利用される。⁹⁰Srと銀板の混合物を片面のみ凹んだ形状として，その反対面はβ線を遮蔽するように作成される。遮蔽された側には，線源を取り出しやすいように，柄がつけられている。治療範囲は線源形状に依存するため，様々なサイズや形状が作成されたが，現在はあまり使用されない。

1.4.5 ¹⁹²Ir ピン・シンワイヤ・シード

¹⁹²Irは，プラチナ（白金）との合金として生成され，ヘアピンやシングルピンなどの形状で，口腔内腫瘍などに使用される（図1.15）。末端部はプラチナで溶接されており，線源部が1本のものがシングルピン，非放射性の橋脚部で2本の線源が溶接されているものをヘアピンと呼ぶ。いずれも線源コア部は，0.45 mm φ の25％イリジウム－白金合金で，0.1 mmの白金で被覆されている[27,28]。¹⁹²Ir線源は比放射能が高いため，直径1 mm以下と細い線源が作成できる。細い線源は，治療部位の選択肢が広がる，容易に刺入できる，かつ身体的損傷も小さく

第1章　密封小線源の特性

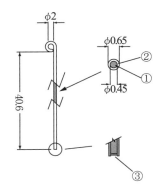

(a) シングルピン[27] 単位mm
① 線源　イリジウム・白金合金（Ir 25w/w）
② シース管　白金（99.98%以上）
③ 端部カバー　白金（溶接）

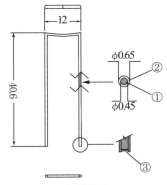

(b) ヘアピン[28] 単位mm
① 線源　イリジウム・白金合金（Ir 25w/w）
② シース管　白金（99.98%以上）
③ 端部カバー　白金（溶接）

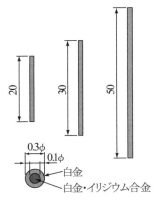

(c) シンワイヤ　単位mm
　　組成情報不明

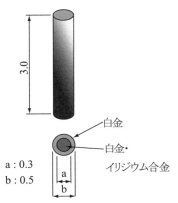

(d) シード　単位mm
　　組成情報不明

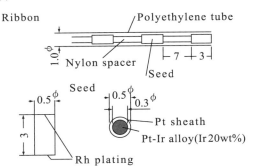

(e) シードアセンブリ（イリジウムリボンとも言う）　単位mm
長さ3mmのイリジウムシード（図中d）をテフロン製のスペーサにより
5mmまたは10mmの線源間隔で, 連続的につなげたもの

図1.15　^{192}Ir一時挿入用線源[29]
(a), (b)；製造販売業者　千代田テクノル. (c)-(e) 製造業者不明.

— 43 —

できるなどの利点が多い。また，イリジウムシード線源の間にスペーサを挟み，連続的につなげたリボンも利用されていた[29]。高線量率用の^{192}Ir線源については，後述する。

1.4.6 ^{137}Cs 針（ニードル）

通常は，線源が漏出しないよう，線源の外側は二重で被覆されている。線源の一端は，線源方向の表示及び線源識別用の色糸を通すために孔がある（図1.16）。もう一方の端は針状線源では尖った形状，管状線源では平面や半球状となっている。現在，製造販売されていないため，使用頻度は少なくなっている。

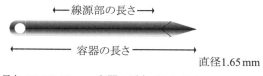

線源部の長さ；15, 30, 45 mm, 容器の長さ；24.5, 40.0, 55.0 mm.

図1.16 ^{137}Csニードル Buchler社製

1.5 高線量率密封小線源

リモートアフターローディング装置には，HDRの^{192}Irと^{60}Coが密封小線源として使用される。我が国で使用されている高線量率線源を表1.10に示す。本項は，ESTROとAAPMで合意した線源データを提供する文献[7]を基に，線源構造や組成などを記述する。TG-43の更新版（TG-43U1）計算式に基づいたパラメータは，第4章の章末の表に示す。

表1.10 高線量率密封小線源（リモートアフターローディング装置用）

線源モデル名称	線源	HDR装置	製造業者
mHDR-v2	^{192}Ir	マイクロセレクトロン HDR	ニュークレトロン社
VS2000	^{192}Ir	バリソース	バリアンメディカルシステムズ社
Ir2.A85-2	^{192}Ir	マルチソース, SagiNova	エッカートアンドツィーグラー・ベービッヒ社
Co0.A86	^{60}Co	マルチソース, SagiNova	エッカートアンドツィーグラー・ベービッヒ社
GK60M21	^{60}Co	マルチソース	エッカートアンドツィーグラー・ベービッヒ社

1.5.1 線源モデル mHDR-v2, v2r（ニュークレトロン社）

mHDR-v2線源は，マイクロセレクトロンHDR（ニュークレトロン社）のV2及びV3タイ

第1章　密封小線源の特性

プに装填される．図 1.17 に示すように，純イリジウム金属製の線源の長さ 3.6 mm，直径 0.65 mm である．線源カプセルは，長さ 4.5 mm，直径 0.9 mm である．外容器は，長さ 200 mm 直径 0.70 mm の編み込み状の鋼鉄製ワイヤに溶接される．前モデルである v1 タイプの線源よりも直径が小さいため，より細くかつ曲率の高いカテーテルも通過できる利点がある．

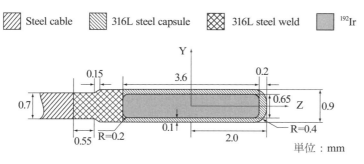

図 1.17　mHDR-v2 線源の材質と寸法[7,30]

2011 年に線源のデザインが更新された．更新された（Revised）線源であるため，mHDR のシステムではこれを v2r 線源とした．v2r 線源の構造を図 1.18 に示す．線源ペレットの長さが 3.6 mm から 3.5 mm，直径が 0.65 mm から 0.6 mm となったが，わずかな相違であり，製造公差の範囲内といえる[7]．また，線源ペレット部と鋼鉄製ワイヤとの接合部を強固にするなど構造が変更された[31]．国内では 2014 年 1 月 1 日以降にオランダより出荷された線源が該当する[32]．v2 線源と v2r 線源の AAPM TG-43U1 式における線量計算パラメータの相違は，線源からの距離が 2.5 mm 以上は 0.5% の範囲内，2.5 mm 以内で差が大きくなる．線源近傍で大きな相違となった要因は，線源ペレットのサイズの違いではなく，より高度なモンテカルロシミュレーション（MCS）を行ったためである[31]．

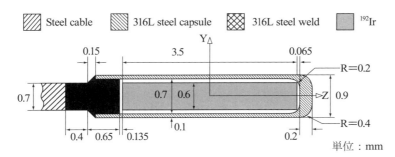

図 1.18　mHDR-v2r 線源の材質と寸法[7,31]

1.5.2　線源モデル VS2000（バリアンメディカルシステムズ社）

VS2000 線源は，バリソース（バリアンメディカルシステムズ社）に装填される．線源部

— 45 —

の長さは 5.0 mm（前モデルの VariSource 線源は 10.0 mm）であり，直径 0.34 mm，長さ 2.5 mm の端部が半球形である線源を連結した形状となっている（図 1.19）。放射性物質である純イリジウム金属（密度 22.42 g cm^{-3}）が二つの線源部に均等に分布している。線源部は，ニッケルチタン合金製（重量比 Ti: 44.4%，Ni: 55.6%，密度 6.5 g cm^{-3}）の直径 0.59 mm のケーブルに密封されている。線源部を覆うケーブルは堅牢な造りで，それが高い柔軟性を有する構造のケーブルにつながる。線源より 1.0 mm 遠位まで外容器に覆われ，長さは 7.05 mm となる。このように VS2000 の線源部は，他の ^{192}Ir 線源よりも細くて長いという特徴を有する。

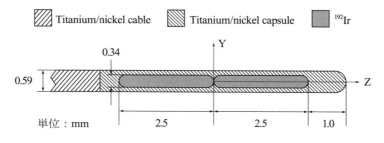

図 1.19　VS2000 線源の材質と寸法[7,33]

1.5.3　線源モデル Ir2.A85-2（エッカートアンドツィーグラー・ベービッヒ社）

　Ir2.A85-2 線源は，マルチソース及び SagiNova（ともにエッカートアンドツィーグラー・ベービッヒ社）に装填される。放射能を有する線源部は，長さ 3.5 mm，直径 0.6 mm の円柱形であり，316L ステンレス鋼の外容器で覆われる（図 1.20）。外容器とケーブルの直径は 0.9 mm で統一され，段差の無い構造である。線源部の形状は，前モデルである GI192M11 と同一である[7,34,35]。マルチソース及び SagiNova は，後述の ^{60}Co 線源である Co0.A86 と本線源を選択できるため，両線源の外径は統一されている。

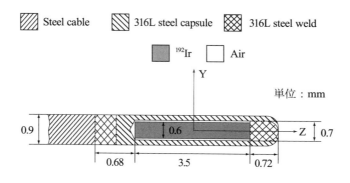

図 1.20　Ir2.A85-2 線源の材質と寸法[7,34,35]

— 46 —

第 1 章　密封小線源の特性

1.5.4　線源モデル Co0.A86（エッカートアンドツィーグラー・ベービッヒ社）

Co0.A86 は，マルチソース及び SagiNova（ともにエッカートアンドツィーグラー・ベービッヒ社）に装填される。放射能を有する線源部は，同一の長さ 3.5 mm，直径 0.6 mm であり，厚さ 0.15 mm の 316L ステンレス鋼の外容器で覆われており（図 1.21），^{192}Ir 線源の Ir2.A85-2 とほぼ同じサイズとなっている[7,36]。

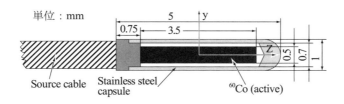

図1. 21　Co0.A86線源の材質と寸法[7,36]

1.5.5　線源モデル GK60M21（エッカートアンドツィーグラー・ベービッヒ社）

GK60M21 は，マルチソース（エッカートアンドツィーグラー・ベービッヒ社）に装填される。現在は製造販売を終了しており，Co0.A86 に移行した。放射能を有する線源部は，長さ 3.5 mm，直径 0.6 mm であり，316L ステンレス鋼の外容器で覆われる（図 1.22）。外容器とケーブルの直径は 1.0 mm で統一され，段差の無い構造である[7,37]。

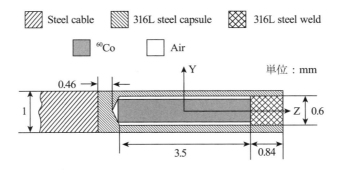

図1. 22　GK60M21 線源の材質と寸法[7,37]

— 47 —

第 1 章　密封小線源の特性

参 考 文 献

1) ICRU: Dose and Volume Specification for Reporting Intracavitary Therapy in Gynecology, ICRU Report 38. 1985, Oxford University Press, Bethesda

2) ICRU: Prescribing, Recording, and Reporting Brachytherapy for Cancer of the Cervix. ICRU Report 89. 2016, Oxford University Press

3) 日本放射線腫瘍学会小線源治療部会：密封小線源治療 診療・物理 QA マニュアル：金原出版. 2013.

4) National Nuclear Data Center. Chart of Nuclides. http://www.nndc.bnl.gov/chart/ (accessed July 21, 2016)

5) NIST Physical Measurement Laboratory. Radionuclide Half-Life Measurements. http://www.nist.gov/pml/data/halflife-html.cfm (accessed May 5, 2016)

6) 公益財団法人 日本アイソトープ協会：アイソトープ手帳 第 10 版 . 2009, 東京

7) Perez-Calatayud J, Ballester F, Das RK, et al.: Dose calculation for photon-emitting brachytherapy sources with average energy higher than 50 keV: report of the AAPM and ESTRO. Med Phys. 39: 2904-2929. 2012

8) Nath R, Anderson LL, Luxton G, et al.: Dosimetry of interstitial brachytherapy sources: recommendations of the AAPM Radiation Therapy Committee Task Group No. 43. Med Phys. 22: 209-234. 1995

9) Rivard MJ, Coursey BM, DeWerd LA, et al.: Update of AAPM Task Group No. 43 Report: A revised AAPM protocol for brachytherapy dose calculations. Med Phys. 31: 633-674. 2004

10) 日本医学物理学会編：放射線治療における小線源の吸収線量の標準測定法 . 2000, 通商産業研究社 , 東京

11) Baltas D, Sakelliou L, Zamboglou N: The Physics of Modern Brachytherapy for Oncology. 2007, Taylor & Francis,

12) ICRU: International Commission on Radiation Units and Measurements. Dose and Volume Specification for Reporting Interstitial Therapy. ICRU Report 58. 1997, Oxford University Press, Bethesda

13) IAEA: Production Techniques and Quality Control of Sealed Radioactive Sources of Palladium-103, Iodine-125, Iridium-192 and Ytterbium-169. 2006, INTERNATIONAL ATOMIC ENERGY AGENCY, Vienna

14) Rivard MJ, Butler WM, DeWerd LA, et al.: Supplement to the 2004 update of the AAPM Task Group No. 43 Report. Med Phys. 34: 2187-2205. 2007

15) Rivard MJ, Ballester F, Butler WM, et al.: Supplement 2 for the 2004 update of the AAPM Task Group No. 43 Report: Joint recommendations by the AAPM and GEC-ESTRO. Med Phys. 2017

16) オンコシード®リーフレット . 日本メジフィジックス株式会社 , 2013

17) バード®ブラキソース®滅菌タイプ . http://med.medicon.co.jp/view/?dir=2&kbn=pdf&id=675 (accessed January 29, 2016)

18) Kirov AS, Williamson JF: Monte Carlo-aided dosimetry of the Source Tech Medical Model STM1251 I-125 interstitial brachytherapy source. Med Phys. 28: 764-772. 2001

19) Kirov AS, Williamson JF: Erratum: "Monte Carlo-aided dosimetry of the Source Tech Medical Model STM1251 I-125 interstitial brachytherapy source". Med Phys. 28: 764-772. 2001

20) クイックリンク® ローダ . http://med.medicon.co.jp/view/?dir=2&kbn=pdf&id=676 (accessed March 10, 2016)

21) 医療機器添付文書 バード ブラキソース システム .2013

22) 医療機器添付文書 セラ AgX100.2016

第 1 章　密封小線源の特性

23) Mourtada F, Mikell J, Ibbott G: Monte Carlo calculations of AAPM Task Group Report No. 43 dosimetry parameters for the 125I I-Seed AgX100 source model. Brachytherapy. 11: 237-244. 2012

24) Chen Z, Bongiorni P, Nath R: Experimental characterization of the dosimetric properties of a newly designed I-Seed model AgX100 ^{125}I interstitial brachytherapy source. Brachytherapy. 11: 476-482. 2012

25) 医療機器添付文書 金 198 グレイン 第 14 版 .2012

26) 医療機器添付文書 ルテニウム 106 アイアプリケータ JRIA 第 2 版 .2012

27) 医療機器添付文書 イリジウム 192 治療用小線源（シングルピン ISS-1）第 17 版 .2015

28) 医療機器添付文書 イリジウム 192 治療用小線源（ヘアピン IHS-1）第 17 版 .2015

29) 佐藤 彰 , 木暮 広人 , 加藤 久 : 医療用 ^{192}Ir 線源の製造 . JAERI-M レポート . 9817. 1981

30) Daskalov GM, Loffler E, Williamson JF: Monte Carlo-aided dosimetry of a new high dose-rate brachytherapy source. Med Phys. 25: 2200-2208. 1998

31) Granero D, Vijande J, Ballester F, et al.: Dosimetry revisited for the HDR 192Ir brachytherapy source model mHDR-v2. Med Phys. 38: 487-494. 2011

32) 千代田テクノル社情報公開ネットワーク：Ir-192 線源ペレットサイズ変更に関する Custormer Information Bulletin (555.00220CIB) 送付及び補足説明 (JK018-2).2013 年 11 月

33) Angelopoulos A, Baras P, Sakelliou L, et al.: Monte Carlo dosimetry of a new 192Ir high dose rate brachytherapy source. Med Phys. 27: 2521-2527. 2000

34) Granero D, Perez-Calatayud J, Ballester F: Monte Carlo calculation of the TG-43 dosimetric parameters of a new BEBIG Ir-192 HDR source. Radiother Oncol. 76: 79-85. 2005

35) Granero D, Perez-Calatayud J, Ballester F: Monte Carlo study of the dose rate distributions for the Ir2.A85-2 and Ir2.A85-1 Ir-192 afterloading sources. Med Phys. 35: 1280-1287. 2008

36) Granero D, Perez-Calatayud J, Ballester F: Technical note: Dosimetric study of a new Co-60 source used in brachytherapy. Med Phys. 34: 3485-3488. 2007

37) Ballester F, Granero D, Perez-Calatayud J, et al.: Monte Carlo dosimetric study of the BEBIG Co-60 HDR source. Phys Med Biol. 50: N309-316. 2005

第2章　密封小線源線量標準とトレーサビリティ

　密封小線源治療に係わる線量計測におけるトレーサビリティを具体的に確立するには，まず標準器による測定器の校正が必要となる。その標準器は，より不確かさが小さい他の標準器によって校正される。この標準器も，さらに不確かさが小さい他の標準器によって校正される，というように，より正確な標準器をもとめていくと国家標準である一次標準に辿り着く。このように，測定器が校正の連鎖によって国家標準に辿り着けることが確保されている場合，この測定器により得られた結果は国家標準にトレーサブルであるといえる。計測におけるトレーサビリティの連鎖は，不確かさの広がりとともにいわばピラミッド状に形成されている。

　ここでは，計量（公的に取り決めた測定標準を基礎とする計測）トレーサビリティの頂点である一次標準からの実用測定器までの線量標準の確立法とそのトランスファの方法を中心に，密封小線源治療に係わる放射線量計測における校正の体系について述べる。

2.1　密封小線源の一次標準

2.1.1　密封小線源に係わる線量標準の量と単位

　密封小線源に係わる線量標準量は，基準空気カーマ率（RAKR）であり，単位は Gy h^{-1} が用いられる。ICRU 58 レポート[1] に規定されたここで用いる RAKR は，ICRU 47 レポート[2] における一般に用いる自由空気中の評価点における空気カーマ率と若干異なる量である。RAKRは，線源から基準距離 1 m の評価点における空気カーマ率で線源－評価点間の空気による光子の減弱，散乱について補正された値として定義され，いわば，真空中での空気カーマ率であることを意味する。

2.1.2　^{192}Ir 高線量率線源（^{192}Ir-HDR）

a）RAKR の絶対測定

　一次標準は他の標準と比較することなく定義に従って量を決める必要があり，このような測定を一般に比較（相対）測定に対して絶対測定と呼ぶ。国家標準を定めるための一次標準の絶対測定法は各国により違いもあるが，我が国では Ir-HDR に対する RAKR の絶対測定に，グラファイト壁空洞電離箱を用いた方法を採用している。ここではその方法の概要を述べる。

— 50 —

第2章　密封小線源線量標準とトレーサビリティ

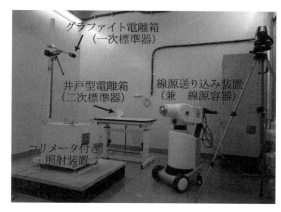

図2.1　一次標準器による^{192}Ir-HDR線源のRAKR校正
　上部面にコリメータが装備された照射装置に線源が送り込まれ，線源から上方向距離1mに設置したグラファイト壁空洞電離箱（図2.2(a)）で測定する。
　RAKRが決定された線源により二次標準器である井戸型電離箱式線量計（図2.2(b)）を校正する。

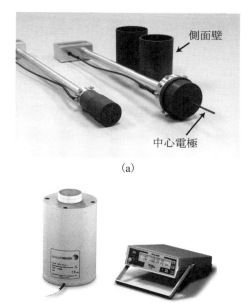

図2.2　(a)グラファイト壁空洞電離箱
　　　　(b)井戸型電離箱式線量計（二次標準器）

　^{192}Ir-HDR校正施設における二次標準器の校正の様子，グラファイト壁空洞電離箱（一次標準）及び二次標準器である井戸型電離箱式線量計（被校正器）をそれぞれ図2.1，2.2に示す。グラファイト空洞電離箱は，^{60}Coや^{137}Csの空気カーマ率の絶対測定に用いられているものと同一構造である。電離箱壁厚は，荷電粒子平衡（CPE）を考慮し，^{137}Csは2mm，^{60}Coは3mmとしている。^{192}Irからは，若干ではあるが最も高いエネルギーで1MeV程度のγ線が放出されている。また，検出器の長軸を線源軸垂直方向に対して90度に設置して測定するため（^{60}Coや^{137}Csの場合は45度としている），CPEが十分成立する厚さとして壁厚を3mmとしている。照射容器は検出器に対して真下方向に設置される。照射容器の上面にコリメータがあり，上方向にγ線が放出される。電離箱は照射容器内の線源位置から鉛直方向の距離1m上方に設置する。電離箱は前述のとおり照射軸方向に対して90度に設置し，その位置での空洞内の電離電流を測定する。

　電離箱で測定した電流値iから基準空気カーマ率$\dot{K}$は次式で求められる。

第2章　密封小線源線量標準とトレーサビリティ

$$\dot{K}_{\delta,\mathrm{R}} = \frac{i}{v \cdot \rho_{\mathrm{air}}} \cdot \frac{W_{\mathrm{air}}}{e} \cdot \left(\overline{S}/\rho\right)_{\mathrm{gra,air}} \cdot \left(\overline{\mu}_{en}/\rho\right)_{\mathrm{air,gra}} \cdot k_{\mathrm{wall}} \cdot k_{\mathrm{stem}} \cdot k_{\mathrm{h}} \cdot k_{\mathrm{air}} \tag{2.1}$$

ここに，

- i --- 温度気圧補正後の電流値（C s^{-1}）
- v --- 電離箱空洞内の体積（cm^3）
- ρ_{air} --- 空気密度（kg cm^{-3}）
- W_{air}/e --- 空気中でイオン対生成に必要なエネルギー（W値：単位 J C^{-1}）
- $\left(\overline{S}/\rho\right)_{\mathrm{gra,air}}$ --- 空気に対するグラファイトの平均質量阻止能比
- $\left(\overline{\mu}_{en}/\rho\right)_{\mathrm{air,gra}}$ --- グラファイトに対する空気の平均質量エネルギー吸収係数比
- k_{wall} --- 電離箱壁補正係数
- k_{stem} --- ステム散乱補正
- k_{h} --- 湿度補正
- k_{air} --- 空気による減衰，散乱補正

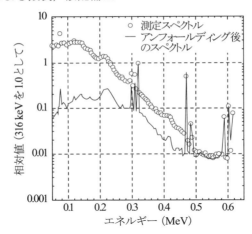

図2.3　Ge半導体検出器によるスペクトル測定結果
丸印は測定された波高分布．線画がアンフォールディングによって得られたエネルギースペクトル．

このように，補正係数や物理定数の評価のために，評価点における ^{192}Ir 線源から放出される光子のスペクトルが必要となる。スペクトル情報は，Ge 検出器による測定スペクトルをアンフォールディングすることで得る（図 2.3）。この結果により得られた各エネルギーの γ 線の放出割合（相対値）は，核データに示された放出割合とほぼ一致し，Ir-HDR 線源では線源カプセル等の構造による減弱，散乱はほぼ無視できるレベルであることがわかる。

Ir-HDR の一次標準で用いられている物理定数，補正係数を表 2.1 に示す。各補正係数の評価の概要を以下に示す。

第 2 章　密封小線源線量標準とトレーサビリティ

表 2.1　RAKR評価に用いる物理定数並びに補正係数とその不確かさ

		値	不確かさ(%)	
			$100\,s_\mathrm{i}$*	$100\,u_\mathrm{i}$**
物理定数				
ρ_air	乾燥空気密度　kg m^{-3}	1.2930	−	0.01
$(\mu_\mathrm{en}/\rho)_\mathrm{a,c}$	質量エネルギー吸収係数比	0.9998	−	0.12
$s_\mathrm{c,a}$	質量阻止能比	1.0122	−	0.15 [3]
W_air/e	W値　J C^{-1}	33.97	−	−
g_a	制動放射によるエネルギー損失の割合	0.0009	−	0.02
補正係数				
k_h	湿度	0.9969	−	0.03
k_air	空気による減衰，散乱	1.0049	0.10	0.14
k_p	気圧	−	−	0.10
k_T	温度	−	−	0.20
k_s	再結合補正	1.0009		0.05
k_stem	ステム散乱	0.9880		0.15
k_wall	壁による吸収及び散乱	1.0273	0.10	0.14
k_nu	不均一補正	1.0000		0.10
体積，電流，その他				
V	有感体積　cm^3	62.701	0.01	0.03
I	電離電流	−	0.10	0.23
	設定位置	−		0.23
相対標準不確かさ			0.17	0.52
合成相対標準不確かさ			**0.55**	

* Type A：測定により評価する不確かさ

** Type B：測定以外の方法によって評価する不確かさ

第2章　密封小線源線量標準とトレーサビリティ

電離箱壁補正係数

　空洞電離箱は，CPE を作り出すために壁で覆われている。この壁によって，入射光子が減弱，また壁材によって散乱線が生成され，それが空洞内にエネルギー付与する反応が生じる。以前は壁厚を変えて電離電流を測定し，壁厚 0 mm における電離電流を外挿により得て，理論式等を併用することにより減衰・散乱線の補正を行っていた。現在は，光子輸送計算コードの高精度化，及び計算機の性能向上により，EGS5 コードなどの MCS による評価が主流となっている。

ステム散乱補正；k_{stem}

　空洞電離箱の支持部であるステムは，散乱線を生成する。この影響を除去するために，ダミーのステムを従来の電離箱ステムに対向する位置に設置して照射を行い，このダミーステムの有無の差を，散乱線の寄与分とし評価する。

湿度補正；k_h

　RAKR は，乾燥空気に対する空気カーマ率となっていることから，湿度 0% の電離電流値へ変換する必要がある。湿度補正については，ICRU 31 レポートに記載されているデータを用いて補正できる。

空気による減衰，散乱補正；k_{air}

　前述のとおり，線源－基準点間の空気による光子の減弱，散乱について補正を行う必要がある。この補正は実測から評価することは極めて困難であることから，MCS や計算によって評価されることが一般的である。

b）RAKR に対する不確かさ

　表 2.1 に RAKR 測定における不確かさのバジェット表の例を示す。Ir-HDR RAKR に係わる一次標準の不確かさは，測定する線量率にもよるが，包含係数 2（信頼の水準：約 95%）とした場合，通常，相対拡張不確かさは 1% 程度である。

2.1.3 その他の治療用密封小線源の線量標準

a) ¹²⁵I-LDR 線源[3]

LDR の ¹²⁵I 治療用密封小線源は，放射能が 1 個あたり 10 MBq 程度で，放出される光子のエネルギーも 30 keV 程度と比較的低い。このような特徴から，大容量（有感体積が数百 cm³ 程度）の薄膜対向型自由空気電離箱が一般に絶対測定に用いられている（図 2.4）。このようなタイプの電離箱は，電極となっている両端の薄膜が前後に移動可能な構造となっており，複数の異なる電極間距離によって電離電流を測定する一連の測定で得られた電極間距離に対する電離電流の関係（dI/dL）から次式で RAKR が得られる。

$$\dot{K}_\delta = (W_{\mathrm{air}}/e) \cdot \frac{r^2}{A \cdot \rho_{\mathrm{air}} \cdot (1-g)} \cdot \frac{\mathrm{d}I}{\mathrm{d}L} \cdot \prod_i k_i \tag{2.2}$$

ここに，

- W_{air}/e --- 空気中でイオン対生成に必要なエネルギー（W 値：単位 J C⁻¹）
- r --- 線源－電離箱アパチャ入射口距離
- A --- 電離箱アパチャ入射口面積
- g --- 制動放射によるエネルギー損失の割合
- ρ_{air} --- 空気密度
- k_i --- 各種補正係数

補正係数には，光子エネルギースペクトル評価に基づくアルミフィルタ内での減弱補正，空気による減弱補正，電離箱内外，線源支持構造物での光子の散乱，アパチャからの散乱光子の浸出などが含まれる。

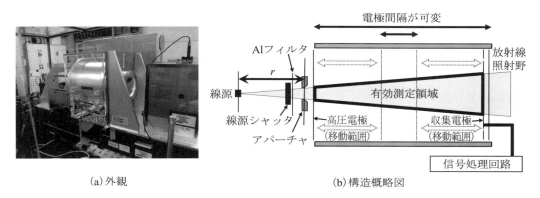

(a) 外観　　(b) 構造概略図

図 2.4　薄膜対向型自由空気電離箱

第2章　密封小線源線量標準とトレーサビリティ

b) ^{106}Ru アイアプリケータ[4]

　眼の治療に用いられる ^{106}Ru は，最大エネルギー 3.54 MeV の β 線を放出する。眼にかぶせて照射するという特徴から，線源近傍の水吸収線量率が基準線量として用いられている。絶対測定は集電極と高圧電極の間隔を変化させることが可能な外挿電離箱を用いる。集電極はグラファイト又はグラファイトを塗布したアクリル樹脂，高圧電極はアルミニウムを蒸着したポリエチレンテレフタレート薄膜が材料として用いられる。放射線防護レベルの β 線測定でも外挿電離箱が用いられるが，^{106}Ru の場合は線源近傍の線量率を測定する必要があるため，放射線防護レベルの測定に用いられる電離箱より電極の面積の小さいものが用いられる。^{125}I の場合と同様に，複数の異なる極板間隔において電離電流値を測定し，一連の測定で得られた極板間隔に対する電離電流の関係（dl/dL）から次式によって水吸収線量率を導出する。

$$\dot{D}_w = \frac{(W_{air}/e)\cdot S_{w,a}}{\rho_{air}\cdot A}\cdot\left[\frac{d}{dl}I_C(l)\right]_{l=0}\cdot\Pi k \tag{2.3}$$

ここに，

W_{air}/e --- 空気中でイオン対生成に必要な平均エネルギー（W 値：単位 J C^{-1}）

$S_{w,a}$ --- 水の平均質量衝突阻止能の空気の平均質量衝突阻止能に対する比

ρ_{air} --- 基準条件における空気の密度

A --- 集電極の有効面積

$\left[\dfrac{d}{dl}I_C(l)\right]_{l=0}$ --- 極板間隔に対する空気の密度などで補正した電流値関数の傾きの，極板間隔 0 における極限値

Πk --- 各種補正係数の積

　補正係数には，空気による減弱補正，線量率分布補正，入射窓による減弱の補正などが含まれる。

2.2　各国標準の国際整合性

　放射線量に係わる標準については，各国の標準研究所（NMI）が，絶対測定により SI 単位に基づく量の定義を具現化し，国家標準として定める。そこで各国標準の値の国際整合性を確認するため，国際比較が行われている。国際比較は国際度量衡局（BIPM）が主催し，その結果は同局の WEB ページで確認できる。例えば，我が国の ^{192}Ir RAKR 標準に関しては，国家標準機関である国立研究開発法人産業技術総合研究所　計量標準総合センター（NMIJ）が，国

— 56 —

際比較に参加している．図 2.5 に示す通り，この国際比較では BIPM による値を参照値として，各国の値の一致度を比較する．

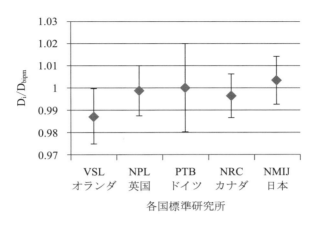

図 2.5 ^{192}Ir RAKR の国際比較の結果
BIPM の値を参照値として，各国の値を比較している．

2.3 密封小線源の二次標準及び線量計の校正

2.3.1 我が国における計量トレーサビリティ制度と国際標準

計測におけるトレーサビリティを確立するには，まず標準器による測定器の校正が必要であると述べたが，放射線量測定の場合，測定対象となる線質や線量などによって用いる測定器や計測手法が異なるため，測定器の校正は単純ではない．放射線量の国家標準は AIST が維持管理しており，防護線量域及び医用治療・診断線量域について一次標準場が設定されている．我が国では，様々な分野で用いられる計量器の校正について平成 4 年に計量法が大幅改正され，第八章「校正等」が新たに制定され，計量法校正事業者登録制度（JCSS）が発足した．これに伴い，校正事業者認定制度が平成 5 年 11 月に導入された．この制度は平成 17 年 7 月 1 日にさらに法改正され，現在に至っている．JCSS 制度では，校正の源である国家計量標準（一次標準：特定標準器等又は特定標準物質）は，計量法に基づき経済産業大臣が指定し，AIST などの機関が指定された特定標準器等又は特定標準物質を用い，二次校正事業者である登録事業者に対し校正などを通じた計量標準の供給を行う．登録事業者については，計量法第 143 条に規定され，標準器の校正に必要な技術及び技術と設備を管理するマネジメントシステムを備えていることが必要である．これらの要件を満足している機関に対して独立行政法人

第 2 章　密封小線源線量標準とトレーサビリティ

製品評価技術基盤機構認定センター（IAJapan）が，登録審査を行っている。登録事業者が備える標準器は特定二次標準器といわれ，特定標準器によって校正される。一方，マネジメントシステムは，国際標準化機構（ISO）及び国際電気標準会議（IEC）が定めた ISO/IEC 17025（試験所及び校正機関の能力に関する一般要求事項）に対応する必要がある。

　計量法第 134 条第 1 項の規定に基づき，放射線量に係る国家計量標準である特定標準器としてグラファイト壁空洞電離箱式照射線量設定装置，グラファイトカロリーメータなどが指定されている。また，第 135 条第 1 項の規定に基づき，AIST が，特定標準器を用いた校正を行うものとして指定され，特定標準器の維持管理及び特定二次標準器の校正を行っている。登録事業者は，特定二次標準器を用いて，産業界のニーズに応じた標準を，使用目的に応じて実用レベルに供給する役割を持っている。標準供給の役割を持つ計量標準研究所や校正事業者は国際的に ISO/IEC 17025 に基づき認定されていることが求められている。ユーザは，JCSS 登録機関など，ISO/IEC 17025 に認定された校正事業者のサービスを利用することで国際基準に合致した国家標準とのトレーサビリティを確立することが可能である。

2.3.2　^{125}I-LDR 線源・^{192}Ir-HDR 線源用測定器の校正及びトレーサビリティ

　一般に，線量校正事業者の用いる標準電離箱式線量計は，一次標準器などの上位標準器で決められた標準場において，特定標準器に代わって被校正器である電離箱を同じ位置に設置し，場の測定を行うことで指示値の校正が行われる。これを置換法と言い，放射線量標準のトランスファに用いる一般的な方法である。一方，小線源治療に係わる線量標準は，線源から距離 1 m における RAKR として決定される。この値は，場の散乱線の影響を除いた直接線のみについての値である必要がある。二次標準器は 2.2 節に示した RAKR が決定された線源を用いて指示値の校正が行われ，一般に二次標準器は散乱線の影響を受けにくいウェル形電離箱式線量計が用いられる。密封小線源に係わる放射線量のトレーサビリティ体系を図 2.6 に示す。校正事業者の二次標準器は，線量率が決定された線源仲介器で校正される。さらに校正事業者は自らの線源の RAKR を二次標準器で決定し，この線源を仲介して実用器であるウェル形電離箱式線量計の校正を行う。その校正の不確かさを表 2.2 に示す。

　2.2 節に示した一次標準を決定するための絶対測定法は，線源の内部構造（線源軸面での方向特性を含む）に依存する線質の違いの影響をほぼ受けることなく RAKR を決定できる。一方，二次標準器や実用器で用いられるウェル形電離箱は，エネルギー特性を持つことから同一核種であっても線質の違いを無視できない場合がある。低線量率 ^{125}I 密封小線源（^{125}I-LDR）の場合は，線源のモデルごとに，校正サービスが提供され，ユーザは自施設で使用しているモデルの線源について校正定数を得る必要がある。高線量率 ^{192}Ir 密封小線源（^{192}Ir-HDR）につい

第 2 章　密封小線源線量標準とトレーサビリティ

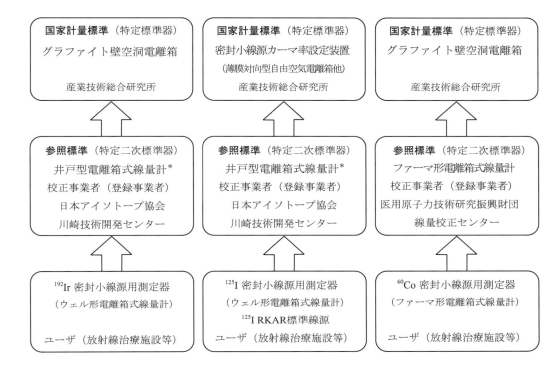

図2.6　密封小線源測定のトレーサビリティ体系

* 特定標準器による校正を行う二次標準器とするウェル形電離箱式線量計を，計量法135条第二項の規定に基づく告示では，井戸型電離箱式線量計としている．
注）「型」はJIS等において通常「形」を用いるが，ここでは告示に記載されている名称の通り「井戸型」とした．

ては，標準供給されている線源のモデルは限られている．^{192}Ir 密封小線源の場合は，^{125}I と異なり線源構造差による校正定数の違いは限定的と考えられるが，校正に用いられた線源と自施設で用いている線源に違いがある場合には，その影響による差異が許容できるものか確認することが望ましい．線源モデルによるレスポンスの差については，Shipley らによる論文などがある[5]．

第 2 章　密封小線源線量標準とトレーサビリティ

表2. 2　JRIAにおける^{192}Ir密封小線源用測定器の校正の不確かさバジェット表の例

要因	相対標準不確かさ（%）
Ⅰ　特定標準器による校正	
特定二次標準器の校正定数	0.6
Ⅱ　特定二次標準器による校正	
読取値	0.1
空気密度補正	0.2
散乱線	0.2
再結合補正	0.1
測定時間	0.1
指示値変動特性	0.4
レスポンスの安定性	0.6
Ⅲ　被校正線量計（ユーザ線量計）の校正	
読取値	0.1
空気密度補正	0.2
再結合補正	0.1
測定時間	0.1
散乱線	0.2
相対合成標準不確かさ　%	1.1
相対拡張不確かさ（k=2）　%	2.2

2.3.3　^{60}Co-HDR 線源用測定器の校正及びトレーサビリティ

　密封小線源の核種が ^{60}Co で，その線源出力をファーマ形電離箱で測定する場合，使用する線量計の校正は公益財団法人医用原子力技術研究振興財団（ANTM）の線量校正センターに依頼する。同財団は ^{60}Coγ線の JCSS 登録事業者であり，ここで校正された線量計を用いれば国家標準にトレーサブルな線量測定を行うことができる。

　^{60}Co-HDR に係る RAKR のトレーサビリティ体系を図 2.6 右に示す。ANTM は治療レベル強度の ^{60}Coγ線の二次標準を供給し[6]，また，校正の実施に当たっては，国立研究開発法人量子科学技術研究開発機構 放射線医学総合研究所（QST/NIRS）から，一部の校正用機器の提供，測定技術の開発等の協力を得ている。

— 60 —

第2章　密封小線源線量標準とトレーサビリティ

　我が国の治療レベル強度の国家標準の供給は，空気カーマ又は水吸収線量に基づいて行われる。密封小線源の出力は空気カーマで表記されるので，線量計のトレーサビリティの移行は空気カーマによる。よって，線量計の校正は空中で実施され（空中校正），校正定数は空気カーマ校正定数（N_K，単位：Gy Rdg^{-1}）となる（Rdg は線量計の指示値の単位）。

　平成24年10月以降，ANTM による校正は，水ファントム中での水吸収線量単位による校正（水中校正）が主となっているが，従前の空中校正も引き続き行われている。後者の場合，与えられる校正定数はコバルト校正定数（N_C，単位：C kg^{-1} Rdg^{-1}）となる。水中校正で与えられた水吸収線量校正定数から校正定数変換係数を用いて N_C に変換するのは，不確かさの増大につながるため望ましくない。

　ただし，N_C の単位は照射線量であるため，次式によって N_k に換算する。

$$N_k = N_C \cdot \frac{W_{air}}{e} \cdot \frac{1}{1-g} \tag{2.4}$$

　ここに，（W_{air}/e）は空気中に1イオン対を生ずるに必要な平均エネルギー（単位：J C^{-1}），g は空気中における二次電子の制動放射損失の割合で，^{60}Co の γ 線では 0.003。

2.3.3.1 校正システム

　ANTM の空中校正システムは標準測定法01[5] に準拠している。校正の内容を表2.3に，主な使用機器を表2.4に示す。ANTM の校正は置換法による。すなわち，特定二次標準器によって毎校正日の γ 線標準場の値を決め，次いで標準場中にユーザの被校正電離箱を置き，その測定値と比較して校正定数を決定する。

表2.3　ANTMによる空中校正の内容

方　法	置換法，線量の評価等は標準測定法01[7]に準拠
測定の基準点	ファーマ形電離箱では円筒の幾何学的中心
線源と測定基準点間の距離	約80 cm
基準点の照射野	約14 cm ϕ
校正ビームの線質	^{60}Co γ 線
基準点の線量率	111 TBq装荷時に約2.6×10^{-2} C kg^{-1}min^{-1}
校正の形態	JCSS校正

表2.4　ANTMの校正に使用する機器

照射装置	コバルト照射装置（型式：TYC－3001，ヨシザワＬＡ），最大装荷放射能：111 TBq
線量計（特定二次標準器）（電位計＋電離箱）	1. AE132R#4603617＋C110(0.6ml)#1182（応用技研） 2. 6517B#4093695（Keithley）＋C110#8080（応用技研）
温度計	QUARTZ THERMOMETER QTD-822A#99385（明星電気）
気圧計	DIGITAL MANOMETER MT220#27D33147C（YOKOGAWA）

第2章　密封小線源線量標準とトレーサビリティ

照射装置は，汎用目的のもので装荷放射能は最大 111 TBq であり，平成 27 年 1 月に 2 度目の線源更新を行った。特定二次標準器は，隔年ごとに AIST において特定標準器による校正を受ける。その他の測定器も，その分野の JCSS 登録事業者に決められた間隔で校正を依頼する。

図 2.7 は測定の配置を示す。標準場のビームは水平方向に照射され，ビームのオン，オフは照射装置の照射口のすぐ前に取り付けられた高速シャッタで行う。測定の基準点は，線源からおよそ 80 cm である。

ANTM の校正では，通常は照射装置のタイマにセットした一定時間内の積算線量を基にして行われるが，線量率による校正も可能である。積算線量あるいは線量率のいずれを用いても，校正は JCSS 登録事業者として実施され不確かさも同等である。

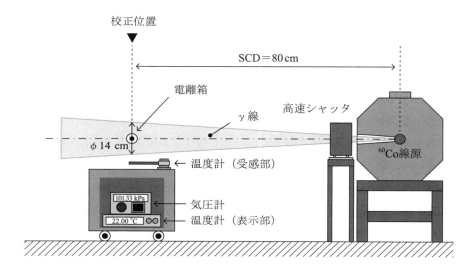

図2.7　空中校正の配置

2.3.3.2 校正定数の不確かさ

表 2.5 に，空中校正によって得られる被校正器の校正定数の不確かさを示す。二次標準としての ANTM による校正作業の不確かさの合計は 0.37% であるが，これに国家標準である AIST の不確かさを加えると 0.62% となり，包含係数 $k = 2$ とした場合の拡張不確かさ 1.3% が，ユーザに報告する校正証明書に記載されている。

第2章　密封小線源線量標準とトレーサビリティ

表2.5　ANTMにおける^{60}Co密封小線源用測定器の校正の不確かさバジェット表の例

要因	相対標準不確かさ（%）
I　特定標準器による校正	
特定二次標準器の校正定数	0.5
II　特定二次標準器による校正	
γ線標準場の決定	
読取値	0.21
照射装置の特性	0.04
測定器の設定	0.08
III　被校正線量計（ユーザ線量計）の校正	
読取値	0.27
照射装置の特性	0.04
測定器の設定	0.08
相対合成標準不確かさ　%	0.62
相対拡張不確かさ（$k=2$）　%	1.3

— 63 —

第 2 章　密封小線源線量標準とトレーサビリティ

参 考 文 献

1) ICRU: International Commission on Radiation Units and Measurements. Dose and Volume Specification for Reporting Interstitial Therapy. ICRU Report 58. 1997, Oxford University Press, Bethesda

2) ICRU: International Commission on Radiation Units and Measurements. Measurement of Dose Equivalents from External Photon and Electron Radiations. ICRU Report 47. 1992, Oxford University Press, Bethesda

3) 柚木彰，海野泰裕：線量絶対測定による医療用密封小線源からの放射線量の方向依存性の研究. 科学研究費補助金研究成果報告書　課題番号 20560051, 2011

4) ISO：Clinical dosimetry -- Beta radiation sources for brachytherapy. ISO21439, 2009

5) Shipley DR, Sander T, Nutbrown RF: Source geometry factors for HDR ^{192}Ir brachytherapy secondary standard well-type ionization chamber calibrations. Phys. Med. Biol. 60: 2573-2586, 2015

6) 佐方周防，田中猛夫：医用原子力財団による治療用線量計の校正. 計測標準と計量管理. Vol.58 No.4：69, 2009

7) 日本医学物理学会：高エネルギー光子線の線量測定 外部照射線治療における吸収線量の標準測定法（標準測定法 01）. 35-68, 2002, 通商産業研究社 , 東京

— 64 —

第3章　線源強度計測法

3.1　密封小線源における線源強度の指標

　密封小線源の強さ（以下，線源強度）を数値で示すことは，線量計算や遮蔽計算などで必要不可欠である。20世紀初頭の密封小線源治療は，ラジウムとラドンのみが使用されていたため，ラジウムに対するミリグラム時間（mg h; milligram-hours）などが使用された。密封小線源治療に使用できる新たな線源が開発されるにつれて，ラジウムは使用されなくなり，mg h は線源強度の指標として不適となった。

　現在，密封小線源治療で使用されている線源強度は，Bq や Ci による見かけの強度（Apparent Activity：明示放射能）と，計測で得られた空気カーマによる表示に分けられる。低線量率線源は，空気カーマ強度による計測が困難なことがあるため，主に明示放射能が指標となる。高線量率線源は，電離箱式線量計によりトレーサブルな基準空気カーマ率（RAKR）が計測できるため，後者が用いられる。以降に，線源強度を示す指標の経時的な変移を示す。

3.1.1　ラジウム質量（Radium Mass）と
ラジウム質量当量（Milligram-Radium Equivalent）

　1950年代初頭からラジウムの針や管状線源が密封小線源治療に使用されるようになり，ラジウムの質量をミリグラムで表示した値（mg-Ra）が，線源強度を示す指標として広く使用されていた。1960年ころまでの密封小線源治療といえば，世界中ほぼ全てでラジウム線源を用いていたため，処方線量や線量分布図など基準となるものはすべてラジウム線源を用いたデータから作成されていた。ラジウムの代用となる新たな線源が使用されるようになっても，ラジウム線源による経験と比較するために，線源強度はラジウム質量に換算させたラジウム質量当量（mg-Ra equivalent，以前はラジウム等価質量とも呼ばれた）を用いた。ラジウム質量当量は，線源から空中 1 m の距離における照射線量率が，0.5 mm 厚のプラチナ製容器を通した ^{226}Ra 線源からの照射線量率と等しくなるのに必要な，mg で表示された ^{226}Ra の質量と定義される。ラジウム質量当量が同値であっても，核種や形状が異なれば体内の線量分布も異なるため，より線源個々の情報に基づいた線源強度の指標の登場が求められた。

第 3 章　線源強度計測法

3.1.2　放射能（Activity）と明示放射能（Apparent Activity）

　第 2 次世界大戦が終了して数年後に人工放射性核種が発見されると，mCi で表示される放射能 A が線源強度を示す指標とされた。放射能は，単位時間内に生じた放射性核種が自然核変換した数の平均値として定義されている。密封小線源治療で重要なことは，Bq や Ci で表示される線源の放射能より，線源や容器による自己吸収後の照射線量である。これらを考慮するために，明示放射能（A_{app}；Apparent Activity）が導入された。

　線源の A_{app} とは，自己吸収や減弱の無い（裸の状態の）点状線源で，かつこの線源と同一の核種である仮想線源の，同一距離 C における空気中の照射線量率が等しくなる放射能強度として定義される。この距離は線源を仮想点状線源と近似できるよう十分離れていなければならず，1 m とされる。A_{app} は，前記の線源自体やその容器による吸収，減弱，低エネルギー成分の除去に加えて，制動放射線の発生が考慮されている。一方，ラジウム質量当量と同様に，あくまで線源の崩壊数を表すため，線源形状やエネルギースペクトルは考慮されない。明示放射能から組織中の吸収線量を算出するには，後述する照射線量率定数や空気カーマ率定数など，照射線量や吸収線量に変換する係数が必要となる。

　空気カーマ強度計測が困難な低線量率密封小線源治療や，放射線防護などの分野では，現在でも明示放射能が用いられることが多い。

3.1.3　放射特性 (Emission Properties)

　密封小線源による組織内の吸収線量を求めるためには，前述のラジウム質量や明示放射能から，組織内の線量率や照射線量率に変換するための係数が必要となる。これは，照射線量率定数（Γ_x；Exposure Rate Constant）や Specific Gamma-ray Constant と呼ばれる。

　放射能，明示放射能やラジウム質量などは，直接に計測できる量では無い。これらは，線源からある程度離れた距離において，計測した線源強度から算出するものであり，例えば，距離 d 離れた位置における点状線源による照射線量率が $\dot{X}$ とすると，放射能 A は，Γ_x を介して，次式により算出される。

$$A = \frac{\dot{X} \cdot d^2}{\Gamma_x} \tag{3.1}$$

　Γ_x は，線源を点状線源と考えるかや，エネルギースペクトルにより変化し，この不確かさは線量計算に反映される。さらに，点状線源でかつ純粋な放射性核種から算出された値であるため，密封小線源の特性を表しているとはいえない。さらに，線源自身や線源の容器による吸収や散乱を考慮するための補正係数が必要なため，最終的な線量計算には，より大きな不確か

第 3 章　線源強度計測法

さを反映することとなる。これらの制限により密封小線源治療の線源強度は，出力を基準とした量（いい換えれば，計測できる量）が提案され，確立されるようになった。

3.1.4　基準照射線量率 (Reference Exposure Rate)

　線源強度の指標は，線源からの放出されるエネルギーにより決定できる。放出されたエネルギーの指標の一つとして，基準照射線量率 $\dot{X}_{1m}$ があり，1 m の距離における照射線量率である。以前は，R h^{-1} m^2（Roentgens per hour at 1 m），現在は C kg^{-1} h^{-1} at 1 m と表されている。後述の RAKR は，照射線量率から求められる。照射線量率によって計測されたイオンは，空中におけるエネルギー吸収の結果である。ほとんどのエネルギー転移は，最終的に空気で吸収されるが，残りのわずかなエネルギーは，制動放射や特性 X 線などにより再び放出される。

3.1.5　基準空気カーマ率（RAKR）と空気カーマ強度（Air Kerma Strength）

　1983 年にフランスの電離放射線計測委員会（French Committee for the Measurement of Ionising Radiation）は，RAKR を γ 線放出線源の出力特性を表す指標として定義した。その後，1985 年の ICRU 38 レポート[1]においても，その使用が提案されると，1980 年代後期には欧州全体で使用されるようになった。

　RAKR は，線源中央から基準距離である 1 m における，空気中の空気カーマ率であり，空気による減弱と散乱を補正しているものと定義される。これは，真空中の空気カーマ率と同義である。基準距離の 1 m は，剛体である線源を長軸方向に二分した，線源と直交する横断面における線源中心からの距離とされる。基準照射線量率 $\dot{X}_{1m}$ から RAKR は，次式により算出できる。

$$\dot{K}_{\delta,R} = \frac{W_{air}}{e} \cdot \frac{\dot{X}_{1m}}{1-g} \tag{3.2}$$

ここで，W_{air}/e は，空気中で 1 つのイオン対を生成するのに要するエネルギー（J C^{-1}），g は入射放射線の再放射により失うエネルギーの割合である。

　RAKR の SI 単位による表記は，Gy s^{-1} となる。しかし，密封小線源治療に用いられる線源の強度では，数値が小さすぎて適さないため，ICRU 38 レポート[1]は "μGy h^{-1} at 1 m"，ICRU 58 レポート[2]は "mGy h^{-1} at 1 m" 又は，"μGy h^{-1} at 1 m" を常用単位とすることを推奨した。RAKR の記号も報告により様々であるが，IAEA TECDOC 1079 は，$\dot{K}_R$ を使用した[3]。ESTRO Booklet もそれに倣い $\dot{K}_R$ を使用している[4]。ICRU 89 レポートは，基準空気カーマ率の用語（略語）は RAKR，その単位は $\dot{K}_{\delta,R}$ が使用されている[5]。ここで δ は，エネルギーの閾値（一般的には keV で表示）を示し，線源から放出されるものの，線源や容器により自己吸収されるた

— 67 —

第3章　線源強度計測法

め除外する光子のエネルギーである。

　一方，米国医学物理士会（AAPM）TG-32 の報告で，線源強度の指標として S_K（Air Kerma Strength；空気カーマ強度）が提案された[6]。S_K は記号だけでなく，用語（略語）としても使用される。S_K は，線源から直行する点までの距離 d における空気カーマ率 $\dot{K}_\delta(d)$ と，d の二乗の乗算であり，次式で表される。

$$S_K = \dot{K}_\delta(d) \cdot d^2 \tag{3.3}$$

δ は，エネルギーの閾値（一般的には keV で表示）を示し，線源から放出されるものの，線源や容器により自己吸収されるため除外する光子のエネルギーである。単位は $\mu Gy\ m^2\ h^{-1}$ であり，U との関係は

$$1\ U = 1\ Gy\ m^2\ h^{-1} = 1\ cGy\ cm^2\ h^{-1}$$

である。$\dot{K}_{\delta,R}$ と S_K は，表記が異なるだけで同じものを指している。ただし，S_K は，単位に距離が含まれているが，$\dot{K}_{\delta,R}$ は含まれていないため，$\dot{K}_{\delta,R}$ を使用する場合は距離を明示しなければならない。しかし，記載が無くても基準距離が 1 m を含意することもある。両者の使い分けは，ICRU や ESTRO は，$\dot{K}_{\delta,R}$ を使用し，米国は AAPM レポートに倣い S_K を使用している。本書は，第 3 章までの密封小線源治療における空気カーマの計測に関しては，$\dot{K}_{\delta,R}$ を使用する。これは，カーマを表す SI 単位は，K で表されるためである[7]。ただし AAPM TG-43 の更新版（TG-43U1）式による吸収線量計算などは，引用する文献の原著で S_K を使用しているため，第 4 章以降は混乱を避けるために S_K を使用する。

表3.1　基準空気カーマ率，空気カーマ強度及び空気カーマ率定数

線源強度指標	英語表記	記号	SI単位表示	常用単位
基準空気カーマ率	Reference Air Kerma Rate (RAKR)	$\dot{K}_{\delta,R}$	$Gy\ s^{-1}$	$\mu Gy\ h^{-1}$ $mGy\ h^{-1}$
空気カーマ強度	Air Kerma Strength	S_K	$Gy\ m^2\ s^{-1}$	U $1\ U = 1\ \mu Gy\ m^2\ h^{-1}$ $= 1\ cGy\ cm^2\ h^{-1}$
空気カーマ率定数	Air Kerma Rate Constant	Γ_δ	$J\ kg\ m^2$ $Gy\ s^{-1}Bq^{-1}\ m^2$	

— 68 —

第 3 章　線源強度計測法

3.1.6　空気カーマ率定数（Air Kerma Rate Constant）

　線源容器に封入されていない点状線源における，基準空気カーマ率 $\dot{K}_{\delta,R}$ と明示放射能 A_{app} は，以下の式で変換できる。

$$\dot{K}_{\delta,R} = A_{app} \cdot \Gamma_\delta \tag{3.4}$$

　Γ_δ は，空気カーマ率定数と呼ばれ，δ はエネルギーの閾値である。ただし，式（3.4）は時間（h）から秒（s）への変換を含めない。SI 単位は Gy s^{-1} Bq^{-1} m^2 であるが，密封小線源治療では線量率が低いため，µGy h^{-1} MBq^{-1} m^2 又は U MBq^{-1} が常用される。

3.2　^{125}I 線源強度の計測

3.2.1　低線量率（LDR）密封小線源の線源強度計測

　我が国では LDR 密封小線源として主に ^{125}I シード線源と ^{192}Au グレイン線源が用いられている。高線量率（HDR）密封小線源と異なり，LDR 核種は出力が弱く，ファーマ形電離箱式線量計を用いたサンドイッチ法では計測が不可能であること，1 回の治療で複数個の線源が用いられる (^{125}I シード線源は 1 患者当たり通常 80 個程度使用される) ことなどの理由により，高感度かつ簡便なウェル形電離箱による計測が行われている。また，^{125}I の線源強度計測は空気カーマ強度を使用して行われる。ここでは近年多くの施設で行われている ^{125}I シード線源の測定を例にウェル形電離箱式線量計を用いた個別線源強度計測の手順を解説する。ただし，我が国の ^{125}I シード線源供給の状況は欧米と若干異なる部分もあり，個別線源計測が困難な場合もある。この項の最後の［注意］をしっかり読まれたい。また，計測のより詳細な内容は日本放射線腫瘍学会 ^{125}I 永久挿入治療の物理的品質保証に関するガイドライン[8]，^{125}I 永久挿入治療物理 QA マニュアル (2011)[9] を参照されたい。

a）ウェル形電離箱式線量計の準備

　ウェル形電離箱式線量計は，校正を別々に行い，線源ホルダさえ購入すれば HDR 核種と共用することができる。^{192}Ir 線源と異なり，2009 年度より JRIA が，^{125}I 標準線源の供給及びウェル形電離箱式線量計の校正サービスを開始した。JRIA，又は米国の ADCL で校正を受けたウェル形電離箱式線量計と ^{125}I 個別線源強度計測用線源ホルダを用いる。校正定数は使用する線源モデルによって異なるので，複数の線源モデルを使用する場合には別々に校正を受ける必要がある。線源ホルダやその配置も校正時と同一でなければならない（校正条件は校正証明書に記載されている）。

— 69 —

第 3 章　線源強度計測法

b) 線源強度計測のためのセットアップ

　ウェル形電離箱式線量計を用いた計測をする際には線源の紛失に十分に注意しなければならない。図 3.1(a) に示すように，線源を扱う際には受け皿を用意すべきである。また，被ばくをさけるために，鉛ガラス製の遮蔽板やピンセットを用意すべきである。

c) 電荷の計測

　線源を図 3.1(b) のような線源ホルダに装填し，ウェル形電離箱の奥で止まるまで挿入する。計測の 1 例として 30 秒の積算電荷 M（通常 pC 単位）を計測する場合，基準空気カーマ率 $K_{\delta,R}$ は

$$K_{\delta,K} = N_k \cdot \frac{Rdg}{30} \cdot k_{TP} \cdot k_{pol} \cdot k_s \cdot k_{elec} \tag{3.5}$$

である。ここで N_k は JRIA 又は ADCL で与えられた空気カーマ校正定数 [μGy m² h⁻¹ A⁻¹]，k_{elec} は電位計校正定数で，電離箱と一体で構成されている場合には 1.0 である。Rdg は積算電荷 M の電位計読み値である。k_{TP} は温度気圧補正係数で，式（3.5）で計算される。

＊LDR シードの線源強度計測での最も大きな計測の不確かさ要因はリーク電流である。計測の際，少なくとも数本に 1 回は線源ホルダのみで計測し，その値を計測値から差し引いた値を読み値とすべきである。

＊Capintech 社製のウェル形電離箱（CRC-15BT）は密封型であるので，温度気圧補正を行う必要がない。また，容積も Standard imaging 社製よりも大きいので，計測時間も 10 秒程度で十分な繰り返し精度で計測できる。本線量計は，空気カーマ強度［U］若しくは［mCi 又は μCi］単位で値が直読できる。図 3.1(c) にその計測の様子を示す。

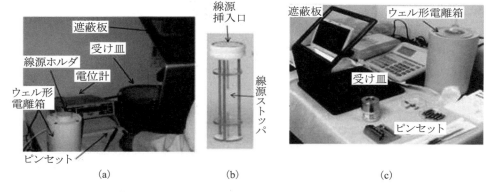

図3.1　代表的なウェル形電離箱線量計による¹²⁵I シード線源強度測定の様子
　　　(a) Standard imaging 社製，(b) ウェル形電離箱の¹²⁵I シード線源個別測定用の線源ホルダ，(c) Capintec 社　CRC-15BT

第3章　線源強度計測法

［注意］LDR 密封小線源の線源強度計測に関する議論

　AAPM のガイドライン TG-64 では「少なくとも 10%，理想的には全数の線源強度計測をしなければならない」と定めている[10]。我が国でも日本放射線腫瘍学会の JASTRO のガイドライン[8] では，「線源強度は投与線量の保証に直結する。線源強度計測による線量保証は各施設の責任で行われなければならない。」とされている。線源強度計測はウェル形電離箱式線量計による1つ1つのシードの計測が最も信頼できる方法であるが，我が国では図 3.2 に示すように滅菌パックでユーザに送付されている線源もあるし，リンクシードなどの装填済みの線源もある。このような場合は計測が困難である。線源強度に関わる大きな医療ミスを防止するために，計測は重要であるが，滅菌パックごと計測する方法やイメージングプレートを用いた方法など，代替的な計測法も報告されている[11,12]。また，余分に 10% 程度の個数を計測用に発注し，系統的なずれがないか計測しておくことも一案である。

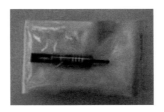

図3.2　滅菌パック中にカートリッジに装填されて供給される ^{125}I シード線源

第 3 章　線源強度計測法

3.2.2　低線量率（LDR）密封小線源の線源強度計測ワークシート

　以下に，ウェル形電離箱式線量計による線源強度計測のシングルシードアッセイのワークシートの例を示す。

1.　線源仕様書

線源モデル　　　＿＿＿＿＿＿＿＿＿＿＿＿＿

校正日　　　　　＿＿＿＿＿＿＿＿＿＿＿＿＿

校正時刻　　　　＿＿＿＿＿＿＿＿＿＿＿＿＿

公称線源強度　　＿＿＿＿＿＿＿＿＿＿＿＿＿

発注個数　　　　＿＿＿＿＿＿＿＿＿＿＿＿＿

2.　電離箱と電位計の校正

電離箱モデル　　　　　　　：＿＿＿＿＿＿＿＿＿＿＿＿＿＿＿　（シリアルナンバー）

電位計モデル　　　　　　　：＿＿＿＿＿＿＿＿＿＿＿＿＿＿＿　（シリアルナンバー）

校正機関　　　　　　　　　：＿＿＿＿＿＿＿＿＿＿＿＿＿＿＿＿

空気カーマ校正定数　　　　：＿＿＿＿＿＿＿＿＿＿＿＿＿＿＿＿

　　　　（単位）　　　　　：＿＿＿＿＿＿＿＿＿＿＿＿＿＿＿＿

校正日　　　　　　　　　　：＿＿＿＿＿＿＿＿＿＿＿＿＿＿＿＿

校正した線源モデル　　　　：＿＿＿＿＿＿＿＿＿＿＿＿＿＿＿＿

校正時に使用した線源ホルダ　：＿＿＿＿＿＿＿＿＿＿＿＿＿＿＿＿

基準気圧 P_0　　　　　　　：＿＿＿＿＿＿＿＿＿＿＿＿＿＿＿＿

基準温度 T_0　　　　　　　：＿＿＿＿＿＿＿＿＿＿＿＿＿＿＿＿

印加電圧 V_1　　　　　　　：＿＿＿＿＿＿＿＿＿＿＿＿＿＿＿＿

極性　　　　　　　　　　　：□　＋　　　　　□　－

極性効果補正　　　　　　　：□　有り　　　　□　無し

□ 電子箱と電位系を一体校正：電位系校正定数 k_{elec}:1.0　　測定レンジ　＿＿＿＿＿＿＿

□ 電子箱と電位系を別校正：電位系校正定数 k_{elec}＿＿＿＿＿＿＿校正日＿＿＿＿＿＿＿

第 3 章　線源強度計測法

3.　計　　測

印加電圧 V_1　　　　　　　　　　　　　：＿＿＿＿＿＿＿＿＿＿＿＿＿＿

極性　　　　　　　　　　　　　：□ ＋　　　　　□ －

計測時間：□ 30 秒　　　　□ 60 秒　　　　□ 120 秒

電位計表示値：　□ pC

（i）温度気圧補正係数　　□ 有　　　　□ 密閉型のためなし

計測時気圧 P_0　　　　　　　　　　：＿＿＿＿＿＿＿＿＿＿＿＿＿＿

計測時温度 T_0　　　　　　　　　　：＿＿＿＿＿＿＿＿＿＿＿＿＿＿

温度気圧補正係数 k_{TP}　　　　　：＿＿＿＿＿＿＿＿＿＿＿＿＿＿

$$* \ k_{TP} = \frac{273.2 + T}{295.2} \cdot \frac{101.33}{P}$$

（ii）極性効果補正係数 k_{pol}

□　　校正時に極性効果が補正された場合

V_1（＋）での表示値：$\bar{M}_{raw}^+ = $＿＿＿＿＿＿　　　V_1（－）での表示値：$\bar{M}_{raw}^- = $＿＿＿＿＿＿

通常印加する極性における V_1 での表示値：$\bar{M}_{raw}$

$$k_{pol} = \frac{\left| \bar{M}_{raw}^+ \right| + \left| \bar{M}_{raw}^- \right|}{2 \left| \bar{M}_{raw} \right|} = $$＿＿＿＿＿＿

□ 校正時に極性効果が補正されなかった場合

（iii）イオン再結合補正係数 k_s

□ イオン再結合補正を行う

印加電圧：V_1（通常電圧）＝＿＿＿＿＿V　　　V_2（V_1/2 以下の電圧）＝＿＿＿＿＿V

V_1 と V_2 での極性効果を補正した表示値：$\bar{M}_{raw}^+ = $＿＿＿＿＿＿　　　$\bar{M}_{raw}^- = $＿＿＿＿＿＿

□ 2 点電圧法による再結合補正

$$k_s = \frac{1}{1 - ax - bx^2} = $$＿＿＿＿＿＿

$$a = \left[\frac{V_1}{V_2} - 1 \right]^{-1} \qquad b = \frac{V_1}{3V_2} \left[\frac{V_1}{V_2} - 1 \right]^{-2} \qquad x = \frac{\bar{M}_{raw}^{V_1}}{\bar{M}_{raw}^{V_2}} - 1$$

□ 2 分の 1 電圧法による Attix の式で補正

第 3 章　線源強度計測法

$$\frac{1}{k_\mathrm{s}} = (4/3) - (\bar{M}_\mathrm{raw}^{V_1}/(3\bar{M}_\mathrm{raw}^{V_2})) = \underline{\hspace{2cm}}$$

□ イオン再結合補正を行わない

（iv）基準空気カーマ率の算出

$$K_{\delta,\mathrm{R}} = N_\mathrm{K}\ (\mu\mathrm{Gy\ m^2 h^{-1}\,A^{-1}}) \cdot \frac{Rdg\ (\mathrm{pC})}{測定時間\ (s)}(\mathrm{pA}) \cdot k_\mathrm{TP} \cdot k_\mathrm{pol} \cdot k_\mathrm{s} \cdot k_\mathrm{elec}$$

又は読み値　_____　cGy h^{-1} at 1m

4. 公称値との比較

（a）公称値の校正日時：　　_____

（b）計測の校正日時：　　_____

（b）-（a）：　　_____

減衰補正後の公称値：_____（MBq）=_____（mCi）=_____（U）

*mCi to U Conversion factor: 1.27 U mCi^{-1}

Seed ID	計測空気カーマ強度（U）	公称値との誤差 %	平均値からの変動
1			
2			
3			
4			
5			
・			
・			
・			
・			
平均			

第3章　線源強度計測法

3.3　ウェル形電離箱式線量計による高線量率（HDR）密封小線源の線源強度計測

3.3.1　線量計の特性

　密封小線源の線源強度計測では，主に有感電離体積が大きく電荷収集効率が高いウェル形電離箱式線量計（以下，ウェル形線量計）を用いる。高線量率 (HDR) 線源は，ファーマ形電離箱式線量計でも線源強度を計測できるが，低線量率 (LDR) 線源は，収集電荷量が非常に少なく，かつ低エネルギー線源は空気による吸収の影響が大きくなるため，計測値の不確かさが大きくなり使用できない。表 3.2 に代表的なウェル形電離箱の特徴を，図 3.3 に我が国で最も多く利用されている Standard Imaging 社製 HDR-1000 Plus の構造を示す。ウェル形電離箱は 2 個の円筒を組み合わせた凹形電離箱であり，電荷を収集する円筒状をなす簿板の内側と外側の空間が有感電離体積となる。凹型構造の中に線源を留置して計測するため 4π 方向に近い計測が可能となり，電荷収集効率が高い。一般にウェル形電離箱の感度は，エネルギー特性があるため，計測する核種毎の空気カーマ校正定数を使用する必要がある。また，同じ核種でも製造メーカや線源モデルにより寸法や構造が異なるため，自施設と同じ線源モデルによる校正で得られた空気カーマ校正定数を使用することが望ましい[8,13]。

　ユーザがウェル形電離箱に設置する線源位置は，二次標準機関 (JRIA) において線量計を校正した時と同じ位置に設置しなければならない。図 3.4 のように，井戸内の深さ方向で電離箱

表3.2　ウェル形電離箱の種類と構造

型式	HDR-1000 Plus[14]	Well-Type Chamber Type 33004[15]	SOURCECHECK 4 pi Type 33005[16]
製造業者	Standard Imaging 社	PTW 社	PTW 社
有効体積	245 cm^3	200 cm^3	116 cm^3
外容器高さ	15.60 cm	19.05 cm	18.0 cm
外容器直径	10.20 cm	9.3 cm（底部：17.8 cm）	9.3 cm（底部：12.7 cm）
最大感度点 （公称値）	底面から 5.0 -5.3 cm	電離箱上面から 8.45 cm下方	電離箱上面から 9.5 cm下方
その他	常用印加電圧：±300V イオン収集効率A_{ion}: 0.9996(^{192}Ir線源) 外壁の材質：アルミニウム 厚さ：2.0 cm / 1.91 cm 底面の厚さ：0.95 cm	最大印加電圧：±500 V	常用印加電圧：±400 V

第3章　線源強度計測法

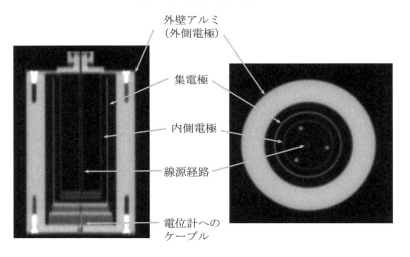

図3.3　ウェル形電離箱 (Standard Imaging 社製　HDR1000 Plus) の構造
　　　　MVCTにより1 mmスライスで撮影した画像.

の感度が異なるため，計測により得られた最大レスポンス位置で計測する。二次標準機関も同様に，計測により最大レスポンス位置を決定しており，線量計底部からの距離として校正証明書に明記されている。HDR 1000 Plusは，線源の送り出し方向の位置が中心から5 mmの範囲内であれば，感度の変化は0.1%である[17]。JRIAによる線量計の校正は，電離箱内の線源を再現良く設置するために線源ホルダを使用する。^{192}Ir 線源の校正は，線源ホルダにマーキングはされないが，電離箱底部から線源停留点までの距離が校正証明書に記載される。

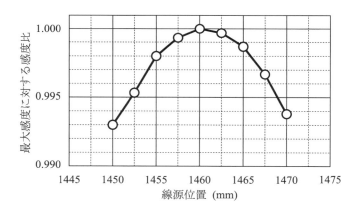

図3.4　HDR-1000 Plus (Standard Imaging社製) の深さ方向の感度比

ウェル形電離箱は，線源のほぼ全周で計測できるため，方向特性は非常に小さいが，校正時と同じ角度で計測することが望ましい。電離箱上面の目印とホルダのある特定の位置を合わせるなどの対応が望まれる（図 3.5）。

第3章　線源強度計測法

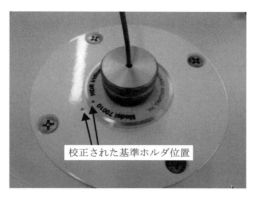

図3.5　ウェル形電離箱のホルダの回転位置を示すポイント
ホルダと線量計の両方に刻印されているため，ホルダの
回転位置を毎回同じ位置に合わせることができる.

また，ウェル形電離箱は長期安定性と計測の再現性が高い特長を持つ。ファーマ形電離箱による線源強度計測と異なり，ファントムや逆サンドイッチ用の治具などを必要としない。ファントムや治具の作成精度などに影響されることが無いため，再現性と不確かさの少ない空気カーマ強度計測が可能となる。

3.3.2　基準空気カーマ率（RAKR）の計測

通常は，線源強度検定書などに記載された線源業者による計測データ（RAKR）と，自施設のウェル形線量計を用いて計測したRAKRを比較する。計測をはじめる前にあらかじめ，ウェル形線量計の計測精度に関する確認項目（再現性，線量直線性，安定性，リークなど）を実施しなければならない（表3.3）。^{192}Ir等の高線量率線源の基準空気カーマ率の計測時には，散乱線の影響を少なくするために，線量計を設置する場所を壁や床などから1m以上離すことが望ましい[4]。図3.5のように，線源をウェル形電離箱の計測位置に再現性よく配置できる線源ホルダを用い，そのホルダにアプリケータを挿入して最大電流値が得られる最大感度位置で計測する。線源から1mの基準空気カーマ率 $\dot{K}_{\delta,R}$ [mGy h^{-1}] は，次式を用いて算出する[4,14]。

$$\dot{K}_{\delta,R} = M \cdot N_K \tag{3.6}$$

$$\dot{M} = (M/t) \cdot k_{TP} \cdot k_s \cdot k_{elec} \tag{3.7}$$

N_K は，線量計の校正により取得した線源・線量計毎に固有の空気カーマ校正定数 [Gy m^2 h^{-1} A^{-1}] である。$\dot{M}$ は単位時間当たりの平均電荷量 [A] であり，温度気圧補正係数 k_{TP}，イオン再結合補正係数 k_s，電位計校正定数 k_{elec} を乗じた値である。電位計と電離箱が一体で校正されていれば k_{elec} は1である。照射時間を計測器ではなく，治療装置で設定する場合は，線源の出し入れによるタイマ端効果を減算しなければならない。その場合，タイマ時間を t で照射した

第3章　線源強度計測法

表3.3　ウェル形線量計の精度に関する確認項目と評価法

項目	評価方法
再現性	同一線源を同時間で出力を5回以上計測し，平均値と標準偏差を求める．平均値は0.3％以内で再現されていること．
直線性	照射時間を変化させ，同一線源の出力を計測する．
安定性	長寿命線源の出力を定期的に計測する．または，1.7項に述べるリニアックによる簡易確認法を行う．
リーク	線源無しの状態で計測する．

ときの線量計の読み値を M_1，タイマを $2\,t$ 時間で照射したときの線量計の読み値を M_2 として，タイマ端効果を除いた計測値 $(M_2 - M_1)/t$ を使用する。照射時間を計測器で設定する場合は，タイマ端効果の補正を要しないが，上記のタイマ端効果を補正した計測値と，計測器で照射時間を設定して得られた計測値に相違が無いことを確認することが望ましい。

3.3.3　温度気圧補正係数；k_{TP}

空気流通形のウェル形電離箱，容積が大きいことと，外壁が厚い金属で覆われているため，電離体積内の空気と室温との温度平衡に時間を要する。室温と差が大きい場合は，6 時間程度を要することが報告されている[4]。気圧 p kPa，温度 t ℃ で計測した時の k_{TP} は次式により求める。基準大気条件は，校正機関が採用した値を用いる。密封形の線量計では有感電離内のガス圧が一定に保たれており，温度特性も小さく，さらに校正定数に温度気圧補正を含んでいるため不要である。

$$k_{\mathrm{TP}} = \frac{273.2 + t}{295.2}\,\frac{101.33}{p} \tag{3.8}$$

線源ホルダには，線源からの崩壊熱を遮断するために発泡ポリエチレンなどの断熱材で被覆されているものがある。断熱材の無いものを使用する場合は，線量計の温度上昇に注意が必要である[7]。

3.3.4　イオン再結合補正係数；k_{s}

k_{s} は電離空洞内で発生した正負のイオンの再結合によるイオン不完全収集を補正するための係数であり，2 点電圧法により求める。線量計に電圧 V_1 を設定して電位計指示値の平均値 M_1 を得る。次に正規電圧 V_1 の半分の電圧 V_2 に設定して電位計指示値の平均値 M_2 を得る。そしてイオン収集効率 f と逆数の関係があるため次式により求める[18]。

— 78 —

第3章　線源強度計測法

$$k_s = \frac{1}{f} = \frac{1}{1 - ax - bx^2} \tag{3.9}$$

ここに，

$$a = \left[\frac{V_1}{V_2} - 1\right]^{-1}$$

$$b = \frac{V_1}{3V_2}\left[\frac{V_1}{V_2} - 1\right]^{-2}$$

$$x = \frac{M_1}{M_2} - 1$$

2分の1電圧法のときには，Attix ら[18] の次式でもよい近似が得られる。

$$\frac{1}{k_s} = f = (4/3) - \left(M_1 / (3M_2)\right) \tag{3.10}$$

3.3.5　極性効果補正係数；k_{pol}

極性効果とは印加電圧の正負によって電位計の表示値が変化することである。どちらか一方の極性で計測する場合には，極性効果補正係数 k_{pol} を次式により算出して表示値の補正を行う[19]。ただし，片極性で線量計が校正されている場合は，極性効果補正係数は不要である。

$$k_{pol} = \frac{\left|M_{raw}^+\right| + \left|M_{raw}^-\right|}{2\left|M_{raw}\right|} \tag{3.11}$$

ここで，$\left|M_{raw}^+\right|$ 及び $\left|M_{raw}^-\right|$ は正及び負の印加電圧での電位計の表示値，$\left|M_{raw}\right|$ は通常使用する極性での電位計の表示値である。また，両極での電離電荷量の絶対値をとり，その平均値を真の電離電荷量として k_{pol} を1としてもよい。

3.3.6　リニアックによるウェル形電離箱の恒常性の確認

日本医学物理学会は，ウェル形電離箱と電位計の校正は2年に1回行うことを推奨する。しかし，保管条件や機械的衝撃により線量計の感度や電位計の出力値が変化することで，値付けされた空気カーマ校正定数が校正時の値から乖離する可能性がある。よって，校正事業者による校正と独立した手法で，定期的に線量計の出力値が変化していないことを確認することが望ましい。本節では，外部放射線治療装置（以下，外照射装置）による校正定数の機能確認の方法について述べるが，^{137}Cs など長半減期線源による方法もある[3]。外照射装置によるウェル形電離箱の簡易確認法の配置例を図3.6に示す[3,4]。線源ホルダを外したウェル形電離箱の線源挿入口のある面と，外照射装置の線源表面間距離 (SSD) を 100 cm とする。照射野は，電離箱

第 3 章　線源強度計測法

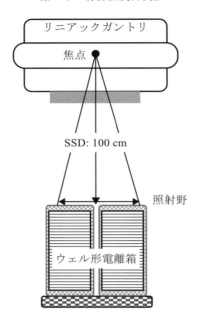

図3.6　リニアックによるウェル形線量計の感度を確認する場合の配置図
線源ホルダは外した状態で計測する[3,4].

を十分にカバーできるように，20 × 20 cm^2 に広げる。得られた読み値に温度気圧補正係数を乗じて指示値とする。単一の外照射装置を用いて計測条件を毎回の計測で統一して，かつ SSD を 2 mm の精度で設定できれば，合成標準不確かさは 0.9% 程度と報告されている[20]。よって，ウェル形電離箱の計測値の経時的なバラツキは，2% 程度を許容水準（Tolerance Level）として管理できると考えられる。このような機能確認は，校正そのものではないが，機器の性能が校正後継続的に維持され，校正がまだ有効であることを，日常の運用で通常要求される信頼性を確保しつつ検証するのに簡便かつ有効な方法である。

3.3.7　ウェル形電離箱式線量計による HDR 線源の線源強度導出手順

(1) 開放型のウェル形電離箱を用いる場合は，室温と平衡になるのに時間を要するため，あらかじめ HDR 治療室に設置する。
(2) ウェル形電離箱の最大感度点を探索する。
(3) 2 点電圧法によりイオン再結合補正係数を計測する。
(4) HDR 治療室の温度と気圧を計測して，温度気圧補正係数を得る。
(5) ウェル形電離箱の最大感度点に線源を 1 - 2 分程度停留させて，電離量で表示された読み値を得る。
(6) タイマ端効果の影響を補正した，読み値に温度気圧補正係数やイオン再結合補正係数，

第3章　線源強度計測法

　　必要に応じて電位計補正係数を乗じて，計測値を得る。

（7）計測値に空気カーマ校正定数を乗じて，基準空気カーマ率を得る。

第3章　線源強度計測法

3.3.8　ウェル形線量計による HDR 線源の線源強度計測ワークシート

　以下は，ウェル形電離箱式線量計による RAKR を計測するワークシートの例を示す。線源
納入時を想定して，ベンダーによる線源仕様書と施設で計測した RAKR を比較する。

1.　密封小線源治療装置と線源仕様書

密封小線源治療装置　　：＿＿＿＿＿＿＿＿＿　　線源モデル　　：＿＿＿＿＿＿＿＿＿＿

線源番号　　　　　　　：＿＿＿＿＿＿＿＿＿

線源強度　　　　　　　：＿＿＿＿＿＿＿＿＿　　□ cGy h^{-1} at 1 m

　　　　　　　　　　　　　　　　　　　　　　□ mGy h^{-1} at 1 m

　　　　　　　　　　　　　　　　　　　　　　□ その他（＿＿＿＿＿＿）

　　　　　　校正日　　　：＿＿＿＿＿＿＿＿＿

　　　　　　校正時刻　　：＿＿＿＿＿＿＿＿＿　　□日本標準時

　　　　　　　　　　　　　　　　　　　　　　　□欧州標準時

　　　　　　　　　　　　　　　　　　　　　　　　（日本時間に換算：＿＿＿＿時間）

　　　　　　移送チューブ　：＿＿＿＿＿＿＿＿＿

2.　電離箱と電位計の校正

電離箱モデル　　　　　：＿＿＿＿＿＿＿　　シリアル番号　：＿＿＿＿＿＿＿＿

電位計モデル　　　　　：＿＿＿＿＿＿＿　　シリアル番号　：＿＿＿＿＿＿＿＿

校正を受けた機関　　　：＿＿＿＿＿＿＿

空気カーマ校正定数 N_K　：＿＿＿＿＿＿＿　　□ Gy h^{-1}A^{-1} at 1 m

　　　　　　　　　　　　　　　　　　　　□ その他（＿＿＿＿＿＿）

校正日　　　　　　　　：＿＿＿＿＿＿＿＿

校正した線源モデル　　：＿＿＿＿＿＿＿＿

校正時線源停留位置　　：＿＿＿＿＿＿＿＿

基準気圧 P_0　　　　　：＿＿＿＿＿＿＿＿＿　　基準温度 T_0　：＿＿＿＿＿＿＿

印加電圧 V_1　　　　　：＿＿＿＿＿＿＿＿＿　　極性：□ ＋　　　　□ －

極性効果補正　　　　　：□ 有り　　　　□ 無し

□ 電離箱と電位計を一体で校正：電位計校正定数 k_elec：1.0　測定レンジ：＿＿＿＿＿＿

□ 電離箱と電位計を個別に校正：k_elec：＿＿＿＿＿＿　　校正日：＿＿＿＿＿＿＿＿

－82－

第3章　線源強度計測法

3. 最大レスポンス位置の決定

印加電圧 V_1 ：_____　極性　　　　：□ ＋　　　　□ －

測定レンジ　　：_____

線源停留時間　：_____　表示値　　：□ nC　　　□ Rdg

線源停留位置 mm

_____mm　_____mm　_____mm　_____mm　_____mm　_____mm

読み値　nC / Rdg

最大レスポンス点：_____ mm

4. 線量計表示値及び補正係数

印加電圧 V_1 ：_____　極性　　　　：□ ＋　　　　□ －

測定レンジ　　：_____

線源停留時間　：_____　表示値　　：□ nC　　　□ Rdg

（i）温度気圧補正係数　k_{TP}

気圧 P ：_____ kPa　温度 T ：_____ ℃　相対温度 ：_____%

$$k_{TP} = \frac{273.2+T}{273.2+T_0} \cdot \frac{P_0}{P} = \frac{273.2+T}{273.2+22.0} \cdot \frac{101.33}{P} = \underline{\hspace{2cm}}$$

（ii）極性効果補正係数　k_{pol}

□ 校正時に極性効果が補正された場合

V_1（＋）での表示値：$\bar{M}_{raw}^{+} = \underline{\hspace{2cm}}$　　V_1（－）での表示値：$\bar{M}_{raw}^{-} = \underline{\hspace{2cm}}$

通常印加する極性における V_1 での表示値 $\bar{M}_{raw}$

$$k_{pol} = \frac{\left|\bar{M}_{raw}^{+}\right| + \left|\bar{M}_{raw}^{-}\right|}{2\left|\bar{M}_{raw}\right|} = \underline{\hspace{2cm}}$$

☑ 校正時に極性効果が補正されなかった場合

（iii）イオン再結合補正係数 k_s

☑ イオン再結合補正を行う

印加電圧 V_1（通常電圧）＝_____ V　　V_2（V_1/2 以下の電圧）＝_____ V

V_1 と V_2 での極性効果を補正した表示値：$\bar{M}_{raw}^{V_1} = \underline{\hspace{2cm}}$　　$\bar{M}_{raw}^{V_2} = \underline{\hspace{2cm}}$

□ 2 点電圧法による再結合補正

$$k_s = \frac{1}{1-ax-bx^2} = \underline{\hspace{2cm}}$$

第3章　線源強度計測法

$$a = \left[\frac{V_1}{V_2} - 1 \right]^{-1} \qquad b = \frac{V_1}{3V_2}\left[\frac{V_1}{V_2} - 1 \right]^{-2} \qquad x = \frac{\bar{M}_{\mathrm{raw}}^{V_1}}{\bar{M}_{\mathrm{raw}}^{V_2}} - 1$$

□ 2分の1電圧法による Attix の式での補正

$$\frac{1}{k_\mathrm{s}} = (4/3) - (\bar{M}_{\mathrm{raw}}^{V_1} / (3\bar{M}_{\mathrm{raw}}^{V_2})) = \underline{\hspace{3cm}}$$

□ イオン再結合補正を行わない

(iv) タイマ端効果を補正した電離箱表示値 $\bar{M}_{\mathrm{raw}}$

停留時間：$t_1 =$（＿＿＿＿＿秒）当たりの表示値：　　$\bar{M}_{t_1} = \underline{\hspace{2.5cm}}$

停留時間を t_1 の2倍：t_2（＿＿＿＿＿秒）当たりの表示値：$\bar{M}_{t_2} = \underline{\hspace{2.5cm}}$

タイマ端効果を補正した電離箱表示値：$\bar{M}_{\mathrm{raw}} = \bar{M}_{t_2} - \bar{M}_{t_1} = \underline{\hspace{1.5cm}}$　　□ nC　　　□ *Rdg*

(v) 必要な補正を施した電圧 V_1 における表示値 M_Q

$$M_\mathrm{Q} = \bar{M}_{\mathrm{raw}} \cdot k_{\mathrm{TP}} \cdot k_{\mathrm{elec}} \cdot k_{\mathrm{pol}} \cdot k_\mathrm{s} = \underline{\hspace{2.5cm}}$$　　□ nC　　　□ *Rdg*

空気カーマ校正定数（単位：＿＿＿＿＿＿＿＿＿）を適応するための単位変換

60秒当たりの電荷量 nC から電流量 A（$= \mathrm{C\ s^{-1}}$）に変換

$$M_\mathrm{Q} = \underline{\hspace{2.5cm}} \ \mathrm{A}$$

5. 基準カーマ率 $K_{\delta,\mathrm{R}}$ の算出と線源仕様書との比較

$\dot{K}_{\delta,\mathrm{R}} = M_\mathrm{Q} \cdot N_{K_\mathrm{R}} = \underline{\hspace{2.5cm}}$　　□ cGy h^{-1} at 1 m　□ mGy h^{-1} at 1 m　□ その他（＿＿＿＿＿）

計測日　　　：　　　　　　　　校正時刻　　：

線源半減期　：　　　　　　　　経過日数　　：

基準空気カーマ率

　　線源仕様書　：＿＿＿＿＿　□ cGy h^{-1} at 1 m　□ mGy h^{-1} at 1 m　□ その他（＿＿＿＿＿）

　　計測値　　　：＿＿＿＿＿

　　差（計測値－線源仕様書）　：＿＿＿＿＿＿＿＿＿＿

第 3 章　線源強度計測法

例題　ウェル形線量計による HDR 線源の線源強度計測ワークシート

　以下は，ウェル形電離箱式線量計による基準空気カーマ率を計測するワークシートの例を示す。線源納入時を想定して，ベンダーによる線源仕様書と施設で計測した基準空気カーマ率を比較する。

1.　密封小線源治療装置と線源仕様書

　密封小線源治療装置名　：<u>マイクロセレクトロン HDR</u>

　線源モデル　　　　　：<u>MICROSELECTORON V2r</u>

　線源番号　　　　　　：<u>36G1718</u>

　線源強度　　　　　　：　<u>51.45</u>　　　　□ cGy h^{-1} at 1 m

　　　　　　　　　　　　　　　　　　　　☑ mGy h^{-1} at 1 m

　　　　　　　　　　　　　　　　　　　　□ その他　(_____)

　校正日　　　　　　　：<u>2016 年 8 月 16 日</u>

　校正時刻　　　　　　：　<u>16:00</u>　　　　□ 日本標準時

　　　　　　　　　　　　　　　　　　　　☑ 欧州応酬標準時

　　　　　　　　　　　　　　　　　　　（日本時間に換算：　<u>＋ 8</u>　時間）

　移送チューブ　　　　：　<u>婦人科用移送チューブ</u>

　Mallinckrdt Medical B.V. で製造された線源の仕様書に記載される校正時刻は，日本標準時（Japan Standard Time; JST）でなく，中央ヨーロッパ時刻（Central European Time; CET）で記載される。

2.　電離箱と電位計の校正

　電離箱モデル　　　　：　<u>HDR-1000 plus</u>　　　シリアル番号　：　<u>A13163</u>

　電位計モデル　　　　：　<u>MAX-4000</u>　　　　　シリアル番号　：　<u>F131683</u>

　校正を受けた機関　　：<u>日本アイソトープ協会</u>

　空気カーマ校正定数 N_k　：　<u>－ 4.688 × 10^5</u>　　☑ Gy h^{-1} A^{-1} at 1 m

　　　　　　　　　　　　　　　　　　　　□ その他　(_____)

　校正日　　　　　　　：<u>2016 年 2 月 21 日</u>

　校正した線源モデル　：　<u>MICROSELECTORON V2</u>

　校正時線源停留位置　：　<u>電離箱底部より 51 mm</u>

　基準気圧 P_0　　　　：　<u>101.33 kPa</u>　　　　　基準温度 T_0　：　<u>22 ℃</u>

—85—

第 3 章　線源強度計測法

印加電圧 V_1　　　　　　　　　 :　　300 V　　　　　　極性 :　☑ ＋　　　　　□ －

極性効果補正　　　　　　 :□ 有り　　　　☑ 無し

☑ 電離箱と電位計を一体で校正 : 電位計校正定数 k_{elec} : 1.0　 測定レンジ :　Charge High

□ 電離箱と電位計を個別に校正 : k_{elec} :＿＿＿＿＿＿　　　校正日 :＿＿＿＿＿＿

適切な校正機関（我が国では，JRIA が利用できる。）で校正された空気カーマ校正定数 N_k を使用する。JRIA による校正定数は，ICRU 72 レポートに規定された真空中の線源から距離 1 m（線源軸から垂直方向）における空気カーマ率 Γ_δ (δ > 5 keV) に対する値とされる。ユーザが線量計と電位計をセットで校正を依頼した場合，電位計校正定数 k_{elec} は 1.0 である。線量計と電位計を別々に校正した場合は，電位計に与えられた k_{elec} を用いる。

3. 最大レスポンス位置の決定

印加電圧 V_1　　　　　　 :　　　300 V　　　　極性　　 :☑ ＋　　　　□ －

測定レンジ　　　　　　 :　Chrage High

線源停留時間　　　　　 :　　10 秒　　　　表示値　　 :☑ nC　　　　□ *Rdg*

線源停留位置 mm

	1330 mm	1327.5 mm	1325 mm	1322.5 mm	1320 mm	1317.5 mm
読み値　nC / rdg	－ 88.07	－ 88.28	－ 88.43	－ 88.50	－ 88.43	－ 88.29
最大レスポンス点　:　1322.5 mm						

ウェル形電離箱は，室温との平衡に数時間を要することがあるため，事前に小線源治療室に設置しておくと良い。

本例題の Standard Imaging 社製 HDR 1000-Plus 電離箱は，計測により決定した最大レスポンス点で計測を行う校正機関と，計測は行わずに線量計底面から一定の距離で計測する校正機関がある。後者は，線量計の個体差が少ないことと，線源停留位置が 5 mm の範囲内であれば電離箱のレスポンスは 0.5 % のみの相違しないためである。いずれにせよユーザによる計測は，最大レスポンス点で計測することが望ましい。

4. 線量計表示値及び補正係数

印加電圧 V_1　　　　　　 :　　　300 V　　　　極性　　 :☑ ＋　　　　□ －

測定レンジ　　　　　　 :　Chrage High

線源停留時間　　　　　 :　　60 秒　　　　表示値　　 :☑ nC　　　　□ *Rdg*

(i)　温度気圧補正係数 k_{TP}

— 86 —

第3章　線源強度計測法

気圧 P ：　__100.38__　kPa　　温度 T：　__23.0__　℃　　相対湿度：　__43__　%

$$k_{TP} = \frac{273.2 + T}{273.2 + T_0} \cdot \frac{P_0}{P} = \frac{273.2 + T}{273.2 + 22.0} \cdot \frac{101.33}{P} = \underline{\quad 1.013 \quad}$$

(ii)　極性効果補正係数 k_{pol}

　　□ 校正時に極性効果が補正された場合

　　V_1（＋）での表示値：$\bar{M}_{raw}^+ = $ _____　　V_1（－）での表示値：$\bar{M}_{raw}^- = $ _____

　　通常印加する極性における V_1 での表示値：$\bar{M}_{raw}^-$

$$k_{pol} = \frac{\left|\bar{M}_{raw}^+\right| + \left|\bar{M}_{raw}^-\right|}{2\left|\bar{M}_{raw}\right|} = \underline{\qquad\qquad}$$

　　☑ 校正時に極性効果が補正されなかった場合

(iii)　イオン再結合補正係数 k_s

　　☑ イオン再結合補正を行う

　　　印加電圧 V_1（通常電圧）＝__300__V　　　　V_2（V_1/2 以下の電圧）＝__150__V

　　　V_1 と V_2 での極性効果を補正した表示値：$\bar{M}_{raw}^{V_1} = $ __－5395.5__　　　$\bar{M}_{raw}^{V_2} = $ __－5389.8__

　　　□ 2 点間電圧法による再結合補正

$$k_s = \frac{1}{1 - ax - bx^2} = \underline{\qquad\qquad\qquad}$$

$$a = \left[\frac{V_1}{V_2} - 1\right]^{-1} \qquad b = \frac{V_1}{3V_2}\left[\frac{V_1}{V_2} - 1\right]^{-2} \qquad x = \frac{\bar{M}_{raw}^{V_1}}{\bar{M}_{raw}^{V_2}} - 1$$

　　　☑ 2 分の 1 電圧法による Attix の式で補正

$$\frac{1}{k_s} = (4/3) - (\bar{M}_{raw}^{V_1}/(3\bar{M}_{raw}^{V_2})) = \underline{\quad 1.000 \quad}$$

$$k_s = \underline{\quad 1.000 \quad}$$

　　□ イオン再結合補正を行わない

(iv)　タイマ端効果を補正した電離箱表示値 $\bar{M}_{raw}$

　　停留時間：$t_1 = $ __60__ 秒当たりの表示値 $\bar{M}_{t_1} = $ __－5395.5__

　　停留時間を t_1 の 2 倍：t_2（__120__ 秒）当たりの表示値：$\bar{M}_{t_2} = $ __－10719.2__

　　タイマ端効果を補正した電離箱表示値：$\bar{M}_{raw} = \bar{M}_{t_2} - \bar{M}_{t_1} = $ __－5323.7__　☑ nC　　□ Rdg

(v)　必要な補正を施した電圧 V_1 における表示値 M_Q

$$M_Q = \bar{M}_{raw} \cdot k_{TP} \cdot k_{elec} \cdot k_{pol} \cdot k_s = \underline{\quad －5391 \quad} \quad ☑ nC \quad □ Rdg$$

　　空気カーマ校正定数（単位：__Gy h^{-1} A^{-1}__）を適応するための単位変換

　　60 秒当たりの電荷量 nC から電流量 A（＝C s^{-1}）に変換

— 87 —

第3章　線源強度計測法

$$M_Q = \underline{\quad -8.985 \times 10^{-8} \quad} \text{ A}$$

　本例題の校正機関である JRIA においては，校正証明書に記載されているように温度 22 ℃，気圧 101.33 kPa を基準条件としている。2 次校正機関で，片極性のみで校正定数が付与されている場合は，極性効果補正係数 k_{pol} は不要である。イオン再結合補正係数 k_s は，密封小線源からの γ 線が連続放射線であるため 1.0 に近い値となる。1% を超えるような補正を要する場合は，線源停留位置のずれ，温度の急激な変化及び電離箱や電位計の不具合など，他の要因で表示値が変化している可能性がある。

　線源停留時間 t_1 は，ウェル形線量計の表示精度が有効に利用できるような値に設定する。線源送り出しと引き戻し時に生ずる電離量を除く（タイマ端効果補正）ため，停留時間 t_1 による表示値 $\bar{M}_{t_1}$ を 2 倍の時間 t_2 計測した表示値から減算 $\bar{M}_{t_2}$ した値を電離箱表示値 $\bar{M}_{raw}$ とする。

5. 基準空気カーマ率 $\dot{K}_{\delta,R}$ の算出と線源仕様書との比較

　$\dot{K}_{\delta,R} = M_Q \cdot N_K = \underline{\text{42.12}}$　□ cGy h^{-1} at 1 m　☑ mGy h^{-1} at 1 m　□ その他（_____）

　計測日　　　：＿＿2016 年 9 月 17 日＿＿　　校正時間　　　：＿＿13：30＿＿

　線源半減期　：＿＿73.829 日＿＿　　　　　経過日数　　　：＿＿21.563 日＿＿

　基準空気カーマ率

　　線源仕様書　：＿＿42.02＿＿　□ cGy h^{-1} at 1 m　☑ mGy h^{-1} at 1 m　□ その他（_____）

　　計測値　　　：＿＿42.12＿＿

　差（計測値－線源仕様書）：＿＿＋0.2%＿＿

　ウェル形電離箱式線量計による計測値と線源仕様書との差は，多くの場合 2% の範囲内となる。3.0% を超える乖離を示す場合は，線源供給業者に連絡して原因追求を行うことが望ましい。

3.4　固体ファントムを用いたファーマ形電離箱式線量計による高線量率（HDR）密封小線源の線源強度計測

3.4.1　固体ファントム（PMMA ファントム）

　小線源の線源強度計測において線源-検出器間距離を一定に保てること，また計測時の設置が容易であることから固体ファントムによる線源強度計測は簡便かつ，有用であるといえる。古くから計測に用いられてきた固体ファントムとしては，クリーガファントム(Krieger phantom)[21]があり，E&Z BEBIG 社の MultiSource® などに標準装備されている。クリーガファントムは直径 20 cm，高さ 12 cm の PMMA(polymethyl methacrylate) 製の円柱ファントムで，円柱中心とその周囲 4 方向に対して 8 cm の距離に直径 2 cm 程の穿孔が施してある。（図 3.7）

　これらの穿孔部分にはアプリケータや各種の空洞電離箱，半導体検出器などを挿入できる同一サイズのケースが付属しており，計測時には中心部分に線源を配置するアプリケータを挿入することになる。

　第一停留点に線源を設定することでファントム中心に線源が配置され，周囲 4 方向の任意の位置に線量計を配置して計測を行うこととなる。この時，ファントム内で線源中心と同じ高さに線量計の幾何中心が収まるように設計されている[22]。

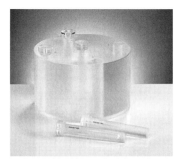

図3.7　クリーガファントム

3.4.2　固体ファントムの特性

　固体ファントムによる線源強度計測では，ファントムによる吸収と散乱による減弱を見積もらなければならない。このファントム係数 (k_{ph}) はクリーガファントムの場合，購入したメーカから与えられている。しかし工業製品とはいえ，その密度は必ずしも均一とはいえない。公称値から大きく異なることは無いがファントムの個体差は必ずしも否定できないため，線源強度計測の結果が 3.0% 以上異なる様であれば再検討する必要がある[23]。明らかに線源強度計測結果が異なる場合，まずは CT 等でファントムを撮影してファントム内部の均一性を確認することになる。ファントム係数は空気中に対するクリーガファントムの吸収係数比として得られるため，空中サンドイッチ法などによる計測値と比較してファントム係数を確認する。

　僅かな距離の違いで大きく計測値が変化する密封小線源の計測においては，正確な線源-検出器間隔は非常に重要となる。いずれのファントムを使用するにせよ，正確な距離を再現できるファントムの使用を推奨する。なお，固体ファントムを用いた LDR 線源の線源強度計測で

第 3 章　線源強度計測法

は，線量計の指示値が小さくなるため適さない。

3.4.3　計測時の注意点

　計測時には周囲の散乱体に注意する必要がある。床の上に直接ファントムを配置するのではなく，発泡スチロールなどの散乱の影響が少ない台座等の上に設置し，壁などの周囲の散乱体から 1 m 以上離して計測する必要がある。

　ファントムに 4 方向の穿孔が施されているのは，線源出力の等方性を確認するためでもある。ファーマ形電離箱を配置する場合には，線量計の方向依存をキャンセルするためにも常に同一方向を線源側に向ける様にして，4 方向から複数回の計測を行うことが推奨される。また半導体線量計などの校正においても，同様に各方向から行うことが必要である。

　ファントムは 380 cm³ 程の体積を持つため，その表面と内部では温度が異なる場合がある。室温と平衡状態にするためファントム設置後には一定の時間を置き，温度計をファントム内に挿入した状態で計測した値を用いて温度気圧補正を行う。

3.4.4　線源強度計算

　計測には照射線量，水吸収線量又は空気カーマによって校正値の与えられたファーマ形電離箱を使用することになる。線量計の読み値から単位時間当たりの基準空気カーマ率は以下の式により求めることができる。

$$\dot{K}_{\delta,\mathrm{R}} = \dot{M} \cdot k_{\mathrm{s}} \cdot k_{\mathrm{tp}} \cdot (60/t) \cdot k_{\mathrm{ph}} \cdot k_{\mathrm{ap}} \cdot N_{\mathrm{C}} \cdot \left(1/(1-g)\right) \cdot \left(W_{\mathrm{air}}/e\right) \cdot \left(d/d_{\mathrm{ref}}\right)^2 \tag{3.12}$$

$\dot{K}_{\delta,\mathrm{R}}$ ：基準空気カーマ率

$\dot{M}$ ：タイマ端効果を排除した照射時間 t (min) における線量計の読み値

k_{s} ：イオン再結合補正係数

k_{TP} ：温度気圧補正係数

t ：照射時間 (min)

k_{ph} ：ファントム係数

k_{ap} ：アプリケータの吸収補正係数

N_{C} ：コバルト校正定数

g ：制動放射で失う 2 次電子のエネルギーの割合

W_{air}/e ：空気中で 1 イオン対を生成するのに必要とするエネルギー

d ：計測距離

d_{ref} ：基準距離

実際の密閉小線源の強度出力計算においては，以下の次の手順を踏むことになる。（図 3.8）

第3章　線源強度計測法

(1) タイマ端効果を補正した状態で t 時間（min）の照射における電離量を得る。

　　（例では1分間における電離量で求めている。単位はnC）

(2) 温度気圧補正，イオン再結合補正を乗じて，補正済の計測値を得る。（k_s=1.000 としている）

(3) 1時間当たりの出力にするため，計測時間 60/t を乗じる。

(4) ファントム内で得られた電離量を，ファントム係数 (k_{ph}) を乗じて空中における電離量に変換する。

　　また計測時には金属アプリケータを使用してファントムに挿入することになるので，金属アプリケータの透過率に対する出力補正としてアプリケータの吸収補正係数 (k_{ap}) を乗じる。

(5) ファーマ形電離箱式線量計のコバルト校正定数 (N_C) を乗じて空中における電離量を求める。

(6) 線量計幾何中心と線源中心は8 cmの距離にあり，距離の逆2乗で補正値 (0.0064) を乗じる。これにより線源から1 m離れた位置における空中の電離量に変換する。

(7) 電離量はイオン対数のため，W_{air} 値（33.97 eV）を乗じて吸収線量（J kg^{-1}）に変換する。また空中で生じる2次電子は放射損失などでエネルギーを失うことになる。このエネルギー損失 (g) であるが，非常に小さな値（^{60}Co は 0.003，^{137}Cs と ^{192}Ir では 0.001）であるため，1.0 としている。10^{-3} は "mGy" にする桁合わせとなっている。以上の手順により，計測した電離量を基に線源強度（基準空気カーマ率）を算出することができる。

$$
\begin{aligned}
(1) \quad &= (2 \cdot 2.0583 - 2.0983) / 2 \cdot 1 \\
(2) \quad &= 1.0092 \cdot 1.0088 \cdot 1.0000 \\
(3) \quad &= 1.0181 \cdot 60 \\
(4) \quad &= 61.0849 \cdot 1.233 \cdot 1.0101 \\
(5) \quad &= 74.5645 \cdot 1.44\text{E-}3 \\
(6) \quad &= 107.3729 \cdot 0.0064 \cdot \text{E-}3 \\
(7) \quad &= 0.68712 \cdot 33.97 \cdot 1.0 \cdot \text{E-}3 \quad = 23.344 \quad (\text{mGy m}^2\,\text{h}^{-1})
\end{aligned}
$$

図3.8　線源強度（基準空気カーマ率）の計算例

3.4.5　N_C と $N_{D,w}$

　線源強度計測で注意しなければならないのは，ファントム補正係数を考慮することで，空中での計測に置き換えて行われている点である。従来の小線源線源強度計測は空中サンドイッチ法など，媒質を介さない状態で行われる方法であった。我が国の標準計測法86，01では，共にファーマ形線量計の校正値には N_C が与えられていた[19,24]。しかし標準計測法12[25] が定められた現在，$N_{D,w}$（水吸収線量校正定数）が与えられるようになり今後の N_C の提供は，不透

第 3 章　線源強度計測法

明である。（前項の計算式（3.12）において，^{192}Ir 線源との線質の違いによる電離箱の応答特性は割愛している。N_C はコバルト線源により与えられた係数のため，^{192}Ir による線量計測時には不確かさが残る。）

　この対策としては計測に使用するファーマ形電離箱式線量計の標準計測法 01[19] で採用されていた校正定数比 $k_{D,x}$ で，校正により与えられた $N_{D,w}$ を除して計算で求める方法があげられる。しかしこの方法はファーマ形電離箱の個体差を除外することを可能とした標準計測法 12 の利点を無視して，不確かさを大きくすることとなり，時代に逆行する手順であるともいえる。

　二つ目の方法としては，線量計校正時に従来どおりの N_C 提供を医用原子力技術研究振興財団（ANTM）に求めることである。現在のところ，この方法が最も不確かさを排除した手段となる。しかし，この方法は空中計測を追加で行うことになるため，別途費用が発生する。ユーザの要望がある程度揃えば実施するというのが現状であり，今後は提供が難しくなることも予想されている。

　海外では ^{60}Co の線質に対応したウェル形電離箱が存在し，また ^{192}Ir 用のウェル形電離箱でも代用計測は可能であるが，いずれも ^{60}Co 密封小線源に対するトレーサビリティは確立しておらず校正値を得る手段が存在しない。これに対して，ファーマ形電離箱式線量計は外部放射線治療装置の線源強度計測における標準線量計であり，大多数の施設で保有される一般的な線量計である。また同一線源である ^{60}Co によって校正されることから線質の違いを意識しないで済むという利点もあり，不確かさを低減する意味でもファーマ形電離箱式線量計を用いた線源強度計測の意義は大きい。

　^{60}Co 密封小線源の線源強度計測においては，ファーマ形電離箱式線量計を使用せざるをえないのが実情でもあり，基準空気カーマ率を求める限り N_C の必要性が変わることはない。N_C は今後も必要な値であるため，定期的な対応は不可能でも，随時提供を受けられる様な体制の維持を ANTM には求めたい。

　最後の手段としては，$N_{D,w}$ をそのまま線源強度計測計算に適応することである。このためには，空中計測に変換することなく水媒質の中で計測を行って出力を求める必要がある。つまり空中サンドイッチ法と同様に水中サンドイッチ計測用のファントム等が必要となる。この手法については，次節 3.5 を参照されたい。

第3章　線源強度計測法

3.4.6　固体ファントムを用いたファーマ形電離箱式線量計による HDR 線源の線源強度計測ワークシート

　以下は，固体ファントムとファーマ形電離箱式線量計を用いた基準空気カーマ率を計測するワークシートの例を示す。線源納入時を想定して，ベンダーによる線源仕様書と施設で計測した基準空気カーマ率を比較する。

1. 小線源治療装置と線源仕様書

装置名称　　　　 : ＿＿＿＿＿＿＿＿　　線源モデル : ＿＿＿＿＿＿＿＿

線源番号　　　　 : ＿＿＿＿＿＿＿＿

線源強度　　　　 : ＿＿＿＿＿＿＿＿　　□　cGy h^{-1} at 1 m

　　　　　　　　　　　　　　　　　　　　□　mGy h^{-1} at 1 m

　　　　　　　　　　　　　　　　　　　　□　その他（　　　）

校正日　　　 : ＿＿＿＿＿＿＿＿　校正時刻　 : ＿＿＿＿＿＿＿＿

　　□　日本標準時　　□　欧州標準時（日本時間に換算 : ＿＿＿＿時間）

2. 電離箱と電位計の校正

電離箱モデル　　 : ＿＿＿＿＿＿＿＿　　シリアル番号 : ＿＿＿＿＿＿＿＿

電位系モデル　　 : ＿＿＿＿＿＿＿＿　　シリアル番号 : ＿＿＿＿＿＿＿＿

校正を受けた機関 : ＿＿＿＿＿＿＿＿　　校正日　　　 : ＿＿＿＿＿＿＿＿

使用する校正定数 : ＿＿＿＿＿＿＿＿ C kg^{-1} nC^{-1}

　　□ N_{C} 使用

　　□ $N_{\mathrm{D,w}}$ 使用　 : ＿＿＿＿＿＿＿＿ Gy nC^{-1} 電離箱の $k_{\mathrm{D,x}}$: ＿＿＿＿＿＿＿＿

校正時線源停留位置 : ＿＿＿＿＿＿＿＿

基準気圧 P_0　　 : ＿＿＿＿＿＿＿＿　　基準温度 T_0 : ＿＿＿＿＿＿＿＿

印加電圧 V_1　　 : ＿＿＿＿＿＿＿＿　　極性　　　　□ ＋　□ －

極性効果補正　　　 : 　□　有り　　　□　無し

　　□　電離箱と電位計を一体で校正 : 電位計校正定数 k_{elec} : 1.0 測定レンジ : ＿＿＿＿＿＿

　　□　電離箱と電位計を個別に校正 : k_{elec} : ＿＿＿＿＿＿　　校正日 : ＿＿＿＿＿＿

3. 固体ファントムによる線源強度の算出

固体ファントムの名称 : ＿＿＿＿＿＿＿　　ファントム係数 : k_{ph} = ＿＿＿＿＿＿＿

—93—

第 3 章　線源強度計測法

線源 - 電離箱間距離　　:　_____ cm　　距離の逆 2 乗補正値 : $(d/d_{\mathrm{ref}})^2 =$ _____

使用アプリケータの名称 : _____　アプリケータ吸収補正係数 : $k_{\mathrm{ap}} =$ _____

4. 線量計表示値及び補正係数

(1) 温度気圧補正係数 k_{TP}

気圧 P : _____ hPa　温度 T : _____ ℃

$$k_{\mathrm{TP}} = \frac{273.2 + T}{273.2 + T_0} \cdot \frac{P_0}{P} = \frac{273.2 + T}{273.2 + 22.0} \cdot \frac{101.33}{P} = \underline{\hspace{3cm}}$$

(2) 極性効果補正係数 k_{pol}

　　□　校正時に極性効果を補正する場合

$V_1(+)$ での表示値 : $\bar{M}_{\mathrm{raw}}^{+} =$ _____　$V_1(-)$ での表示値 : $\bar{M}_{\mathrm{raw}}^{-} =$ _____

通常印加する極性における V_1 での表示値 : $\bar{M}_{\mathrm{raw}}$

$$k_{\mathrm{pol}} = \frac{\left|\bar{M}_{\mathrm{raw}}^{+}\right| + \left|\bar{M}_{\mathrm{raw}}^{-}\right|}{2\left|\bar{M}_{\mathrm{raw}}\right|} = \underline{\hspace{3cm}}$$

　　□　校正時に極性効果を補正しない場合　k_{pol} ＝ 1.000

(3) イオン再結合補正係数　k_{s}

　　□　イオン再結合補正を行う

　　　印加電圧 V_1 (通常電圧) ＝ _____　$V_2(V_1 / 2$ 以下の電圧) ＝ _____

　　　V_1 と V_2 の極性効果を補正した表示値 : $\bar{M}_{\mathrm{raw}}^{V_1} =$ _____　$\bar{M}_{\mathrm{raw}}^{V_2} =$ _____

　　□　2 点電圧法による再結合補正

$$k_{\mathrm{s}} = \frac{1}{1 - ax - bx^2} = \underline{\hspace{2cm}} \quad a = \left[\frac{V_1}{V_2} - 1\right]^{-1} \quad a = \frac{V_1}{3V_2}\left[\frac{V_1}{V_2} - 1\right]^{-2} \quad x = \frac{\bar{M}_{\mathrm{raw}}^{V_1}}{\bar{M}_{\mathrm{raw}}^{V_2}} - 1$$

　　□　2 分の 1 電圧法による Attix の式で補正

$$\frac{1}{k_{\mathrm{s}}} = \left(\frac{3}{4}\right) - \left(\frac{\bar{M}_{\mathrm{raw}}^{V_1}}{3\bar{M}_{\mathrm{raw}}^{V_2}}\right) = \underline{\hspace{3cm}}$$

　　□　イオン再結合補正を行わない　　$k_{\mathrm{s}} =$ 1.000

(4) タイマ端効果を補正した電離箱表示値　$\bar{M}_{\mathrm{raw}}$

	Position-1		Position-2		Position-3		Position-4		Ave.
t_1 (60 sec)									
t_2 (120 sec)									
$t_1{}^*{}_2$(120 sec)									

停留時間 : $t_1 =$ ____秒　による照射を 2 回繰り返した時の積算表示値　$\bar{M}_{t_1} =$ _____

停留時間を t_1 の 2 倍 : $t_2 =$ _____ 秒　にしたときの表示値　$\bar{M}_{t_2} =$ _____

第3章　線源強度計測法

タイマ端効果を補正して線源が完全静止した状態における電離箱表示値：

$$\bar{M}_{\mathrm{raw}} = \frac{2\bar{M}_{t_2} - \bar{M}_{t_1}}{2t_1} = \underline{\qquad} \quad \mathrm{nC}$$

（5）各種の補正を施した電圧 V_1 における単位時間 t_1 における電離箱表示値　$\bar{M}$

$$\bar{M} = \bar{M}_{\mathrm{raw}} \cdot k_{\mathrm{tp}} \cdot k_{\mathrm{pol}} \cdot k_{\mathrm{s}} \cdot k_{\mathrm{elec}} = \underline{\qquad} \quad \mathrm{nC}$$

5. 空気カーマ率 $\dot{K}_{\delta,\mathrm{R}}$ 算出と線源仕様書との比較

各種補正後の 1 m，1 時間における出力

$$\dot{K}_{\delta,\mathrm{R}} = \bar{M} \cdot \left(3600 / t_1\right) \cdot k_{\mathrm{ph}} \cdot (d / d_{\mathrm{ref}})^2 \cdot k_{\mathrm{ap}} \cdot N_{\mathrm{C}} \cdot W_{\mathrm{air}} \cdot 1000 = \underline{\qquad} \ (\mathrm{mGy\ h^{-1}\ at\ 1\ m})$$

計測日　　　：＿＿＿＿＿＿＿　　　　校正時刻：＿＿＿＿＿＿＿

線源半減期：＿＿＿＿＿＿＿　　　　経過日数：＿＿＿＿＿＿＿

基準空気カーマ率

線源仕様書の値：＿＿＿＿＿＿＿　(mGy h^{-1} at 1 m)

計測値　　　：＿＿＿＿＿＿＿

差（計測値－線源仕様書の値）：＿＿＿＿＿＿＿＿

第3章　線源強度計測法

例題　ファーマ形線量計による HDR 線源の線源強度計測ワークシート

　以下は，固体ファントムとファーマ形電離箱式線量計を用いた基準空気カーマ率を計測する
ワークシートの例を示す。線源納入時を想定して，ベンダーによる線源仕様書と施設で計測し
た基準空気カーマ率を比較する。

1. 小線源治療装置と線源仕様書

　　　装置名称　　　　：IBt Bebig Multi-Source　　　線源モデル：　GK60M21

　　　線源種　　　　　：　　　^{60}Co

　　　線源番号　　　　：　　BB-AC307

　　　線源強度　　　　：　　　24.116　　　　　　□　cGy h^{-1} at 1 m

　　　　　　　　　　　　　　　　　　　　　　　☑　mGy h^{-1} at 1 m

　　　　　　　　　　　　　　　　　　　　　　　□　その他（　　）

　　　校正日　　：　　2006/ 9/ 7　　　校正時刻　：　　　　不明

　　　□　日本標準時　　　□　欧州標準時（日本時間に換算：_____時間）

　^{60}Co 線源においては半減期が非常に長いため，計測時刻による数時間の影響は無視できる。
このため Bebig の校正証書には日時のみ記載されている。^{192}Ir 密封小線源を搭載する際は，時
刻の確認を行う必要がある。

2. 電離箱と電位計の校正

　　　電離箱モデル　　：PTW TN30013　　　　シリアル番号：　#7119

　　　電位系モデル　　：UNIDOS web Line　　シリアル番号：　#165

　　　校正を受けた機関　　JSCC　　　　　　校正日　　　：　2016/ 6/30

　　　使用する校正定数：　0.00144　　　　　C kg^{-1} nC^{-1}

　　　☑　N_C 使用

　　　□　$N_{D,w}$ 使用　：_____ Gy^{-1} nC^{-1} 電離箱の $k_{D,x}$：_____

　　　校正時線源停留位置：_____

　　　基準気圧 P_0　：　　101.33　　　　　基準温度 T_0：　　　22.0

　　　印加電圧 V_1　：　　400V　　　　　　極性　☑ ＋　　　□ －

　　　極性効果補正　　：　☑　有り　　　　□　無し

　　　☑　電離箱と電位計を一体で校正：電位計校正定数　k_{elec}　：1.00 測定レンジ：Medium

　　　□　電離箱と電位計を個別に校正：k_{elec}：_____　校正日：_____

第 3 章　線源強度計測法

　線量計校正の際に従来の N_C の提供を受けていれば，そのままの値で算出が可能である。$N_{D,w}$ のみ既知の場合には，使用する電離箱について標準測定法 01 に記載される $k_{D,x}$ を求め，$N_{D,w}$ を除することで N_C を求めることになる。

3. 固体ファントムによる線源強度の算出

　固体ファントムの名称　　：＿クリーガファントム＿　ファントム係数　：k_{ph} ＝　＿1.2330＿

　線源電離箱間距離　　　　：＿8.0＿ cm　距離の逆 2 乗補正値：$(d/d_{ref})^2$ ＝ ＿0.0064＿

　使用アプリケータの名称：＿LAR100＿　アプリケータ吸収補正係数：k_{ap} ＝ ＿1.0101＿

　クリーガファントムの線源停止位置と電離箱の幾何学中心は 8 cm 離れている。最終的な出力を算出する際には 1 m の距離に換算する必要があるため，距離の逆 2 乗則で補正をかける。また計測に使用するアプリケータは金属製のため出力の減衰がある。この補正値はメーカ提供の値を用いており，適宜，使用するアプリケータにあわせて決定する必要がある。

4. 線量計表示値及び補正係数

（1）温度気圧補正係数　k_{TP}

　　気圧 P：＿101.33＿ kPa　温度 T：＿24.5＿ ℃

$$k_{TP} = \frac{273.2 + T}{273.2 + T_0} \cdot \frac{P_0}{P} = \frac{273.2 + T}{273.2 + 22.0} \cdot \frac{101.33}{P} = \underline{\quad 1.0088 \quad}$$

（2）極性効果補正係数　k_{pol}

　　□　校正時に極性効果を補正する場合

　　$V_1(+)$ での表示値：$\bar{M}_{raw}^+$ ＿＿＿＿＿＿　$V_1(-)$ での表示値：$\bar{M}_{raw}^-$ ＝ ＿＿＿＿＿＿

　　通常印加する極性における V_1 での表示値：$\bar{M}_{raw}$

$$k_{pol} = \frac{\left| \bar{M}_{raw}^+ \right| + \left| \bar{M}_{raw}^- \right|}{2 \left| \bar{M}_{raw} \right|} = \underline{\quad\quad\quad}$$

　　☑　校正時に極性効果を補正しない場合　　k_{pol} ＝ 1.000

（3）イオン再結合補正係数　k_s

　　□　イオン再結合補正を行う

　　印加電圧 V_1（通常電圧）＝ ＿＿＿＿＿＿＿　V_2（$V_1/2$ 以下の電圧）＝ ＿＿＿＿＿＿＿

　　V_1 と V_2　の極性効果を補正した表示値：$\bar{M}_{raw}^{V_1}$ ＝ ＿＿＿＿＿＿　$\bar{M}_{raw}^{V_2}$ ＝ ＿＿＿＿＿＿

　　□　2 点電圧法による再結合補正

第 3 章　線源強度計測法

$$k_s = \frac{1}{1 - ax - bx^2} = \underline{\hspace{2cm}} \qquad a = \left[\frac{V_1}{V_2} - 1\right]^{-1} \qquad a = \frac{V_1}{3V_2}\left[\frac{V_1}{V_2} - 1\right]^{-2} \qquad x = \frac{\bar{M}_{\mathrm{raw}}^{V_1}}{\bar{M}_{\mathrm{raw}}^{V_2}} - 1$$

□　2 分の 1 電圧法による Attix の式で補正

$$\frac{1}{k_s} = \left(\frac{4}{3}\right) - \left(\frac{\bar{M}_{\mathrm{raw}}^{V_1}}{3\bar{M}_{\mathrm{raw}}^{V_2}}\right) = \underline{\hspace{3cm}}$$

☑　イオン再結合補正を行わない　　　k_s　＝　1.000

(4)　タイマ端効果を補正した電離箱表示値　$\bar{M}_{\mathrm{raw}}$

	Position-1			Position-2			Position-3			Position-4			Ave.
t_1 (60 sec)	1.052	1.047	1.042	1.037	1.040	1.038	1.047	1.055	1.056	1.061	1.059	1.056	1.0492
t_2 (120 sec)	2.061	2.075	2.082	2.085	2.073	2.047	2.050	2.041	2.037	2.033	2.046	2.070	2.0583
$t_1{*}_2$(120 sec)	2.104	2.094	2.084	2.074	2.080	2.076	2.094	2.110	2.112	2.122	2.118	2.112	2.0983

停留時間：$t_1 = \underline{\quad 60 \quad}$ 秒　による照射を 2 回繰り返した時の積算表示値　$\bar{M}_{t_1} = \underline{\quad 2.0983 \quad}$

停留時間 t_1 の 2 倍：$t_2 = \underline{\quad 120 \quad}$ 秒　にしたときの表示値　$\bar{M}_{t_2} = \underline{\quad 2.0583 \quad}$

タイマ端効果を補正して線源が完全静止した状態における電離箱表示値：

$$\bar{M}_{\mathrm{raw}} = \frac{2\bar{M}_{t_2} - \bar{M}_{t_1}}{2} = \underline{\quad 1.0092 \quad} \text{ nC}$$

(5)　各種の補正を施した電圧 V_1 における単位時間 t_1 における電離箱表示値　$\bar{M}$

$$\bar{M} = \bar{M}_{\mathrm{raw}} \cdot k_{\mathrm{TP}} \cdot k_{\mathrm{pol}} \cdot k_s \cdot k_{\mathrm{elec}} = \underline{\quad 1.0180 \quad} \text{ nC}$$

^{60}Co 密封小線源の計測において，k_s と k_{pol} は小さな値であり（1.00008, 0.99991）実質的には　無視できる。しかし，電離箱の特性として影響のある値を示す場合も考えられるので，定期的な確認は必要である。

　またクリーガファントムは，その体積が大きく大気中とファントム内部の温度差がある。計測時には予め十分な時間をもって温度を平衡状態にしておくことが必要となる。中央に線源を輸送して使用する構造で，周囲 4 方向に電離箱を挿入できるため，すべての方向（Position-1 - 4）で計測した平均値を用いることを推奨する。この時，電離箱の向きは線源方向に統一するなどの注意が必要であり，これらの手技により線源やファントムの方向特性を極力排除することができる。

5. 空気カーマ率 $\dot{K}_{\delta,\mathrm{R}}$ 算出と線源仕様書との比較

　各種補正後の 1 m，1 時間の空中線量

$$\dot{K}_{\delta,\mathrm{R}} = \bar{M} \cdot (3600/t_1) \cdot k_{\mathrm{ph}} \cdot (d/d_{\mathrm{ref}})^2 \cdot k_{\mathrm{ap}} \cdot N_{\mathrm{C}} \cdot W_{\mathrm{air}} \cdot 1000 = 23.816 \ (\mathrm{mGy\ h}^{-1} \text{ at } 1\ \mathrm{m})$$

第 3 章　線源強度計測法

計測日　　　：___2006/10/ 3___　校正時刻：_____11:06_____

線源半減期：_____5.27 年_____　経過日数：_____26 日_____

基準空気カーマ率

　　線源仕様書の値：___23.895___ (mGy h^{-1} at 1 m)

　　計測値　　　　：___23.816___

　　差（計測値－線源仕様書の値）：___－ 0.3%___

　固体ファントムによる計測値と線源仕様書の値を比較すると，通常は 2% の範囲内にある。

3.0% を超える乖離を示す場合は，線源供給業者に連絡して原因追求を行うことを推奨する。

第 3 章　線源強度計測法

3.5　水中サンドイッチ法によるファーマ形電離箱式線量計を用いた 高線量率 ^{192}Ir 密封小線源の計測

現在，^{192}Ir 密封小線源の出力線量はウェル形電離箱式線量計を用いて，照射線量校正あるいは空気カーマ校正に基づいて，照射線量や空気カーマで評価されている。しかし，近年，^{192}Ir 密封小線源の出力線量においても熱量線量計を用いた水吸収線量校正に基づく吸収線量での評価が報告されており[26]，将来は一次標準が水吸収線量校正に移行することが考えられる。

本章ではコバルト水吸収線量校正定数を持ったファーマ形電離箱を用いた高線量率 ^{192}Ir 密封小線源の水中サンドイッチ法による水吸収線量計測法[27,28] について述べる。

3.5.1　^{192}Ir 密封小線源の吸収線量計算式

コバルト水吸収線量校正定数を持ったファーマ形電離箱の水吸収線量 D_w は空洞理論に基づいて次式で得られる。

$$D_\mathrm{w} = \bar{D}_\mathrm{chamber} \cdot (\bar{L}/\rho)^\mathrm{w}_\mathrm{air} \cdot P_\mathrm{Q} \tag{3.13}$$

ここで，$(\bar{L}/\rho)^\mathrm{w}_\mathrm{air}$ は空気に対する水の制限質量衝突阻止能比，P_Q は全擾乱補正係数，$\bar{D}_\mathrm{chamber}$ は電離箱空洞の平均吸収線量 [Gy] である。また，線質変換係数 k_Q は次式で与えられる。

$$k_\mathrm{Q} = \frac{[(\bar{L}/\rho)^\mathrm{w}_\mathrm{air} \cdot P_\mathrm{Q}]_\mathrm{Q}}{[(\bar{L}/\rho)^\mathrm{w}_\mathrm{air} \cdot P_\mathrm{Q}]_{^{60}\mathrm{Co}}} \tag{3.14}$$

したがって，式 (3.13) と (3.14) から k_Q は

$$k_\mathrm{Q} = \frac{(D_\mathrm{w}/\bar{D}_\mathrm{chamber})_\mathrm{Q}}{(D_\mathrm{w}/\bar{D}_\mathrm{chamber})_{^{60}\mathrm{Co}}} = \frac{(D_\mathrm{w}/M)_\mathrm{Q}}{(D_\mathrm{w}/M)_{^{60}\mathrm{Co}}} \tag{3.15}$$

ここで，^{192}Ir 線源における線質変換係数を k_Ir で表すと吸収線量は以下のように表せる。

$$D_\mathrm{w} = M \cdot N^{^{60}\mathrm{Co}}_\mathrm{D,w} \cdot k_\mathrm{Ir} = M \cdot N^{^{60}\mathrm{Co}}_\mathrm{D,w} \cdot \frac{[D_\mathrm{w}/\bar{D}_\mathrm{chamber}]_{^{192}\mathrm{Ir}}}{[D_\mathrm{w}/\bar{D}_\mathrm{chamber}]_{^{60}\mathrm{Co}}} \tag{3.16}$$

ここで，M は計測値 [nC]，$N^{^{60}\mathrm{Co}}_\mathrm{D,w}$ [Gy nC^{-1}] はコバルト水吸収線量校正定数である。k_Ir はモンテカルロ計算によって求めることができる[28]。

3.5.2　線源 - 電離箱間距離における線質変換係数

ファーマ形電離箱は空洞径 6 mm φ，空洞長 22 - 24 mm であり，密封小線源を計測する場合は，擾乱補正を考慮して適切な線源 - 電離箱間距離（SCD）に設定する必要がある。図 3.9 は，式 (3.15) から求めた PTW30013 電離箱における線質変換係数を示す。線質変換係数は SCD ＝

5 cm 以下では急激に減少しているが，SCD＝6 cm 以上では緩やかな減少を示す．SCD があまり大きくなると計測時間が増加するため，SCD＝8 cm が適切な距離で，PTW30013 ファーマ形電離箱における k_{Ir} は 0.992 である．下記に，図 3.10(a) から求めた k_{Ir} の近似式を示す．

$$3.837E-04 \cdot x^2 - 1.018E-02 \cdot x + 1.049 \quad (6\ cm \leq x \leq 10\ cm)$$

ここで，x は SCD である．表 3.4 に，SCD＝6 - 10 cm における k_{Ir} を示す．

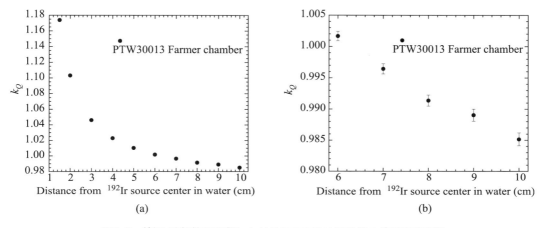

図3.9　線源-電離箱間距離における PTW30013 電離箱の線質変換係数
(a) k_{Ir} of 1.5 - 10 cm,　(b) k_{Ir} of 6 - 10 cm.

表3.4　線源-電離箱間距離 6 - 10 cm
における PTW30013 電離箱

SCD(cm)	k_{Ir}
6	1.002
7	0.997
8	0.992
9	0.988
10	0.986

3.5.3　サンドイッチ法による水吸収線量計測

図 3.10 は SCD＝8 cm で作成したサンドイッチ法計測用水ファントム（30 × 20 × 25 cm³）を示す．本ファントムを使用すると，2 本の電離箱は 16 cm ± 0.2 mm の幾何学的精度で線源の両端に設定可能である．これは，線量計測において ± 0.25% の不確定度に相当する．吸収線量計測における不確かさを表 3.5 に要約した．

電離箱計測では，タイマの端効果を考慮する必要があり，停留時間のセット T, $2T$ における計測電荷 M_T, M_{T+T} とすると，単位時間当たりの計測電荷 $\dot{M}$ [nC min⁻¹] と端効果の時間 t_E はそ

第3章　線源強度計測法

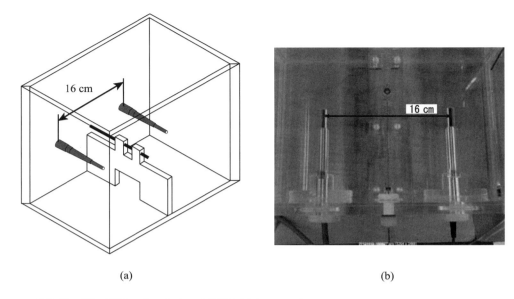

(a) 　　　　　　　　　　　　　　　　　　　　(b)

図3.10　^{192}Ir線源のサンドイッチ法測定用水ファントム
(a) ファントムサイズ：30 × 20 × 25 cm^3. (b) PTW30013ファーマ形電離箱2本の配置.

表3.5　PTW30013ファーマ形電離箱を用いた^{192}Ir線源のサンドイッチ法
吸収線量率測定の不確かさ（1 s.d.）．線源-電離箱間距離8 cm.

Quantity	Type A (%)	Type B (%)
$N_{D,w}^{60Co}$		0.52
$[D_w/D_{camber}]_{MC}^{60Co}$	0.05	
$[D_w/D_{camber}]_{MC}^{192Ir}$	0.08	
$P_{TP} P_{ion} P_{pol} P_{elec}$		0.2
Measured dose reproducibility	0.28	
Distance betweem two PMMA sleeves		0.25
Combined uncertainty on dose (1 s.d.)	0.68	

れぞれ以下のようになる。

$$\dot{M} = (2M_{2T} - M_{T+T})/2T \tag{3.17}$$

$$t_E = (M_{T+T} - M_{2T})/\dot{M} \tag{3.18}$$

また，電離量計測における端効果の補正係数 k_{st} は以下のようになる。

$$k_{st} = 2T/(2T + t_E) \tag{3.19}$$

したがって，SCD = 8 cm における水中の吸収線量率 $\dot{D}_w$ [Gy min^{-1}] は，線源両端（R, L）の計測値の平均によって，次式から得られる。

— 102 —

第3章　線源強度計測法

$$D_{\text{w}} = M \cdot N_{\text{D,w}}^{^{60}\text{Co}} \cdot k_{\text{Ir}} = \frac{(\dot{M} \cdot k_{\text{st}})_R + (M \cdot k_{\text{st}})_L}{2} \cdot N_{\text{D,w}}^{^{60}\text{Co}} \cdot k_{\text{Ir}} \tag{3.20}$$

表 3.6 に，PTW30013 ファーマ形電離箱による ^{192}Ir 線源のサンドイッチ法吸収線量率計測から式 (3.20) によって得られた値と AAPM TG-43[29] に基づいた計算値，Exradin A1SL 電離箱によるサンドイッチ法での計測値の比較を示す．電離箱計測値は TG-43 値と約 1% の一致である．

表3.6　測定時の基準空気カーマ率 $\dot{K}_{\delta,\text{R}}$ で正規化された ^{192}Ir 線源の水吸収線量率の比較　水吸収線量率はPTW30013ファーマ形電離箱式線量計による測定値と AAPM TG-43 に基づく計算値（1 s.d. = 2.5%）である.

Dose rate [μGy h^{-1} U^{-1}]		
Chamber measurement	TG-43 protocol	% diff
PTW 30013 Farmer chamber		
163.2 ± 0.28% (n=10)	164.4	−0.73
Exradin A1SL chamber		
439.7 ± 0.84% (n=12)[a]	445.5[a]	−1.30[a]

[a]線源-電離箱間距離5 cmでの値（Araki *et al* 2013）[27].

第3章　線源強度計測法

3.5.4　水中サンドイッチ法によるファーマ形電離式線量計を用いた ^{192}Ir 線源の水吸収線量計測ワークシート

計測者：　平成　二郎

電離箱：	PTW 30013
最大線量率の線源位置：	146.4 cm
計測日：	2016/10/4
水温，t：	25.8 ℃
気圧，p：	100.76 kPa
温度気圧補正係数，k_{TP}：	1.019
極性効果補正係数，k_{pol}：	0.997
^{60}Co 水吸収線量校正定数，$N_{D,w,Co}$：	5.418E-02 Gy nC^{-1}
線源から 8 cm の距離における	
線質変換係数，k_{Ir}：	0.992
計測電荷，M：	$(2M_{2T}-M_{T+T})/2T$ nC min^{-1}
端効果の時間，t_E：	$(M_{T+T}-M_{2T})/M$ sec
端効果の補正係数，k_{st}：	$2T/(2T+t_E)$

1 サンドイッチ法による計測

印加電圧：　　　　　　-300 V

計測回数	M_{T+T} (nC)		M_{2T} (nC)	
	1 min + 1 min		2 min	
	Left	Right	Left	Right
1	4.322	4.340	4.290	4.312
2				
3				
平均値 (nC)	4.322	4.340	4.290	4.312
	4.331		4.301	
$M=(2M_{2T}-M_T+T)/2T$	2.136 nC min^{-1}			
t_E	0.014 min			
k_{st}	0.993			
$M_{cor}=M*k_{TP}*k_{pol}$	2.153 nC min^{-1}			
$D_w=N_{D,wQ}\cdot M_{cor}\cdot k_{Ir}\cdot k_{st}$	0.1157 Gy min^{-1}			
D_w (Gy h^{-1})	6.945 Gy h^{-1}			

2 治療計画装置で求めた計測時間と同時刻の水吸収線量 D_w を入力

線源から 8 cm での線量，D_w：	23.27 cGy (2 min)$^{-1}$
D_w (Gy h^{-1})	6.981 Gy h^{-1}
基準空気カーマ率，$K_{\delta,R}$：	42439 cGy cm^2 h^{-1}=U

3 計測と治療計画装置による水吸収線量 D_w の比較

計測値，$D_w\cdot K_{\delta,R}^{-1}$：	163.6 μGy h^{-1} U^{-1}
治療計画の計算値，$D_w\cdot K_{\delta,R}^{-1}$：	164.5 μGy h^{-1} U^{-1}
%difference :	-0.52%

第 3 章　線源強度計測法

参 考 文 献

1) ICRU: Dose and Volume Specification for Reporting Intracavitary Therapy in Gynecology, ICRU Report 38. 1985, Oxford University Press, Bethesda

2) ICRU: International Commission on Radiation Units and Measurements. Dose and Volume Specification for Reporting Interstitial Therapy. ICRU Report 58. 1997, Oxford University Press, Bethesda

3) IAEA: Calibration of photon and beta ray sources used in brachytherapy. IAEA TECDOC-1079. 2002, Vienna, Austria.

4) Venselaar J, Bidmead M, Pérez-Calatayud J, et al.: A Practical Guide to Quality Control of Brachytherapy Equipment (ESTRO Booklet 8). 2004, ESTRO, Brussels

5) ICRU: Prescribing, Recording, and Reporting Brachytherapy for Cancer of the Cervix. ICRU Report 89. 2016, Oxford University Press

6) Williamson JF, Nath R: Clinical implementation of AAPM Task Group 32 recommendations on brachytherapy source strength specification. Med Phys. 18: 439-448. 1991

7) ICRU: Fundamental quantities and units for ionizing radiation. ICRU Report 85. 2011, Oxford University Press

8) I-125 永久挿入治療物理 QA ガイドライン検討専門小委員会 (日本放射線腫瘍学会 QA 委員会)：^{125}I 永久挿入治療の物理的品質保証に関するガイドライン . 平成 22 年 10 月 28 日 日本放射線腫瘍学会理事会承認

9) 土器屋卓志 , 小泉雅彦 , 隅田伊織 , 他：I-125 永久挿入治療物理 QA マニュアル（2011）. 厚生労働省がん研究開発費 指定研究 21 分指 8 ②：HDR 組織内照射等の標準化の研究 , 2011

10) Yu Y, Anderson LL, Li Z, et al: Permanent prostate seed implant brachytherapy: Report of the American Association of Physicists in Medicine Task Group No. 64. Med. Phys. 26(10): 2054-2076, 1999

11) Furutani S, Saze T, Ikushima H, et al.: Quality assurance of I-125 seeds for prostate brachytherapy using an imaging plate. Int J Radiat Oncol Biol Phys. 66: 603-609. 2006

12) Otani Y, Yamada T, Kato S, et al.: Source strength assay of iodine-125 seeds sealed within sterile packaging. J Appl Clin Med Phys. 14: 4082. 2013

13) 日本医学物理学会編：放射線治療における小線源の吸収線量の標準測定法 . 2000, 通商産業研究社 , 東京

14) Standard Imaging Inc: HDR 1000 Plus Datasheet. 2007

15) PTW Freiburg. Well-Type Chamber Type 33004.
http://www.ptw-usa.com/typo3conf/ext/naw_securedl/secure.php?u=0&file=ZmlsZWFkbWluL-2ludGVybmFscy9yYWRfdGhlcmFweS9tYW5j3BlYy9IRFJfY2hhbWJfVDMzMDA0X1NwZWNfZW5f-NDMyMjE5MDBfMDEucGRm&t=1498441302&hash=774e07b9c00bd7696cbf3109ec9d419d (accessed December 16, 2016)

16) Ionizing Radiation Detectors Including Codes of Practice.
http://www.ptw.de/fileadmin/data/download/catalogviewer/DETECTORS_Cat_en_16522900_10/blaetterkatalog/blaetterkatalog/pdf/complete.pdf (accessed December 16, 2016)

17) HDR 1000 PLUS WELLCHAMBER REF 90008.
https://www.standardimaging.com/uploads/manuals/HDR1000_MNL_80026-20.pdf (accessed December 16, 2016)

第 3 章　線源強度計測法

18) Attix FH: Determination of Aion and Pion in the new AAPM radiotherapy dosimetry protocol. Med Phys. 11: 714-716. 1984

19) 日本医学物理学会編：外部放射線治療における吸収線量の標準測定法：標準測定法 01. 2002, 通商産業研究社 , 東京

20) Hackett SL, Davis B, Nixon A, et al.: Constancy checks of well-type ionization chambers with external-beam radiation units. J Appl Clin Med Phys. 16. 2015

21) PTW Freiburg. Krieger Phantom. http://www.ptw.de/uploads/pics/krieger_02.jpg

22) 後藤紳一 , 相川勝彦 , 松島繁知：0.125 ml 電離箱検出器と円柱ファントムによる高線量率 RALS 用イリジウム線源の強度測定 . 日放技学誌 , Vol.53 No.8, 1116-1120, 1997

23) 阿部容久：高線量率 Ir 遠隔治療装置の線源強度測定 . 日放技学誌 , Vol.62 No.12,1592-1597, 2006

24) 日本医学物理学会編：放射線治療における高エネルギー X 線および電子線の吸収線量の標準測定法 . 1986. 通商産業研究社 , 東京

25) 日本医学物理学会編 . 外部放射線治療における水吸収線量の標準測定法 (標準測定法 12). 2012. 通商産業研究社 , 東京

26) Sarfehnia A, Kawrakow I, Seuntjens J: Direct measurement of absorbed dose to water in HDR ^{192}Ir brachytherapy: water calorimetry, ionization chamber, Gafchromic film, and TG-43, Med. Phys. 37 1924-32, 2010

27) Araki F, Kouno T, Ohno T, et al.: Measurement of absorbed dose-to-water for an HDR ^{192}Ir source with ionization chambers in a sandwich setup, Med. Phys. 40 092101, 2013

28) Araki F, Ohno T, Kakei K, et al.: Absorbed dose-to-water measurement of an HDR ^{192}Ir source with Farmer ionization chambers in a sandwich setup, Biomed. Phys. Eng. Express 1, 037002, 2015

29) Nath R, Anderson LL, Luxton G, et al.: Dosimetry of interstitial brachytherapy sources: recommendations of the AAPM Radiation Therapy Committee Task Group No. 43, Med. Phys. 22 209-34, 1995

第4章　密封小線源治療における吸収線量の計算式

4.1　概　　論

　密封小線源治療では，患者体内やファントムに留置された線源近傍の線量分布を必要とする。線源近傍の線量分布は，高エネルギーX線や電子線による外部放射線治療と異なり，極めて急勾配になる。これは，密封小線源治療の線量分布の形成因子の1つである距離の逆2乗則による，放射性核種から放出される1次光子のフルエンス密度の減少事象に起因する。線源近傍の高精度な線量分布の測定は，極小寸法の検出器等による十分な空間分解能が必要とされるため，極めて困難である。そのため，線量分布を取得する手段として，密封小線源治療の開始当初は，距離の逆2乗則や線源容器による放出光子の減弱等，理論的な根拠に基づいた半経験的な計算式により，実測定を行わず直接的に吸収線量を計算する方法が普及した（本書の付録2参照）。しかし，低エネルギーの光子を放出する放射性核種を使用した線源に対しては，前述した計算式では十分な精度を提供する事が困難であった。一方，時代の流れから，実測定やモンテカルロシミュレーション（MCS）の技術が進歩した。それに伴い，低エネルギーの光子を放出する放射性核種の線源に対応するため，各々の線源モデルに対する実測値やMCSによる理論計算値等の定量的なデータを利用した新たな方法が，1995年に米国医学物理士会（AAPM）からレポートとして提起された[1]。このレポートが，密封小線源治療の線量分布計算の根幹となり，AAPMのレポートから報告された吸収線量率の計算式が，現在の密封小線源治療の線量分布の計算に対して標準となっている。

4.2　吸収線量率の計算式

　現代の密封小線源治療で，吸収線量（率）の計算式の重要な節目は，AAPMから1995年に報告されたTG-43レポートと2004年に報告されたTG-43の更新版（TG-43U1）レポートである[1,2]。TG-43U1から提起された計算式（TG-43U1計算式）は，基準点の吸収線量率に対して，各々の放射性核種や線源モデルから取得した実測値やMCSによる理論計算値により作成された参照表を利用し，媒質中の光子の吸収や散乱等の補正を行い計算する，いわば索表計

— 107 —

第4章 密封小線源治療における吸収線量の計算式

算法に基づいた手法である。TG-43U1 に対する吸収線量率の計算式で利用される座標系は，一般的に図 4.1 に示すように，極座標で表現される。

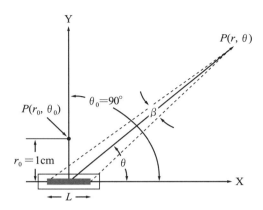

図4.1　TG-43U1計算式に対する座標系

4.2.1　2次元座標系の吸収線量率の計算式

TG-43U1 計算式では，2次元の極座標で表現された水中の任意点 $P(r,\theta)$ に対して，吸収線量率 $\dot{D}(r,\theta)$ に関し，光子を放出する放射性核種を有した線状線源に対して，以下の式を推奨している[2]。

$$\dot{D}(r,\theta) = S_\mathrm{K} \cdot \Lambda \cdot \frac{G_\mathrm{L}(r,\theta)}{G_\mathrm{L}(r_0,\theta_0)} \cdot g_\mathrm{L}(r) \cdot F(r,\theta) \tag{4.1}$$

ここで，S_K は空気カーマ強度，Λ は線量率定数，$G_\mathrm{L}(r,\theta)$ は幾何学関数，$g_\mathrm{L}(r)$ は線状線源に対する放射状線量関数，$F(r,\theta)$ は非等方性関数といった媒介変数（線量計算パラメータ）であり，基準点として $P(r_0,\theta_0)$ が $r_0 = 1$ cm，$\theta_0 = \pi/2$ で定義される。線量計算パラメータの詳細に関しては，本書の付録3を参照されたい。

簡潔に纏めると，TG-43U1 計算式による計算過程として，以下の工程により，放射性核種から放出された光子の散乱条件が十分な一様性の水に対して，吸収線量率を導出している。

- S_K から Λ を利用して，$P(r_0,\theta_0)$ に対する水の吸収線量率を算出
- $P(r_0,\theta_0)$ に対して，$P(r,\theta)$ までの純粋な幾何学的な距離を，$G_\mathrm{L}(r,\theta)/G_\mathrm{L}(r_0,\theta_0)$ により補正
- 媒質中の吸収，散乱を，$g_\mathrm{L}(r)$ により補正
- 線源周囲の線量分布の非等方性を，$F(r,\theta)$ により補正

式 4.1 は，有限の長さや幅を有した光子を放出する放射性核種の線源モデルに対して適用され，2次元座標系の吸収線量率を描出する。式 4.1 で算出する線量分布は，線源の長軸に対し

第 4 章　密封小線源治療における吸収線量の計算式

て対称であると仮定し，患者に対して式 4.1 を適用するには，患者の組織中あるいは体腔内に
留置してある線状線源の配向が既知である必要がある。

4.2.2　1 次元座標系の吸収線量率の計算式

　患者の組織中あるいは体腔内に留置してある線状線源の配向が既知でない場合，極角に対し
て積分する事で，式 4.1 の簡潔した形式である 1 次元の極座標系による吸収線量率の計算も，
選択肢として存在する。TG-43U1 計算式では，線源内部の放射能が存在する有効長 L に関し
て，$r < L$ の距離に対する幾何学関数の精度の改善のために，以下の式により，1 次元座標系
の吸収線量率を算出する事が推奨されている[2]。

$$\dot{D}(r) = S_k \cdot \mathit{\Lambda} \cdot \frac{G_L(r,\theta_0)}{G_L(r_0,\theta_0)} \cdot g_L(r) \cdot \phi_{an}(r) \tag{4.2}$$

ここで，$\phi_{an}(r)$ は非等方性係数である（本書の付録 3 参照）。加えて，密封小線源治療の放射
線治療計画システム（**RTPS**）は，以下の式による形式に対しても，利用可能である。

$$\dot{D}(r) = S_k \cdot \mathit{\Lambda} \cdot \left(\frac{r_0}{r}\right)^2 \cdot g_P(r) \cdot \phi_{an}(r) \tag{4.3}$$

式 4.3 の $g_P(r)$ は，点状線源に対する放射状線量関数である（本書の付録 3 参照）。式 4.3 を
選択肢として適用する理由に，式 4.2 で利用されている幾何学関数や放射状線量関数といった
線状線源を表現した幾何学的な性質を有する関数を採用するべきか不透明であることがあげら
れる。

4.3　吸収線量の導出

　TG-43U1 計算式により算出される $\dot{D}(r,\theta)$ は，単位時間当たりの吸収線量である。密封小線
源治療では，線源を患者の組織中あるいは体腔内に一時的，若しくは組織中に永久的に挿入す
る。そのため，標的に対する投与線量は，線源が停留している，又は個々の原子核が寿命まで
崩壊する間，標的に付与される吸収線量を意味する。線源を患者の組織中に永久挿入する場
合，原子核の寿命は 0 から ∞ にまで分布しているため，個々の原子核の寿命の総和（積分）
に線源強度を乗じる事で算出可能である。線源が永久挿入されている密封小線源治療の場合，
吸収線量 $D(r,\theta)$ は以下の式で与えられる。

$$D(r,\theta) = \dot{D}(r,\theta) \cdot \tau \tag{4.4}$$

ここで，τ は線源強度が $1/e$ になるまでの時間，つまり平均寿命であり，次式で定義される。

第 4 章　密封小線源治療における吸収線量の計算式

$$\tau = \frac{1}{\lambda} = 1.443 \cdot T_{\text{half}} \tag{4.5}$$

式 4.5 の λ は放射性核種の壊変定数，T_{half} は半減期である。線源が患者の組織中あるいは体腔内に一時的に挿入されている密封小線源治療の場合，$D(r,\theta)$ は次式により与えられる。

$$D(r,\theta) = \dot{D}(r,\theta) \cdot \tau \cdot \left(1 - e^{-\ln 2 \cdot \frac{T_{\text{treat}}}{T_{\text{half}}}} \right) \tag{4.6}$$

ここで，T_{treat} は線源を患者の組織中あるいは体腔内に挿入している時間である。

4.4　線量計算の特性

4.4.1　線量分布の形成

　一般的に，販売元（ベンダー）から市販されている密封小線源治療の RTPS は，単一線源で計算された線量分布に対して「重ね合わせ」の原理に基づき，空間座標から総合的な線量分布を導出している。「重ね合わせ」の原理は，各々の線源モデルの線量分布の情報を配列として与える事により，任意点に各々の線源モデルが寄与する線量情報を見積もる。この線量情報を合算する事により，総合的な吸収線量を計算し，空間的な情報を含んだ線量分布を形成する。そのため，単一線源の線量分布の十分な計算精度を担保する事は，RTPS で線量分布の計算を行うのに，最重要事項である。

4.4.2　線量計算パラメータ

4.4.2.1　線量計算パラメータの取得

　密封小線源治療の吸収線量の計算は，線源強度や線源モデルの形状，放射性核種の物理特性に依存する。これは，TG-43U1 計算式で使用されている Λ，$g_{\text{P}}(r)$，$g_{\text{L}}(r)$，$\phi_{\text{an}}(r)$，$F(r,\theta)$ の線量計算パラメータに関して，臨床で利用されている各々の線源モデルを対象に，推奨される線量計算パラメータが固有に存在する事を意味する。線量計算パラメータは，研究者が各々の線源モデルから取得した実測値や MCS から導出した理論計算値により取得される。利用者（ユーザ）自身で線量計算パラメータを独自で導出する場合，MCS や実測定に関する取得方法，情報が提案され，統一化が図られている（本書の付録 3 参照）[2-5]。一方で，放射性核種や線源モデルにより，既存の報告を基にした線量計算パラメータに対して合意値が存在する。参考として，現在一般的に利用されている線量計算パラメータを，表 4.1 - 4.16 に示す[2-5]。

— 110 —

第4章　密封小線源治療における吸収線量の計算式

4.4.2.2　線量計算パラメータの利用

　一般的には，各々の線源モデルに対して RTPS を開発したベンダーが採用している線量計算パラメータの値が，予め登録されている。RTPS の種類により，利用するユーザ自身で線量計算パラメータが登録可能な RTPS も存在し，逆にその値を変更できない RTPS もある。線量計算パラメータは，更新版や補遺版等により，修正，更新，追加されているため，ユーザは最新の情報を取得するよう努めなければならない[2-5]。これは，実測定や MCS の技術的な進歩や線源モデルの寸法，材質の訂正，線源強度等の計測技術の更新等に起因する（本書の付録 2 参照）。

4.4.2.3　線量計算パラメータの注意事項

　治療計画に際し，密封小線源治療で使用する線源モデルに適切な線量計算パラメータが正確に反映されているか，ユーザが把握する必要がある。逆をいえば，使用する線源モデルに対して異なる線源モデルの線量計算パラメータを使用する事により，無視できない計算誤差を生じる事がある[6,7]。特に，複数の線源モデルを有する低線量率（LDR）の ^{125}I シード線源による前立腺がん永久挿入療法を行っている施設では，注意したい事項である。加えて，線源モデルの形状や線量計算の座標系の次元，非等方性補正等の計算に使用する線量計算パラメータを，各々の患者の治療で変更すべきでない。使用する線量計算パラメータにより，線量分布や治療計画の評価指標として利用される線量体積ヒストグラム（DVH）等が変化するため，一貫性のない臨床データになる恐れがある。

表4.1　^{125}Iシード線源に対する線量率定数 $\varLambda$[2-4]

Source	Model	Value (cGy h^{-1} U^{-1})
OncoSeed	6711	0.965
^{125}I Implant Seeds	STM1251	1.018
I-Seed ^{125}I	AgX100	0.952

表4.2　^{192}Ir RALS線源に対する線量率定数 $\varLambda$[5]

Source	Model	Value (cGy h^{-1} U^{-1})
Nucletron mHDR	mHDR-v2	1.109
New VariSource HDR	VS2000	1.100
BEBIG HDR ^{192}Ir	Ir2.A85-2	1.109

第4章　密封小線源治療における吸収線量の計算式

表4.3　^{60}Co RALS線源に対する線量率定数 Λ [3]

Source	Model	Value (cGy h^{-1} U^{-1})
Multisource® ^{60}Co HDR	GK60M21	1.089
Multisource® ^{60}Co HDR	Co0.A86	1.092

表4.4　^{125}Iシード線源に対する放射状線量関数 $g_X(r)$ [2-4]

r(cm)	OncoSeed 6711 Line L=3.00 mm	Point	^{125}Implant Seeds STM1251 Line L=3.81 mm	Point	I-Seed ^{125}I AgX100 Line L=3.50 mm	Point
0.10	1.055	0.696	0.941	0.544	1.066	0.647
0.15	1.078	0.853	0.972	0.700	1.086	0.811
0.25	1.082	0.982	1.013	0.876	1.098	0.968
0.50	1.071	1.048	1.033	0.999	1.076	1.046
0.75	1.042	1.036	1.022	1.013	1.042	1.034
1.00	1.000	1.000	1.000	1.000	1.000	1.000
1.50	0.908	0.912	0.937	0.943	0.908	0.913
2.00	0.814	0.819	0.856	0.864	0.813	0.819
3.00	0.632	0.636	0.691	0.698	0.633	0.639
4.00	0.496	0.499	0.540	0.546	0.482	0.487
5.00	0.364	0.367	0.415	0.420	0.361	0.365
6.00	0.270	0.272	0.314	0.318	0.269	0.272
7.00	0.199	0.200	0.236	0.239	0.1990	0.201
8.00	0.148	0.149	0.176	0.178	0.1470	0.1485
9.00	0.109	0.110	0.131	0.133	0.1080	0.1091
10.00	0.0803	0.0809	0.0969	0.0980	0.0790	0.0798

第4章　密封小線源治療における吸収線量の計算式

表4.5　^{192}Ir RALS線源に対する放射状線量関数 $g_x(r)$[5]

r (cm)	Nucletron mHDR mHDR-v2 L=0.35 cm	New VariSource HDR VS2000 L=0.50 cm	BEBIG HDR ^{192}Ir Ir2.A85-2 L=0.35 cm
0.00	1.276	0.986	0.990
0.06	1.276		
0.08	1.199		
0.10	1.110		
0.15	1.018		
0.20	1.001	0.986	
0.25	0.995	0.991	0.990
0.50	0.997	0.997	0.996
0.75	0.998	0.999	0.998
1.00	1.000	1.000	1.000
1.50	1.003	1.005	1.002
2.00	1.005	1.010	1.004
3.00	1.008	1.012	1.005
4.00	1.007	1.013	1.003
5.00	1.003	1.011	0.999
6.00	0.996	1.003	0.991
8.00	0.972	0.982	0.968
10.00	0.939	0.949	0.935

第4章　密封小線源治療における吸収線量の計算式

表4.6　^{60}Co RALS線源に対する放射状線量関数 $g_x(r)$[5]

r (cm)	Multisource® ^{60}Co HDR GK60M21 L=0.35 cm	Multisource® ^{60}Co HDR Co0.A86 L=0.35 cm
0.00	0830	0.830
0.10	0.830	0.830
0.15	0.961	0.961
0.20	1.037	1.037
0.25	1.072	1.072
0.30	1.077	1.077
0.35	1.066	1.066
0.40	1.050	1.050
0.45	1.037	1.037
0.50	1.028	1.028
0.60	1.019	1.019
0.65	1.018	1.018
0.75	1.011	1.011
1.00	1.000	1.000
1.50	0.992	0.992
2.00	0.984	0.984
3.00	0.968	0.968
4.00	0.952	0.952
5.00	0.935	0.936
6.00	0.919	0.919
8.00	0.884	0.884
10.00	0.849	0.849

第4章　密封小線源治療における吸収線量の計算式

表4.7　^{125}Iシード線源に対する非等方性係数 $\phi_{an}(r)$[2-4]

r(cm)	OncoSeed 6711	^{125}Implant Seeds STM1251	I-Seed ^{125}I AgX100
0.10		1.172	1.175
0.15		1.317	1.353
0.25		1.210	1.151
0.50	0.973	0.982	0.981
0.75		0.962	0.959
1.00	0.944	0.942	0.953
1.50			0.951
2.00	0.941	0.937	0.952
3.00	0.942	0.947	0.953
4.00	0.943		0.954
5.00	0.944	0.938	0.954
6.00			0.955
7.00		0.944	0.956
8.00			0.956
9.00			0.958
10.00			0.957

表4.8　^{125}Iシード線源のモデル6711に対する非等方性関数 $F(r, \theta)$[2]

		Distance from active source center (cm)					
		0.50	1.00	2.00	3.00	4.00	5.00
Theta (deg.)	0	0.333	0.370	0.442	0.488	0.520	0.550
	5	0.400	0.429	0.497	0.535	0.561	0.587
	10	0.519	0.537	0.580	0.609	0.630	0.645
	20	0.716	0.705	0.727	0.743	0.752	0.760
	30	0.846	0.834	0.842	0.846	0.848	0.852
	40	0.926	0.925	0.926	0.926	0.928	0.928
	50	0.972	0.972	0.970	0.969	0.969	0.969
	60	0.991	0.991	0.987	0.987	0.987	0.987
	70	0.996	0.996	0.996	0.995	0.995	0.995
	80	1.000	1.000	1.000	0.999	0.999	0.999
	90	1.000	1.000	1.000	1.000	1.000	1.000

第4章　密封小線源治療における吸収線量の計算式

表4.9　^{125}Iシード線源のモデルSTM1251に対する非等方性関数 $F(r, \theta)$[3]

		Distance from active source center (cm)						
		0.25	0.50	1.00	2.00	3.00	5.00	7.00
Theta (deg.)	0	0.863	0.524	0.423	0.453	0.500	0.564	0.607
	2	0.865	0.489	0.616	0.701	0.702	0.706	0.720
	5	0.784	0.668	0.599	0.611	0.637	0.657	0.682
	7	0.861	0.588	0.575	0.603	0.632	0.655	0.682
	10	0.778	0.562	0.579	0.617	0.649	0.672	0.700
	20	0.889	0.688	0.698	0.722	0.750	0.761	0.781
	30	0.949	0.816	0.808	0.819	0.841	0.838	0.845
	40	0.979	0.898	0.888	0.891	0.903	0.901	0.912
	50	0.959	0.956	0.943	0.941	0.950	0.941	0.945
	60	0.980	0.988	0.982	0.980	0.985	0.973	0.982
	70	0.989	0.973	1.005	1.002	1.011	0.995	0.998
	80	0.994	0.994	0.989	1.015	1.018	1.003	1.011
	90	1.000	1.000	1.000	1.000	1.000	1.000	1.000

表4.10　^{125}Iシード線源のモデルAgX100に対する非等方性関数 $F(r, \theta)$[4]

		Distance from active source center (cm)									
		0.25	0.50	0.70	1.00	1.50	2.00	3.00	5.00	7.00	10.00
Theta (deg.)	0	0.207	0.216	0.250	0.289	0.354	0.400	0.465	0.537	0.586	0.639
	2	0.212	0.215	0.250	0.314	0.411	0.470	0.532	0.595	0.637	0.659
	5	0.221	0.314	0.357	0.400	0.454	0.493	0.549	0.610	0.646	0.681
	7	0.251	0.342	0.380	0.429	0.484	0.522	0.572	0.634	0.667	0.703
	10	0.416	0.405	0.446	0.490	0.543	0.578	0.624	0.673	0.702	0.726
	15	0.627	0.539	0.566	0.600	0.638	0.664	0.699	0.735	0.756	0.775
	20	0.803	0.653	0.666	0.689	0.717	0.736	0.759	0.786	0.804	0.819
	25	0.916	0.744	0.747	0.761	0.779	0.793	0.812	0.829	0.843	0.851
	30	0.989	0.815	0.811	0.818	0.830	0.840	0.852	0.865	0.873	0.880
	40	1.027	0.918	0.906	0.905	0.907	0.910	0.914	0.920	0.923	0.926
	50	0.959	0.987	0.971	0.964	0.961	0.961	0.960	0.959	0.962	0.958
	60	0.981	1.030	1.018	1.008	1.000	0.997	0.993	0.987	0.988	0.986
	70	0.994	0.988	1.035	1.037	1.028	1.024	1.017	1.009	1.008	0.999
	80	0.999	0.996	0.997	1.002	1.030	1.030	1.027	1.021	1.017	1.014
	90	1.000	1.000	1.000	1.000	1.000	1.000	1.000	1.000	1.000	1.000

第4章　密封小線源治療における吸収線量の計算式

表4.11 ^{192}Ir RALS線源のモデルmHDR-v2に対する非等方性関数 $F(r, \theta)$ [5]

Theta (deg.)	Distance from active source center (cm)																			
	0.00	0.06	0.08	0.10	0.15	0.20	0.25	0.30	0.35	0.40	0.75	1.00	1.50	2.00	3.00	4.00	5.00	6.00	8.00	10.00
0	0.951	0.951	0.934	0.917	0.874	0.831	0.787	0.744	0.714	0.692	0.619	0.610	0.614	0.625	0.650	0.689	0.711	0.733	0.768	0.798
2	0.947	0.947	0.930	0.914	0.871	0.829	0.786	0.744	0.714	0.693	0.639	0.634	0.640	0.651	0.675	0.704	0.725	0.744	0.775	0.801
4	0.944	0.944	0.927	0.910	0.869	0.827	0.785	0.744	0.714	0.694	0.659	0.658	0.667	0.677	0.699	0.720	0.738	0.755	0.782	0.804
6	1.059	1.059	1.033	1.008	0.944	0.881	0.817	0.754	0.721	0.707	0.684	0.685	0.693	0.703	0.722	0.741	0.757	0.772	0.796	0.816
8	0.999	0.999	0.980	0.961	0.914	0.866	0.819	0.772	0.744	0.730	0.710	0.712	0.719	0.729	0.746	0.763	0.777	0.790	0.812	0.830
10	1.007	1.007	0.989	0.971	0.927	0.882	0.837	0.793	0.766	0.755	0.739	0.739	0.746	0.754	0.770	0.785	0.797	0.809	0.829	0.844
12	1.007	1.007	0.991	0.975	0.936	0.897	0.858	0.819	0.791	0.780	0.765	0.766	0.772	0.779	0.792	0.805	0.816	0.826	0.844	0.857
14	1.158	1.158	1.129	1.100	1.027	0.954	0.881	0.830	0.811	0.804	0.790	0.790	0.795	0.801	0.813	0.825	0.835	0.844	0.859	0.871
16	1.269	1.269	1.230	1.192	1.094	0.997	0.900	0.851	0.832	0.825	0.812	0.812	0.816	0.822	0.832	0.842	0.850	0.858	0.871	0.881
18	1.378	1.378	1.330	1.281	1.159	1.037	0.915	0.867	0.850	0.844	0.831	0.832	0.835	0.840	0.849	0.857	0.865	0.871	0.882	0.892
20	1.784	1.784	1.678	1.572	1.306	1.041	0.933	0.885	0.868	0.861	0.849	0.849	0.852	0.856	0.864	0.871	0.878	0.883	0.893	0.901
22	1.784	1.784	1.679	1.575	1.313	1.050	0.942	0.893	0.881	0.875	0.864	0.864	0.867	0.871	0.877	0.884	0.890	0.894	0.903	0.910
26	1.704	1.704	1.610	1.516	1.281	1.046	0.953	0.920	0.906	0.900	0.891	0.890	0.892	0.895	0.900	0.905	0.909	0.913	0.920	0.925
30	1.089	1.089	1.119	1.149	1.225	1.049	0.961	0.932	0.923	0.919	0.911	0.911	0.913	0.915	0.919	0.922	0.926	0.929	0.934	0.938
32	1.157	1.157	1.167	1.178	1.203	1.039	0.966	0.939	0.931	0.927	0.921	0.920	0.921	0.923	0.927	0.930	0.933	0.935	0.940	0.944
36	1.181	1.181	1.176	1.170	1.156	1.023	0.971	0.949	0.944	0.941	0.935	0.935	0.936	0.937	0.940	0.943	0.945	0.947	0.950	0.953
40	0.954	0.954	1.053	1.152	1.109	1.016	0.974	0.961	0.955	0.953	0.948	0.948	0.949	0.950	0.952	0.954	0.956	0.958	0.960	0.962
50	1.037	1.037	1.071	1.104	1.047	0.999	0.981	0.976	0.974	0.973	0.971	0.970	0.971	0.972	0.973	0.974	0.974	0.975	0.977	0.978
60	1.008	1.008	1.041	1.062	1.013	0.998	0.993	0.987	0.986	0.985	0.984	0.985	0.985	0.986	0.986	0.987	0.987	0.988	0.988	0.989
70	1.078	1.078	1.023	1.026	1.001	0.997	0.996	0.995	0.994	0.994	0.993	0.994	0.994	0.994	0.995	0.995	0.995	0.995	0.995	0.995
80	1.020	1.020	1.005	1.007	1.000	1.002	1.003	0.998	0.998	0.998	0.998	0.998	0.999	0.999	0.999	0.999	0.999	1.000	1.000	1.000
90	1.000	1.000	1.000	1.000	1.000	1.000	1.000	1.000	1.000	1.000	1.000	1.000	1.000	1.000	1.000	1.000	1.000	1.000	1.000	1.000
100	1.012	1.012	1.002	1.008	0.996	0.995	0.999	0.999	0.999	0.999	0.998	0.998	0.999	0.999	0.999	0.999	0.999	0.999	0.999	0.999
110	1.069	1.069	1.029	1.025	1.006	0.994	0.996	0.995	0.994	0.994	0.994	0.994	0.994	0.995	0.995	0.995	0.995	0.995	0.995	0.995
120	1.004	1.004	1.049	1.060	1.020	0.999	0.992	0.988	0.986	0.986	0.985	0.985	0.985	0.986	0.987	0.987	0.987	0.988	0.988	0.989
130	1.056	1.056	1.080	1.105	1.047	1.003	0.985	0.976	0.975	0.974	0.971	0.971	0.971	0.972	0.973	0.974	0.975	0.975	0.977	0.978
132	1.043	1.043	1.077	1.111	1.058	1.002	0.982	0.974	0.972	0.970	0.967	0.967	0.968	0.968	0.969	0.970	0.972	0.972	0.974	0.975
134	1.021	1.021	1.078	1.135	1.068	1.007	0.982	0.971	0.968	0.967	0.963	0.963	0.963	0.964	0.965	0.967	0.968	0.969	0.970	0.972
136	1.011	1.011	1.075	1.138	1.076	1.014	0.979	0.967	0.964	0.963	0.959	0.958	0.959	0.960	0.961	0.962	0.964	0.965	0.967	0.968
138	1.080	1.080	1.113	1.146	1.098	1.016	0.977	0.963	0.961	0.958	0.954	0.953	0.954	0.955	0.956	0.958	0.960	0.961	0.963	0.965
140	0.983	0.983	1.068	1.153	1.113	1.020	0.982	0.961	0.956	0.954	0.948	0.947	0.948	0.949	0.951	0.953	0.955	0.957	0.959	0.961
144	1.184	1.184	1.176	1.169	1.151	1.033	0.978	0.951	0.945	0.942	0.936	0.935	0.936	0.937	0.940	0.942	0.944	0.946	0.949	0.952
148	1.140	1.140	1.155	1.169	1.204	1.031	0.976	0.942	0.932	0.928	0.919	0.919	0.920	0.922	0.925	0.929	0.931	0.934	0.938	0.942
150	1.099	1.099	1.128	1.158	1.232	1.052	0.967	0.930	0.923	0.920	0.911	0.910	0.912	0.913	0.917	0.921	0.924	0.927	0.932	0.936
154	1.631	1.631	1.554	1.477	1.285	1.093	0.959	0.914	0.904	0.899	0.889	0.888	0.890	0.893	0.898	0.903	0.907	0.911	0.918	0.923
158	1.725	1.725	1.636	1.547	1.324	1.101	0.947	0.896	0.879	0.873	0.861	0.861	0.864	0.867	0.873	0.880	0.886	0.891	0.900	0.907
160	1.741	1.741	1.649	1.558	1.329	1.099	0.937	0.880	0.863	0.858	0.845	0.845	0.848	0.852	0.860	0.867	0.874	0.879	0.890	0.898
162	1.515	1.515	1.452	1.389	1.230	1.072	0.914	0.862	0.846	0.840	0.827	0.826	0.830	0.835	0.844	0.852	0.860	0.867	0.878	0.887
164	1.382	1.382	1.331	1.280	1.153	1.025	0.898	0.843	0.826	0.820	0.806	0.805	0.810	0.815	0.825	0.835	0.844	0.852	0.866	0.876
166	1.961	1.961	1.845	1.729	1.439	1.150	0.860	0.819	0.804	0.797	0.781	0.781	0.786	0.792	0.804	0.816	0.826	0.835	0.851	0.863
168	1.036	1.036	1.016	0.996	0.946	0.895	0.845	0.794	0.779	0.770	0.753	0.754	0.760	0.767	0.782	0.794	0.806	0.816	0.835	0.849
170	0.894	0.894	0.884	0.874	0.850	0.825	0.801	0.776	0.752	0.741	0.721	0.722	0.729	0.737	0.754	0.769	0.783	0.796	0.817	0.834
172	0.880	0.880	0.870	0.860	0.835	0.810	0.786	0.761	0.736	0.711	0.686	0.686	0.695	0.705	0.725	0.742	0.758	0.772	0.796	0.815
174	0.626	0.626	0.627	0.627	0.628	0.629	0.630	0.631	0.632	0.633	0.641	0.646	0.656	0.669	0.692	0.711	0.730	0.747	0.774	0.797
176	0.575	0.575	0.575	0.576	0.577	0.579	0.580	0.582	0.583	0.585	0.595	0.602	0.616	0.630	0.658	0.678	0.699	0.718	0.749	0.773
178	0.536	0.536	0.537	0.537	0.539	0.540	0.542	0.543	0.545	0.546	0.556	0.563	0.578	0.595	0.625	0.638	0.660	0.682	0.717	0.746
180	0.497	0.497	0.498	0.499	0.500	0.502	0.503	0.504	0.506	0.507	0.518	0.525	0.540	0.559	0.591	0.598	0.621	0.646	0.685	0.718

第4章　密封小線源治療における吸収線量の計算式

表4.12　^{192}Ir RALS線源のモデルVS2000に対する非等方性関数 $F(r, \theta)$[5]

Theta (deg.)	Distance from active source center (cm)									
	0.00	0.25	0.50	1.00	2.00	3.00	4.00	5.00	7.50	10.00
0	0.598	0.598	0.573	0.524	0.536	0.568	0.599	0.627	0.688	0.734
1	0.508	0.508	0.514	0.527	0.551	0.580	0.612	0.638	0.698	0.743
2	0.526	0.526	0.533	0.546	0.573	0.606	0.635	0.661	0.715	0.757
3	0.556	0.556	0.563	0.576	0.601	0.631	0.658	0.684	0.733	0.771
5	0.626	0.626	0.631	0.642	0.663	0.690	0.712	0.732	0.772	0.804
7	0.691	0.691	0.695	0.703	0.718	0.739	0.756	0.771	0.804	0.829
10	0.770	0.770	0.772	0.775	0.781	0.797	0.811	0.821	0.844	0.864
12	0.801	0.801	0.803	0.806	0.812	0.825	0.835	0.843	0.863	0.878
15	0.842	0.842	0.843	0.845	0.848	0.858	0.865	0.871	0.886	0.898
20	0.889	0.889	0.889	0.890	0.892	0.898	0.902	0.904	0.915	0.924
25	0.929	0.929	0.926	0.920	0.918	0.922	0.925	0.926	0.934	0.938
30	0.945	0.945	0.943	0.940	0.938	0.942	0.944	0.946	0.949	0.953
35	0.959	0.959	0.958	0.957	0.952	0.955	0.956	0.959	0.961	0.965
40	0.969	0.969	0.968	0.966	0.963	0.967	0.968	0.969	0.970	0.971
45	0.976	0.976	0.975	0.974	0.973	0.975	0.975	0.976	0.977	0.978
50	0.993	0.993	0.983	0.982	0.979	0.981	0.981	0.980	0.983	0.984
55	0.996	0.996	0.987	0.986	0.986	0.987	0.985	0.985	0.985	0.986
60	0.997	0.997	0.991	0.991	0.988	0.992	0.991	0.990	0.991	0.991
65	0.997	0.997	0.994	0.997	0.993	0.994	0.994	0.996	0.995	0.995
70	0.998	0.998	0.997	0.997	0.995	0.995	0.996	0.997	0.996	0.996
75	0.998	0.998	0.998	1.000	0.997	0.998	0.998	0.998	0.997	0.999
80	0.999	0.999	0.998	1.002	0.998	0.998	0.997	0.997	0.999	0.998
85	0.999	0.999	1.000	1.001	0.998	0.999	0.999	1.000	0.999	1.000
90	1.000	1.000	1.000	1.000	1.000	1.000	1.000	1.000	1.000	1.000
95	0.999	0.999	1.001	1.000	0.998	0.999	0.998	1.000	0.999	0.999
100	0.999	0.999	0.998	1.005	0.997	0.999	0.999	0.998	0.999	1.000
105	0.999	0.999	0.998	1.000	0.997	1.000	0.998	0.998	0.996	0.997
110	0.999	0.999	0.997	0.999	0.995	0.995	0.995	0.995	0.997	0.997
115	0.998	0.998	0.994	0.995	0.992	0.994	0.995	0.994	0.994	0.993
120	0.997	0.997	0.991	0.996	0.990	0.990	0.990	0.990	0.991	0.993
125	0.995	0.995	0.987	0.988	0.984	0.987	0.985	0.985	0.984	0.988
130	0.993	0.993	0.981	0.979	0.978	0.981	0.981	0.980	0.981	0.983
135	0.976	0.976	0.976	0.977	0.974	0.975	0.976	0.975	0.976	0.977
140	0.971	0.971	0.969	0.967	0.964	0.967	0.968	0.969	0.970	0.971
145	0.960	0.960	0.958	0.955	0.953	0.956	0.958	0.958	0.961	0.963
150	0.947	0.947	0.945	0.941	0.940	0.944	0.944	0.945	0.951	0.954
155	0.931	0.931	0.927	0.918	0.919	0.923	0.927	0.931	0.935	0.942
160	0.892	0.892	0.892	0.892	0.891	0.896	0.899	0.904	0.914	0.921
165	0.845	0.845	0.845	0.846	0.848	0.858	0.865	0.872	0.886	0.899
168	0.799	0.799	0.801	0.804	0.812	0.825	0.834	0.845	0.863	0.878
170	0.755	0.755	0.758	0.765	0.779	0.794	0.806	0.820	0.843	0.861
173	0.676	0.676	0.681	0.691	0.712	0.732	0.750	0.767	0.799	0.826
175	0.608	0.608	0.613	0.625	0.648	0.671	0.695	0.717	0.760	0.793
177	0.511	0.511	0.518	0.533	0.561	0.590	0.619	0.648	0.704	0.749
178	0.514	0.514	0.519	0.529	0.550	0.570	0.591	0.611	0.662	0.714
179	0.402	0.402	0.409	0.422	0.449	0.475	0.501	0.528	0.594	0.660
180	0.291	0.291	0.299	0.315	0.348	0.380	0.412	0.444	0.525	0.606

第4章　密封小線源治療における吸収線量の計算式

表4.13　^{192}Ir RALS線源のモデルIr2.A85-2に対する非等方性関数 $F(r, \theta)$[5]

Theta (deg.)	Distance from active source center (cm)													
	0.00	0.25	0.50	0.75	1.00	1.50	2.00	3.00	4.00	5.00	6.00	7.00	8.00	10.00
0	0.666	0.666	0.634	0.602	0.592	0.590	0.596	0.617	0.642	0.664	0.683	0.701	0.720	0.753
1	0.667	0.667	0.637	0.607	0.597	0.599	0.608	0.632	0.656	0.678	0.697	0.714	0.732	0.761
2	0.667	0.667	0.641	0.615	0.609	0.616	0.629	0.654	0.678	0.699	0.716	0.733	0.749	0.775
3	0.665	0.665	0.644	0.623	0.623	0.631	0.643	0.666	0.689	0.710	0.726	0.743	0.758	0.784
4	0.665	0.665	0.650	0.635	0.635	0.644	0.655	0.679	0.699	0.720	0.736	0.753	0.766	0.791
5	0.668	0.668	0.658	0.648	0.648	0.658	0.669	0.691	0.712	0.731	0.747	0.763	0.776	0.798
6	0.679	0.679	0.670	0.661	0.663	0.673	0.683	0.705	0.724	0.742	0.757	0.772	0.785	0.805
8	0.705	0.705	0.698	0.691	0.692	0.702	0.712	0.731	0.748	0.764	0.778	0.790	0.801	0.820
10	0.732	0.732	0.728	0.724	0.725	0.733	0.742	0.759	0.774	0.787	0.800	0.810	0.819	0.836
15	0.806	0.806	0.800	0.794	0.795	0.800	0.805	0.816	0.826	0.836	0.845	0.851	0.859	0.870
20	0.860	0.860	0.853	0.846	0.845	0.848	0.852	0.860	0.867	0.874	0.879	0.885	0.890	0.898
25	0.895	0.895	0.890	0.885	0.884	0.886	0.888	0.893	0.898	0.903	0.907	0.910	0.914	0.920
30	0.921	0.921	0.917	0.913	0.912	0.912	0.915	0.918	0.922	0.925	0.928	0.930	0.933	0.936
40	0.956	0.956	0.953	0.950	0.949	0.950	0.950	0.953	0.954	0.956	0.957	0.958	0.960	0.961
50	0.976	0.976	0.974	0.972	0.972	0.972	0.973	0.974	0.974	0.975	0.976	0.976	0.977	0.978
60	0.990	0.990	0.986	0.986	0.985	0.985	0.986	0.986	0.987	0.987	0.988	0.987	0.988	0.988
70	0.996	0.996	0.994	0.994	0.993	0.994	0.994	0.994	0.995	0.995	0.995	0.995	0.996	0.995
80	0.999	0.999	0.999	0.998	0.998	0.998	0.999	0.999	0.999	0.999	0.999	0.999	0.999	0.999
90	1.000	1.000	1.000	1.000	1.000	1.000	1.000	1.000	1.000	1.000	1.000	1.000	1.000	1.000
100	1.000	1.000	0.999	0.999	0.998	0.998	0.998	0.998	0.999	0.999	0.999	0.998	0.999	0.999
110	0.996	0.996	0.994	0.994	0.994	0.994	0.994	0.995	0.995	0.995	0.995	0.995	0.995	0.995
120	0.991	0.991	0.986	0.986	0.986	0.986	0.986	0.986	0.987	0.987	0.988	0.988	0.988	0.989
130	0.974	0.974	0.973	0.972	0.971	0.972	0.972	0.973	0.974	0.975	0.975	0.976	0.976	0.977
140	0.955	0.955	0.952	0.949	0.948	0.949	0.950	0.952	0.954	0.955	0.957	0.958	0.959	0.961
150	0.922	0.922	0.917	0.912	0.911	0.912	0.914	0.917	0.921	0.925	0.928	0.930	0.933	0.936
155	0.887	0.887	0.886	0.885	0.884	0.885	0.888	0.893	0.898	0.903	0.907	0.911	0.914	0.920
160	0.849	0.849	0.848	0.847	0.846	0.849	0.853	0.861	0.868	0.874	0.881	0.885	0.891	0.898
165	0.791	0.791	0.793	0.795	0.797	0.801	0.807	0.818	0.828	0.837	0.846	0.853	0.860	0.871
170	0.718	0.718	0.721	0.725	0.728	0.735	0.744	0.760	0.775	0.788	0.800	0.810	0.820	0.836
172	0.686	0.686	0.690	0.694	0.698	0.706	0.716	0.735	0.751	0.766	0.780	0.791	0.803	0.821
174	0.651	0.651	0.655	0.660	0.664	0.673	0.684	0.706	0.726	0.744	0.759	0.772	0.785	0.806
175	0.634	0.634	0.638	0.643	0.647	0.656	0.668	0.691	0.711	0.730	0.747	0.762	0.775	0.798
176	0.618	0.618	0.622	0.627	0.631	0.640	0.652	0.676	0.697	0.717	0.735	0.751	0.765	0.790
177	0.599	0.599	0.604	0.610	0.615	0.626	0.638	0.662	0.685	0.706	0.725	0.742	0.756	0.782
178	0.591	0.591	0.595	0.599	0.602	0.609	0.622	0.647	0.670	0.693	0.713	0.730	0.746	0.771
179	0.589	0.589	0.589	0.590	0.590	0.591	0.602	0.626	0.649	0.676	0.696	0.713	0.728	0.759
180	0.590	0.590	0.588	0.587	0.585	0.582	0.592	0.613	0.636	0.666	0.686	0.704	0.718	0.755

第 4 章 　密封小線源治療における吸収線量の計算式

表4. 14　^{60}Co RALS線源のモデルGK0M21に対する非等方性関数 $F(r, \theta\,)$[5]

		Distance from active source center (cm)												
		0.00	0.25	0.50	0.75	1.00	1.50	2.00	3.00	4.00	5.00	6.00	7.00	8.00	10.00
Theta (deg.)	0	0.894	0.894	0.923	0.951	0.931	0.931	0.934	0.932	0.928	0.926	0.927	0.939	0.936	0.941
	1	0.898	0.898	0.925	0.953	0.934	0.933	0.934	0.935	0.934	0.933	0.934	0.940	0.940	0.943
	2	0.895	0.895	0.924	0.952	0.937	0.937	0.937	0.939	0.940	0.942	0.943	0.945	0.945	0.947
	3	0.898	0.898	0.925	0.953	0.938	0.939	0.939	0.939	0.940	0.942	0.945	0.946	0.947	0.949
	4	0.898	0.898	0.926	0.954	0.938	0.938	0.938	0.938	0.940	0.942	0.944	0.946	0.947	0.949
	5	0.898	0.898	0.927	0.956	0.941	0.940	0.939	0.941	0.942	0.944	0.945	0.946	0.947	0.949
	6	0.899	0.899	0.929	0.958	0.943	0.943	0.942	0.944	0.944	0.946	0.947	0.948	0.949	0.952
	8	0.909	0.909	0.934	0.959	0.946	0.947	0.948	0.949	0.951	0.951	0.952	0.953	0.954	0.958
	10	0.914	0.914	0.938	0.962	0.951	0.952	0.953	0.954	0.955	0.957	0.957	0.959	0.959	0.961
	15	0.930	0.930	0.950	0.969	0.967	0.968	0.967	0.969	0.969	0.969	0.969	0.970	0.971	0.971
	20	0.671	0.671	0.966	0.983	0.977	0.978	0.978	0.979	0.979	0.980	0.979	0.980	0.981	0.980
	25	0.719	0.719	0.983	0.984	0.984	0.984	0.984	0.985	0.985	0.984	0.985	0.985	0.985	0.986
	30	0.769	0.769	0.989	0.992	0.988	0.989	0.989	0.989	0.989	0.989	0.989	0.989	0.989	0.989
	40	0.862	0.862	0.997	0.995	0.993	0.995	0.994	0.994	0.994	0.994	0.994	0.994	0.994	0.994
	50	0.918	0.918	1.000	1.000	0.997	0.997	0.997	0.998	0.998	0.997	0.997	0.997	0.997	0.997
	60	0.957	0.957	0.999	1.001	0.998	0.998	0.997	0.998	0.998	0.998	0.998	0.998	0.998	0.998
	70	0.974	0.974	0.999	1.001	0.999	0.999	0.999	0.999	0.999	0.999	0.999	0.999	0.999	0.999
	80	0.990	0.990	0.995	0.999	1.000	1.000	1.000	1.000	1.000	1.000	1.000	1.000	1.000	1.000
	90	1.000	1.000	1.000	1.000	1.000	1.000	1.000	1.000	1.000	1.000	1.000	1.000	1.000	1.000
	100	0.990	0.990	0.994	0.999	1.000	0.999	1.000	0.999	0.999	1.000	0.999	1.000	0.999	0.999
	110	0.975	0.975	0.997	1.001	0.999	0.999	1.000	1.000	1.000	0.999	0.999	0.999	0.999	0.999
	120	0.956	0.956	0.999	1.000	0.999	0.998	0.999	0.999	0.999	0.999	0.999	0.999	0.999	0.999
	130	0.918	0.918	1.001	0.999	0.996	0.997	0.997	0.997	0.997	0.997	0.997	0.997	0.996	0.997
	140	0.862	0.862	0.994	0.995	0.995	0.995	0.995	0.996	0.995	0.996	0.995	0.995	0.995	0.995
	150	0.773	0.773	0.983	0.996	0.991	0.991	0.991	0.990	0.991	0.990	0.990	0.990	0.990	0.990
	155	0.724	0.724	0.971	0.984	0.985	0.985	0.985	0.985	0.986	0.986	0.986	0.986	0.986	0.986
	160	0.678	0.678	0.943	0.976	0.980	0.979	0.978	0.978	0.978	0.979	0.978	0.978	0.979	0.978
	165	0.843	0.843	0.897	0.951	0.967	0.967	0.966	0.966	0.967	0.967	0.967	0.968	0.968	0.968
	170	0.763	0.763	0.832	0.902	0.939	0.938	0.938	0.937	0.938	0.939	0.940	0.940	0.942	0.944
	172	0.770	0.770	0.819	0.869	0.918	0.917	0.917	0.919	0.920	0.921	0.923	0.924	0.926	0.929
	174	0.737	0.737	0.786	0.835	0.885	0.885	0.884	0.885	0.887	0.890	0.892	0.896	0.898	0.901
	175	0.857	0.857	0.857	0.857	0.857	0.857	0.858	0.861	0.864	0.868	0.871	0.875	0.878	0.883
	176	0.813	0.813	0.813	0.813	0.814	0.814	0.816	0.821	0.827	0.833	0.838	0.842	0.846	0.855
	177	0.791	0.791	0.783	0.775	0.767	0.750	0.755	0.762	0.771	0.779	0.787	0.794	0.799	0.812
	178	0.861	0.861	0.823	0.785	0.747	0.671	0.650	0.658	0.672	0.687	0.698	0.709	0.719	0.741
	179	0.913	0.913	0.856	0.799	0.742	0.629	0.560	0.549	0.568	0.585	0.602	0.616	0.631	0.659
	180	0.833	0.833	0.819	0.792	0.737	0.627	0.540	0.511	0.530	0.546	0.564	0.580	0.596	0.623

— 120 —

第4章　密封小線源治療における吸収線量の計算式

表4.15 ^{60}Co RALS線源のモデルCo0.A86に対する非等方性関数 $F(r, \theta)$[5]

Theta (deg.)	Distance from active source center (cm)													
	0.00	0.25	0.50	0.75	1.00	1.50	2.00	3.00	4.00	5.00	6.00	7.00	8.00	10.00
0	0.984	0.984	0.965	0.946	0.923	0.945	0.947	0.945	0.944	0.945	0.945	0.947	0.947	0.952
1	0.981	0.981	0.971	0.961	0.952	0.947	0.947	0.946	0.946	0.948	0.949	0.951	0.952	0.955
2	0.977	0.977	0.971	0.964	0.963	0.952	0.952	0.952	0.953	0.955	0.956	0.957	0.959	0.959
3	0.963	0.963	0.964	0.965	0.958	0.956	0.957	0.958	0.958	0.959	0.960	0.961	0.962	0.964
4	0.951	0.951	0.961	0.971	0.961	0.959	0.960	0.961	0.962	0.962	0.964	0.965	0.966	0.968
5	0.938	0.938	0.958	0.977	0.965	0.962	0.962	0.963	0.965	0.965	0.966	0.967	0.968	0.970
6	0.939	0.939	0.958	0.977	0.966	0.964	0.964	0.964	0.965	0.965	0.966	0.967	0.968	0.970
8	0.944	0.944	0.962	0.979	0.971	0.967	0.967	0.967	0.968	0.968	0.969	0.970	0.971	0.972
10	0.952	0.952	0.967	0.983	0.978	0.971	0.971	0.971	0.972	0.972	0.973	0.973	0.974	0.975
15	0.970	0.970	0.976	0.981	0.981	0.979	0.979	0.979	0.979	0.979	0.980	0.980	0.980	0.981
20	0.734	0.734	0.982	0.989	0.990	0.985	0.985	0.985	0.985	0.985	0.985	0.986	0.986	0.986
25	0.788	0.788	1.001	0.995	0.989	0.989	0.989	0.989	0.989	0.989	0.990	0.990	0.990	0.990
30	0.821	0.821	0.994	0.994	0.991	0.993	0.993	0.993	0.993	0.992	0.993	0.993	0.993	0.992
40	0.894	0.894	1.002	0.999	0.998	0.996	0.996	0.996	0.996	0.996	0.996	0.996	0.996	0.996
50	0.942	0.942	1.002	0.998	0.996	0.998	0.998	0.998	0.998	0.998	0.998	0.998	0.998	0.999
60	0.974	0.974	0.998	1.003	0.999	0.999	0.999	0.999	0.999	0.998	0.998	0.999	0.999	0.999
70	0.991	0.991	1.000	0.998	1.000	1.000	1.000	1.000	1.000	0.999	1.000	1.000	1.000	1.000
80	1.000	1.000	0.999	1.000	1.002	1.000	1.000	1.000	1.000	1.000	1.000	1.000	1.000	1.000
90	1.000	1.000	1.000	1.000	1.000	1.000	1.000	1.000	1.000	1.000	1.000	1.000	1.000	1.000
100	1.000	1.000	0.997	1.001	1.000	1.000	1.000	1.000	1.000	1.000	1.000	1.000	1.000	1.000
110	0.995	0.995	1.002	1.000	0.998	1.000	1.000	1.000	1.000	0.999	0.999	1.000	0.999	1.000
120	0.982	0.982	0.999	1.002	0.999	0.999	0.999	0.999	0.999	0.998	0.998	0.998	0.999	0.998
130	0.957	0.957	1.002	0.995	0.996	0.999	0.999	0.998	0.998	0.998	0.997	0.998	0.998	0.998
140	0.913	0.913	1.006	0.997	0.992	0.996	0.995	0.995	0.995	0.995	0.995	0.995	0.995	0.995
150	0.843	0.843	0.996	0.990	0.988	0.991	0.991	0.990	0.990	0.990	0.990	0.991	0.991	0.991
155	0.806	0.806	0.995	0.984	0.988	0.987	0.986	0.986	0.987	0.986	0.986	0.987	0.987	0.987
160	0.735	0.735	0.968	0.980	0.979	0.980	0.981	0.981	0.981	0.981	0.981	0.982	0.982	0.982
165	0.939	0.939	0.953	0.966	0.970	0.969	0.969	0.969	0.970	0.970	0.970	0.971	0.972	0.973
170	0.925	0.925	0.940	0.955	0.959	0.954	0.954	0.955	0.956	0.957	0.958	0.960	0.961	0.962
172	0.923	0.923	0.934	0.944	0.954	0.944	0.944	0.946	0.947	0.949	0.950	0.951	0.952	0.954
174	0.917	0.917	0.926	0.936	0.945	0.934	0.934	0.936	0.937	0.939	0.941	0.942	0.944	0.947
175	0.971	0.971	0.960	0.949	0.938	0.927	0.928	0.930	0.932	0.934	0.936	0.938	0.939	0.942
176	0.973	0.973	0.960	0.947	0.934	0.922	0.923	0.925	0.928	0.929	0.931	0.934	0.936	0.939
177	0.966	0.966	0.954	0.942	0.931	0.919	0.919	0.921	0.924	0.926	0.928	0.930	0.932	0.936
178	0.991	0.991	0.971	0.952	0.932	0.913	0.914	0.918	0.920	0.922	0.924	0.925	0.929	0.933
179	1.005	1.005	0.981	0.957	0.932	0.908	0.908	0.911	0.913	0.915	0.918	0.918	0.921	0.926
180	0.996	0.996	0.975	0.953	0.931	0.909	0.907	0.907	0.909	0.912	0.915	0.914	0.914	0.921

－121－

第 4 章　密封小線源治療における吸収線量の計算式

4.5　線量計算の適用条件

4.5.1　線量計算の不確かさ

　密封小線源治療で利用されている TG-43U1 計算式には，線源強度の測定，線量評価に対する実測定や MCS，RTPS で施されている補間方法等に起因する不確かさを含有している事を考慮しなければならない。AAPM 及び欧州放射線腫瘍学会（ESTRO）から報告された共同のレポートから，観点分析により要因を区分け可能である[8]。例えば，基礎物理データの要因に着目した場合，不確かさの因子として，利用した原子や分子の放射線に関連する反応断面積，質量減弱係数，質量エネルギー吸収係数，エネルギースペクトル，放射性核種の半減期等が挙げられる。線量計算パラメータの算出基である MCS の要因に着目した場合では，種々の計算コードが実装している物理モデルの違い，ユーザの利便性の為に構築された物理量の情報を抽出する領域（タリー）や実装方法の明確化及び一貫性の有無等があり，実測定の要因に着目した場合では，使用した検出器の特性や形状，大きさ，組成に起因するファントムの影響等の因子が不確かさを構成する。結果として，TG-43U1 計算式を治療計画に利用した場合，線源軸の横断面に対して，線源中心から 1 cm の距離の吸収線量に対する総合的な不確かさは，低エネルギー光子放出核種では約 8.7%，高エネルギー光子放出核種では約 6.8%（包含係数 $k = 2$）であると見積もられている[8]。密封小線源治療に関する不確かさの評価や詳細は，本書の付録 1 を参照する。

4.5.2　線量計算の懸念事項

4.5.2.1　不均質補正

　密封小線源治療の治療計画に対して，TG-43U1 計算式を利用する上で重要な事項の 1 つとして，計算対象の媒質を一様密度の水と仮定している事が挙げられる。これは，TG-43U1 計算式に使用されている線量計算パラメータが，放射性核種から放出された光子に対する空間の吸収及び散乱条件が水で算出されているため，他の物質の条件下に対しては，線量計算の精度が担保されていない（本書の付録 4 参照）。つまり，治療計画の線量計算では，治療対象となる組織や周囲の正常組織の物質特性を全く考慮していない。一様媒質を仮定したとしても，水と患者の組織とでは密度や構成元素，構成元素比率といった物質特性が異なる。その他に，線源容器や線源自身の自己吸収や組織の石灰化など高原子番号で構成される物質の存在，空気層など低密度の物質による散乱成因の欠落など，これらの因子が計算対象の媒質中に存在すると問題になる。放射線治療で腫瘍に対する放射線の線量付与は，電離放射線が物

— 122 —

第 4 章　密封小線源治療における吸収線量の計算式

質中での相互作用により付与したエネルギーに基づいているため，相互作用とエネルギー損失の機構は，非常に重要な因子である。加えて，計算対象である患者の幾何学的な形状，構造等も結果として，腫瘍に投与する処方線量や周囲の正常組織に対する線量計算に計算誤差が生じる。一方で，これらの TG-43U1 計算式による線量計算の種々の問題を解決すべく，新たな計算方式であるモデルベース型線量計算アルゴリズムが出現した[9]。しかし，治療計画の状況により，従来の TG-43U1 計算式による計算値との相違が大きくなるため，導入の際には十二分に注意が必要である（本書の付録 4 参照）。

4.5.2.2　線源輸送に関係する線量付与

　現在の密封小線源治療の RTPS は，線源が停留している状態からの線量付与しか，線量計算に考慮していない。つまり，線源輸送に関係する線量付与は無視しているため，RTPS で算出した線量の計算値と実際の治療中の線量では相違が生じる[10-12]。この問題は，線源の輸送速度，輸送距離，停留点数，停留時間等に依存する。治療計画の際に，線源の停留時間を調整する事で線源輸送に関係する線量付与の不確かさを軽減する事も可能であり，一般的には，高線量率（HDR）による密封小線源治療，特に多数のカテーテルを使用する前立腺がんに対する治療で問題となる（本書の付録 1 参照）[12,13]。

第 4 章　密封小線源治療における吸収線量の計算式

参 考 文 献

1) Nath R, Anderson LL, Luxton G, et al: Dosimetry of interstitial brachytherapy sources: recommendations of the AAPM Radiation Therapy Committee Task Group No. 43. American Association of Physicists in Medicine, Med. Phys. 22: 209-234, 1995

2) Rivard MJ, Coursey BM, DeWerd LA, et al: Update of AAPM Task Group No. 43 Report: A revised AAPM protocol for brachytherapy dose calculations, Med. Phys. 31: 633-674, 2004

3) Rivard MJ, Butler WM, DeWerd LA, et al: Supplement to the 2004 update of the AAPM Task Group No. 43 Report, Med. Phys. 34: 2187-2205, 2007

4) Rivard MJ, Ballester F, Butler WM, et al: Supplement 2 for the 2004 update of the AAPM Task Group No. 43 Report: Joint recommendations by the AAPM and GEC-ESTRO, Med. Phys. 44: e297-e338, 2017

5) Perez-Calatayud J, Ballester F, Das RK, et al: Dose calculation for photon-emitting brachytherapy sources with average energy higher than 50 keV: report of the AAPM and ESTRO, Med. Phys. 39: 2904-2929, 2012

6) Beyer DC, Puente F, Rogers KL, et al: Prostate brachytherapy: comparison of dose distribution with different ^{125}I source designs, Radiology 221: 623-627, 2001

7) Meigooni AS, Luerman CMSowards KT: Evaluation of the dose distribution for prostate implants using various ^{125}I and ^{103}Pd sources, Med. Phys. 36: 1452-1458, 2009

8) DeWerd LA, Ibbott GS, Meigooni AS, et al: A dosimetric uncertainty analysis for photon-emitting brachytherapy sources: report of AAPM Task Group No. 138 and GEC-ESTRO, Med. Phys. 38: 782-801, 2011

9) Beaulieu L, Carlsson Tedgren A, Carrier JF, et al: Report of the Task Group 186 on model-based dose calculation methods in brachytherapy beyond the TG-43 formalism: Current status and recommendations for clinical implementation, Med. Phys. 39: 6208-6236, 2012

10) Bastin KT, Podgorsak MBThomadsen BR: The transit dose component of high dose rate brachytherapy: direct measurements and clinical implications, Int. J. Radiat. Oncol. Biol. Phys. 26: 695-702, 1993

11) Wong TP, Fernando W, Johnston PN, et al: Transit dose of an Ir-192 high dose rate brachytherapy stepping source, Phys. Med. Biol. 46: 323-331, 2001

12) Fonseca GP, Landry G, Reniers B, et al: The contribution from transit dose for ^{192}Ir HDR brachytherapy treatments, Phys. Med. Biol. 59: 1831-1844, 2014

13) Palmer AMzenda B: Performance assessment of the BEBIG MultiSource high dose rate brachytherapy treatment unit, Phys. Med. Biol. 54: 7417-7434, 2009

付　　　録

付録1　小線源治療における不確かさの評価

1．不確かさの定義

現在の不確かさ評価の標準的な手法は国際度量衡局（BIPM）の CIPM レポート[1]に基づいている。後に国際標準化機構（ISO）により発展化され，Guide to Expression of Uncertainty in Measurement（GUM）[2]（2010 年に改訂）として，また米国国立標準技術研究所（NIST）による技術ノート1297[3]となっている。誤差と不確かさは明確に区別される。誤差は，真の値が既知のときの測定値との差である。一方，多くの状況で真の値を知ることは不可能に近い。そのため，真の値を基準とせず，測定値のバラツキやかたよりから，真の値が存在する一定の区間を推定し，測定値の信頼性を評価する。この指標が不確かさとなる。

不確かさとは測定値に付随するバラツキを意味し，個々の要因のバラツキ（標準不確かさ）を求め，それを合成（合成標準不確かさ）することで全体の不確かさを求める。最終的な測定値をyとし，それを求めるための各要素をxとする。yはxの関数として下記の通り表される。

$$y = f(x_i) \qquad (A\,1.1)$$

各要素の標準不確かさを$u(x_i)$とすると，求めたいyの合成標準不確かさを$u_c(y)$は，yを各要素により偏微分し，各要素の標準不確かさを乗じたものの二乗和の平方根から求められる。

$$u_c^2(y) = \sum_{i=1}^{N} \left(\frac{\partial f}{\partial x_i} \right)^2 \cdot u^2(x_i) \qquad (A\,1.2)$$

この$\frac{\partial f}{\partial x_i}$は要素$x_i$の感度係数と呼ばれ$c_i$と表記される。理論的に導きだされることもあれば，実測により求められる場合もある。

各要素の標準不確かさを求める際には，Type A（統計的）又は Type B（それ以外）の方法に分け

る。Type A の場合には標準不確かさとしての標準偏差は計測から得られるバラツキであるが，計測値個々のバラツキを示すのではなく，計測値の平均値のバラツキを意味する。例えば，計測値のバラツキの標準偏差が 0.5% である線量計の読み取り値の平均値のバラツキは，5 回測定の平均値を採用する場合，平均値のバラツキ（Type A の標準不確かさ）は，$0.5/\sqrt{5} = 0.22$ となる。Type B の場合には確率分布を仮定してバラツキを推定する。例えば使用した温度計は± 0.5 ℃でしか評価できず，その中でのどの値が真値かについては不明のため，± 0.5 ℃の範囲を一様分布の確率分布と仮定すると，Type B の標準不確かさは，$0.5/\sqrt{3} = 0.29$ となる。確率分布から評価される不確かさについては図 A1.1 の通りである。

なお，最終的な測定値yと各要素xの関係が下記のように各要素の積で表されるとき，

$$y = cx_1^{p_1} \cdot x_2^{p_2} \dots x_N^{p_N} \qquad (A\,1.3)$$

式（A 1.2）は下記のように書き換えられる。

$$\left[u_c(y)/y \right]^2 = \sum_{i=1}^{N} \left[p_i \cdot u(x_i)/x_i \right]^2 \qquad (A\,1.4)$$

つまり，例えばすべてのp_iが 1 となり二乗で効くような要素がなく，単純な各要素の一次の積の形で最終的な測定値が表される時には，その相対合成標準不確かさは各要素の相対不確かさの二乗和の平方根で表される。

$u_c(y)$に包含係数kを乗じたUを拡張不確かさと呼ぶ。

$$U = k \cdot u_c(y) \qquad (A\,1.5)$$

$k = 2$ として，95%（信頼の水準）の計測値が不確かさに含まれるように拡張不確かさを表記するのが一般的である。AAPM/ESTRO のガイドライン[4]ではUの表記の代わりにVを使用しているが（小線源治療において U は空気カーマ強度と

― 125 ―

付録1 小線源治療における不確かさの評価

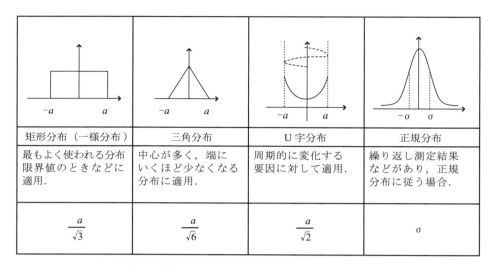

図A1.1 確率分布の例およびその際の相対標準不確かさ
図中のaは取り得る計測値の上限／下限を示し，
σは正規分布の標準偏差を示す．

して使用されてきた歴史があるため），この計測法では不確かさの記号としてGUMの表記の通りUを使用する。

本付録では，小線源治療に影響する各要因の不確かさについて，AAPM/ESTROによるガイドライン[4]及びAAPM TG-138による分析データ[5]をベースに評価の一例を紹介する。

2. 線源強度

もっとも基本的なパラメータであり，治療の質に直接的に影響する。現在広く受け入れられている線源強度として空気カーマS_KについてAAPM/ESTRO共同レポートタスクグループ138のレポート（TG-138）[5]では，放出光子のエネルギー50 keVを境界にして，低エネルギー光子放出核種を用いた治療（LE治療）では1.3%（$k=1$），高エネルギー光子放出核種を用いた治療（HE治療）では1.5%（$k=1$）としている。これは米国での二次標準線量機関（ADCL）にて校正を受けた線量計の校正定数についてのものであるが，日本国内においては2016年にAISTがJRIAと共同で，遠隔操作式後装填法（RALS）線源の^{192}Irのためのγ線基準空気カーマ率の国内トレーサビリティを確立した。これによりJRIAによるウェル形電離箱式線量計の校正を受けた場合に，^{192}Ir照射時の校正定数に対して不確かさは2.2%（$k=2$）となっている。なお，^{125}Iなどの永久挿入線源については個々の線源強度は通常は確認されておらず，バッチ単位で±2 - ±8%の幅を持っている。その間を一様分布と仮定し，不確かさは0.6 - 2.3%とし，1線源としての不確かさ1.3%と合成して1.4 - 2.6%とすることがAAPM/ESTROによるガイドラインでは報告されている[4]。

3. 治療計画

現在の線量計算はAAPMのタスクグループ43のレポート（TG-43）をベースにしている。線源近傍における線量計算パラメータは，LE治療で15 cm，HE治療で40 cmの半径の球状の水の中心に線源を設置した条件で決定されている。各パラメータに不確かさはそれぞれ存在するが，臨床の小線源治療にとって重要なのは絶対線量計算のために合成された不確かさである。この合成不確かさは，主に治療計画装置によるパラメータの内挿や計算密度によるもので，線源モデル・線量評価位置により変化するが，TG-138[5]では，線源長

付録 1 小線源治療における不確かさの評価

軸と直交する 1 cm の距離での不確かさは LE 治療で 3.8%，HE 治療では 2.6% としている。この不確かさは，評価点が線源に近づくほど，線源カプセル内の線源構造等により増大する。また，逆に評価点が線源から遠ざかる場合でも徐々にではあるが媒質の断面積の不確かさの影響が大きくなって増加する。LE 治療において，線源強度の不確かさとして前項の 1.3% を採用し，モンテカルロ計算（MCS）の不確かさ 1.7% と合成することにより，線量計算の不確かさは 4.4% と見積もられる。また，HE 治療についても同様に，線源強度の不確かさ 1.5%，MCS の不確かさ 1.6% と合成し，線量計算の不確かさは 3.4% と見積もられる。

なお，参考までに TG-138 にて見積もられた，線量計算の不確かさの値について，表 A1.1 にまとめる。

表 A1.1 TG-138 による線量計算の不確かさまとめ

各パラメータ	LE 治療	HE 治療
空気カーマ強度 S_k	1.3%（LDRの場合は校正ルート・線源メーカに依存）	1.5%
MCS*	1.7%	1.6%
治療計画の補間	3.8%	2.6%
合成不確かさ	4.4%	3.4%
拡張不確かさ（$k=2$）	8.7%	6.8%

*：MCS（モンテカルロシミュレーション）

4．不均質の影響

前節のタスクグループ 43 のレポート（TG-43）をベースとした線量計算アルゴリズム自身に起因する不確かさに加えて，TG-43 の式を使用することにより原理的に生じる Type B の不確かさが存在する。これは主に不均質と総称されうるが，具体的には患者体内の組織の構成が水と等価でないこと，アプリケータや遮蔽等の高原子番号材質の存在，荷電粒子平衡（CPE）が成り立たない場合や β 線による寄与などがあげられる。しかし不均質の影響は患者体内の部位に大きく依存するため，AAPM/ESTRO のレポート[5] では計画標的体積（PTV）とリスク臓器（OAR）の DVH パラメータの変化量としてまとめている。そこで紹介されている LE 治療と HE 治療に分けた議論を紹介する。

4.1 LE（低エネルギー）治療

永久挿入治療が多く行われている前立腺がん治療においては，付与される線量は線源間吸収効果（ISA）によって他の線源の影響を受ける。具体的には核種（光子線エネルギー），線源カプセル，シード間距離，留置密度などであり，また前立腺のサイズや線源強度にも依存する。線源が ^{125}I でシード間距離が 5 mm 以上である場合には ISA 効果は無視できるという MCS 結果も報告されている[6,7]。28 症例の前立腺がん治療に対して行われた ^{125}I 密封小線源による永久挿入治療に対するコホート研究の結果[8] からは，ISA 効果は CTV の D_{90} を 4.0 ± 0.4%（$k=1$）だけ減少させることが導かれている。OAR（尿道，直腸，膀胱）についても同様に線量低下が起きるが，これらは患者に大きく影響する。組織と水の元素組成・密度の違いが無視できない影響を及ぼし，CTV の D_{90} で 2.6 ± 0.2%（$k=1$）の減少になることが導かれている。

4.2 HE（高エネルギー）治療

リモートアフタローディング法により主に行われる HE の HDR 治療においては，単一線源の駆動により照射が実施されるため，ISA 効果を考慮する必要はない。不均質の影響は，コンプトン効果が主になるため組織の密度や空気層との境界，遮蔽物や高原子番号物質によるところとなる。高エネルギーになることにより散乱が患者体内の構造の影響を受ける。

婦人科治療の ^{192}Ir，タンデム・オボイドを用いた治療における不均質補正の影響を調べた文献によれば，8 症例を 2D 及び 3D 治療計画を不均質補

付録1 小線源治療における不確かさの評価

正の有無で線量評価を行い次のような結果を得ている[9]。2D計画では不均質補正をすることによりA点線量で1.1%（右）と1.0%（左），ICRU定義の膀胱評価点で2.2%，直腸評価点で1.7%の線量低下が起きた。また，3D計画ではCTVのD_{90}で1.9%，D_{2cc}で2.6%（直腸），1.0%（膀胱），2.0%（S状結腸）の線量低下が起きた。この線量低下は高原子番号素材を使用したアプリケータによる減弱の影響等が考えられるが，いずれにせよ，不均質性が大きくない婦人科領域ではそれほど大きな影響は出ていない。

乳腺治療は肺や体表に近接していることから不均質補正の影響は大きい。^{192}Irを用いた治療においてはそれらの境界で不均質補正をすることにより14%も線量が低下する報告[10]もある。ただ，線量分布の等線量曲線の60%以上の領域ではD_{90}への影響はほとんどないこともMCSで示されている[11]。また，マルチカテーテルを使用する際には，組織とのアプリケータの境界やアプリケータ内の空気の影響も存在する。

気管支の^{192}Irを用いた腔内照射において，MCS等を用いた検証では，空洞部の半径のサイズや長さにも依存するが，平均半径0.75cmのケースでは特に空気層との境界近傍で3-5%の過大線量が付与されていたことが岡本らにより報告されている[12]。

5．位置情報の影響

アプリケータあるいは線源の位置の計画時と治療時との一致度合いも不確かさの検討が必要な点である。アプリケータ内での線源位置及び患者の標的やリスク臓器とアプリケータの相対位置の双方が相当する。この不確かさはアプリケータ・部位により異なる。

アフタローダの正確さに依存する系統的な影響はコミッショニングや定期的QAで検証・是正が可能であるが，治療中の線源停留位置精度はそうではない。メーカ仕様によれば線源位置については±1mmの精度が達成可能である。^{192}Irを用いた実際の装置を利用した線源位置オフセット値のバラツキの測定によれば[13]，HDRの16装置で±1mm，PDRで±1.1mmであった。これらは直線的なアプリケータ・チューブ使用時のもので，屈曲したアプリケータ内を移送される際は，線源はアプリケータ壁に押し付けられ，線源位置の想定位置との相違はより大きくなる。リングアプリケータではそれが2.5-4.5mmと計測されており[14-16]，33mm直径のプラスチックアプリケータでは最大で5.5mmにもなる[17]。コミッショニング時，そして治療計画時に線源経路を適切に設定することでこの影響はかなり小さくできる[18]。

アプリケータ内での線源の向きも不確かさに影響する。直線的なアプリケータではほぼ線源経路に沿っているが，カーブのついたアプリケータでは線源経路からずれ，この効果が線量分布に影響する。

6．線源停留時間精度に関連する影響

線源停留時間の精度について，特別なQAツールを使用した検証報告によれば，^{192}Irを用いたHDRのアフタローダでは線源停留時間設定値と実測値との差が60msを超える場合もあること，最初の停留点ではその差が30msであることが報告されている[19]。線源が停留点間を移動している際の線量寄与についても考慮する必要があり，ファントムを用いた測定では，処方線量に対して最大で0.5%の線量増加が線源から5cmの位置で計測されている[13]。アフタローダメーカもこの影響を最小化するために，線源停留時間を自動的に僅かに小さくするなど（2秒停留なら実際は1.93秒など）の取り組みは行っている[20]。

治療計画装置から治療コンソールに，あるいはそこからアフタローダ装置へデータ転送する際の線源停留時間の丸め誤差も潜在的な不確かさへの影響として存在する。治療計画において計画が最適化できずに全点の停留時間のウェイトが均一に処理されることがあるが，この際にもっともこの影響が大きくなる。最適化された計画を使用している分には，丸め誤差は平均化されるために影響は小さくなり，通常は処方線量5Gyに対して1%未満となる。

付録 1　小線源治療における不確かさの評価

7．イメージングの影響

　腫瘍やリスク臓器とアプリケータ・線源位置を関連付けるイメージングにおいても不確かさに影響する要素がある。CTを利用した場合のスライス厚の影響や，治療計画装置内の輪郭情報の処理の仕方も関係する。複数の商用治療計画装置を利用して計算されたDVHパラメータの一つであるD_{2cc}は，ファントムの形状・位置によって1 - 5%の偏差があることが報告されている[21]。他のDVHパラメータであるD_{100}については5 - 20%のより大きな偏差が報告されていることから，最小線量の指標としては外部照射と同様にD_{98}の方が優れた指標とされている[22-24]。

　画像フュージョンプロセスに起因する不確かさを考慮する必要がある場合もあり，MRI画像をCTあるいは超音波画像に重ね合わせる際に，3次元的な位置ずれは2.2 ± 1.2 mm（$k=1$）となる報告もある[25]。

8．部位特有の影響

　各部位毎における不確かさに影響する要素については多くの研究がこれまでなされており，

AAPM/ESTROによるガイドライン[4]では，婦人科，乳房，前立腺の各部位毎に，不確かさ（$k=1$）の評価例をまとめており，参考までにその結果のみ，表A1.2に掲載する。婦人科の膣シリンダーアプリケータを使用した例では，30 mm径アプリケータで50 mm長以上の線源配置をした場合の横断面の粘膜表面あるいは粘膜下5 mmの評価点での線量不確かさを評価している。子宮頸部の腔内照射の例では，ハイリスクCTV（HR-CTV）のD_{90}の不確かさを評価しているが，照射中及び照射期間中の変化（IGBT時の輪郭描出不確かさを含む）の項については施設/手法に依存する部分も大きく，掲載例は一般的な例として過大評価されている。IGBTを治療毎に施行して各回の解剖学的変化を考慮される場合のHR-CTVの合成標準不確かさは5%未満に抑えることができる。乳房にバルーンアプリケータを使用した例では，50 mm径のアプリケータの横断面の粘膜下10 mmの評価点での線量不確かさを評価している。前立腺の^{125}Iによる永久挿入治療（LDR）では，経直腸的超音波（TRUS）テンプレートによる104個の線源を使用して術中治療計画を行った

表A1.2　部位毎の不確かさの評価例（$k = 1$の標準不確かさ，単位は%）[4]

カテゴリー	^{192}Ir 膣 シリンダーアプリケータ	^{192}Ir 子宮頸部 腔内照射	^{192}Ir 乳房 バルーンアプリケータ	^{125}I 前立腺 永久挿入	^{192}Ir 前立腺 一時挿入
線源強度	2	2	2	3	2
治療計画	3	3	3	4	3
媒質補正	1	1	3	5	1
散乱補正	-	-	7	-	-
ISA*	-	-	-	4	-
照射時アプリケータ位置誤差（移送中線源からの付与線量や線源位置誤差含む）	5	4	7	-	-
計画時超音波イメージング	-	-	-	-	2
照射時超音波イメージング	-	-	-	2	2
Inter/intra fractional changes	5	11	7	-	2
輪郭描出不確かさ	-	-	-	2	2
照射時と照射後イメージングの差	-	-	-	7	-
合成標準不確かさ	8	12	13	11	5

＊：ISA(Inter-Seed Attenuation)

付録1　小線源治療における不確かさの評価

ケースで，50 cm³ 体積の前立腺の D_{90} の不確かさを評価している。前立腺の ^{192}Ir による一時刺入治療（HDR）では，PTV の D_{90} 及び V_{150} の不確かさを評価している。

9. 出力計測における不確かさ評価例

小線源治療の計測における不確かさ評価例として，^{192}Ir を用いた出力計測における具体例を示す。

使用機器：

温度計　小型二重管標準温度計

（表す温度 20.00 ℃に対し校正値 19.94 ℃，校正の拡張不確かさ（0 ℃以外で）± 0.07 ℃（k=2））

気圧計　アネロイド型気圧計

（校正値　器差 0.0 hPa，校正の拡張不確かさ± 0.7 hPa（k=2））

電離箱　ウェル形電離箱線量計

（校正値（電位計と一体校正）　4.641E+5 Gy m² h⁻¹ A⁻¹

校正値の相対拡張不確かさ 2.2%（k=2））

空気カーマ率 $\dot{K}_{\delta,R}$ は線量計指示値 $\dot{M}$ から下記の式で得られる。

$$\dot{K}_{\delta,R} = \dot{M} \cdot k_{TP} \cdot k_s \cdot k_{elec} \cdot N_K \qquad (A 1.6)$$

ここで，k_{TP} は温度気圧補正係数，k_s はイオン再結合補正係数，k_{elec} は電位計の補正係数（電離箱と一体で校正されているときにはこの項は省かれる），N_K は空気カーマ校正定数である。各計測値の読み取り結果を下記とする。

（1）$\dot{M}$

ケーブル移送時の影響を除外して 60 秒計測値を正確に得るために，70 秒測定と 10 秒測定を行ってその差分を読み取り結果とする。（表A1.3）

推定標準偏差は偏差の二乗和を統計数から 1 小さくした平方根で割った値であり，推定標準不確かさは推定標準偏差を統計数の平方根で割った値となる。60 秒計測値は平均値の差 4652.14 となり，その合成標準不確かさは 70 秒計測と 10 秒計測の推定標準不確かさの二乗和の平方根 1.61 となり，下記の通り表記できる。

表A1.3　線量計指示値の例およびその際の推定標準偏差・推定標準不確かさ

No.	70 秒計測値	10 秒計測値
1	5454.6	801.1
2	5461.2	807.4
3	5456.8	805.4
4	5458.3	807.3
5	5458.2	807.2
平均値	5457.82	805.68
推定標準偏差	2.41	2.69
推定標準不確かさ	1.08	1.20

$$\dot{M} = 4652.14 \pm 1.61 \qquad (A 1.7)$$

相対標準不確かさとしては，合成標準不確かさを平均値で割った値 0.00035 となる。

（2）温度気圧補正係数；k_{TP}

読み取った温度は 25.10 ℃，気圧は 100.7 kPa であった。器差補正を施して温度計の読み取り値は 25.04 ℃として k_{TP} を計算すると下記の通りとなる。

$$k_{TP} = \frac{273.2 + 25.04}{295.2} \cdot \frac{101.33}{100.7} = 1.0166$$
$$\qquad (A 1.8)$$

この温度計の校正値の拡張不確かさは校正証明書から 0.7 ℃（k=2）のため，標準不確かさはその半分の 0.35 ℃である。気圧計の方も同様にして，0.035 kPa となる。

k_{TP} の項の相対標準不確かさは，温度・気圧のそれぞれの相対標準不確かさの二乗和となるため，下記の通りとなる。

$$\sqrt{\left(0.35/(273.2+25.04)\right)^2 + \left(0.035/100.7\right)^2}$$
$$= 0.00122 \qquad (A 1.9)$$

（3）イオン再結合補正係数：k_s

イオン再結合補正係数は 2 点電圧法による下記の式により取得した。

$$P_{ion} = 4/3 - V1/V2 \cdot 1/3 \qquad (A 1.10)$$

ここで V_1 及び V_2 は，電圧 100% を印加した際の読み取り値と，電圧 50% を印加した際の読み

— 130 —

付録1　小線源治療における不確かさの評価

取り値のそれぞれ平均値である。具体的な得られた数値の列挙は省略するが，値としては 1.00042 が得られ，その測定における相対標準不確かさは $\dot{M}$ の測定の際と同様の方法で得られ，0.00031 であった。

（4）電位計補正係数 ; k_{elec}

本測定では電離箱と一体で校正されているため，電位計校正定数は 1.0 で不確かさも次項の N_{K} に含まれているため考慮しなくてよい。

（5）空気カーマ校正定数 ; N_{K}

校正定数は $4.64IE+5$ Gy m^2 h^{-1} A^{-1} であり，校正証明書より拡張不確かさは 2.2% である。標準不確かさとしては，$0.022/2 = 0.011$ である。

（6）得られた空気カーマ率及びその不確かさ

上述の計算より得られた値を空気カーマ率の式に代入し，下記の解を得る。

$$\dot{K}_{\delta,\mathrm{R}} = \dot{M}\cdot k_{\mathrm{TP}}\cdot k_{\mathrm{s}}\cdot k_{\mathrm{elec}}\cdot N_{\mathrm{K}} = 36.598 \text{ mGy m}^2 \text{ h}^{-1}$$

（A 1.11）

なお，単位は適宜換算してある。この合成標準不確かさは，各成分の相対標準不確かさの平方和となるため，下記の式で得られる。

$$\sqrt{0.00035^2 + 0.00122^2 + 0.00031^2 + 0.011^2} = 0.011$$

（A 1.12）

合成標準不確かさとしては 1.1%，拡張不確かさとしては 2.2%（$k = 2$）となる。

参 考 文 献

1) Giacomo P: News from the BIPM. Metrologia 17: 69–74, 1981

2) JCGM100: Evaluation of measurement data-Guide to the expression of uncertainty in measurement, International Organization for Standardization (ISO), Joint Committee for Guides in Metrology (JCGM 100, 2008), corrected version 2010.
http://www.bipm.org/utils/common/documents/jcgm/JCGM_100_2008_E.pdf (accessed January 9, 2018)

3) Taylor BN and Kuyatt CE: KCE Guidelines for evaluating and expressing the uncertainty of NIST measurement results. In: NIST, ed., vol. Technical Note 1297: U.S. 5, 2010. (Government Printing Office, Washington (DC), 1994)
http://physics.nist.gov/Pubs/guidelines/contents.html (accessed January 9, 2018)

4) Kirisits C, Rivard MJ, Baltas D, et al.: Review of clinical brachytherapy uncertainties: Analysis guidelines of GEC-ESTRO and the AAPM. Radiother. Oncol. 110(1): 199-212, 2014

5) DeWerd LA, Ibbott GS, Meigooni AS, et al.: A dosimetric uncertainty analysis for photon-emitting brachytherapy sources: report of AAPM Task Group No. 138 and GEC-ESTRO. Med Phys 38: 782–801, 2011

6) Burns GS, Raeside DE.: The accuracy of single-seed dose superposition for I-125 implants. Med. Phys. 16: 627–631, 1989

7) Mobit P, Badragan I.: Dose perturbation effects in prostate seed implant brachytherapy with I-125. Phys. Med. Biol. 49: 3171–3178, 2004

8) Carrier JF, D'Amours M, Verhaegen F, et al.: Postimplant dosimetry using a Monte Carlo dose calculation engine: a new clinical standard. Int. J. Radiat. Oncol. Biol. Phys. 68: 1190–1198, 2007

9) Hyer DE, Sheybani A, Jacobson GM, et al.: The dosimetric impact of heterogeneity corrections in high-dose rate (192)Ir brachytherapy for cervical

付録 1　小線源治療における不確かさの評価

cancer: investigation of both conventional Point-A and volumeoptimized plans. Brachytherapy 11: 515–520, 2012

10) Mangold CA, Rijnders A, Georg D, et al.: Quality control in interstitial brachytherapy of the breast using pulsed dose rate: treatment planning and dose delivery with an Ir-192 afterloading system. Radiother. Oncol. 58: 43–51, 2001

11) Pantelis E, Papagiannis P, Karaiskos P, et al.: The effect of finite patient dimensions and tissue inhomogeneities on dosimetry planning of ^{192}Ir HDR breast brachytherapy: a Monte Carlo dose verification study. Int. J. Radiat. Oncol. Biol. Phys. 61: 1596–1602, 2005

12) Okamoto H, Wakita A, Nakamura S, et al.: Dosimetric impact of an air passage on intraluminal brachytherapy for bronchus cancer. J. Radiat. Res. 57(6): 637-645, 2016

13) Elfrink RJ, Kolkman-Deurloo IK, Van Kleffens HJ, et al.: Determination of the accuracy of implant reconstruction and dose delivery in brachytherapy in The Netherlands and Belgium. Radiother. Oncol. 59: 297–306, 2001

14) Hellebust TP, Tanderup K, Bergstrand ES, et al.: Reconstruction of a ring applicator using CT imaging: impact of the reconstruction method and applicator orientation. Phys. Med. Biol. 52: 4893–4904, 2007

15) Stern RL, Liu T.: Dwell position inaccuracy in the Varian GammaMed HDR ring applicator. J. Appl. Clin. Med. Phys.11: 3158, 2010

16) Jangda AQ, Hussein S and Rehman Z.: A new approach to measure dwell position inaccuracy in HDR ring applicators – quantification and corrective QA. J. Appl. Clin. Med. Phys.12: 3355, 2011

17) Kohr P, Siebert FA.: Quality assurance of brachytherapy afterloaders using a multi-slit phantom. Phys. Med. Biol.52: N387–391, 2007

18) Hellebust TP, Kirisits C, Berger D, et al.: Recommendations from Gynaecological (GYN) GEC-ESTRO Working Group (III): consider-

ations and pitfalls in commissioning and applicator reconstruction in 3D image-based treatment planning of cervix cancer brachytherapy. Radiother. Oncol. 96: 153–160, 2010

19) Rickey DW, Sasaki D and Bews J.: A quality assurance tool for high-dose-rate brachytherapy. Med. Phys. 37: 2525–2532, 2010

20) Palmer A, Mzenda B.: Performance assessment of the BEBIG MultiSource high dose rate brachytherapy treatment unit. Phys. Med. Biol. 54: 7417–7434, 2009

21) Kirisits C, Siebert FA, Baltas D, et al.: Accuracy of volume and DVH parameters determined with different brachytherapy treatment planning systems. Radiother. Oncol. 84: 290–297, 2007

22) ICRU: Prescribing, recording, and reporting photon-beam intensitymodulated radiation therapy (IMRT) (ICRU Report 83). Journal of the ICRU 10(1), 2010

23) Pötter R, Kirisits C: Upcoming ICRU/GEC ESTRO recommendations for brachytherapy in cancer of the cervix (1). Radiother. Oncol. 103(Suppl. 2): 42, 2012

24) Kirisits C, Pötter R.: Upcoming ICRU/GEC ESTRO recommendations for brachytherapy in cancer of the cervix (2). Radiother. Oncol. 103(Suppl. 2): 42–43, 2012

25) Mizowaki T, Cohen GN, Fung AY, et al.: Towards integrating functional imaging in the treatment of prostate cancer with radiation: the registration of the MR spectroscopy imaging to ultrasound/CT images and its implementation in treatment planning. Int. J. Radiat. Oncol. Biol. Phys. 54: 1558–1564, 2002

付録2　密封小線源治療の線量計算に関する歴史的経緯

1. 線源配置と治療計画

　密封小線源治療は，密封された放射性核種を線源として，病変となる腫瘍に可能な限り近接させ照射する治療法である。そのため，治療計画に際して腫瘍体積に対する線源配置を十分に検討しなければならない。治療計画の重要な過程として，最適な線源配置の達成，正確な線量情報の把握，高線量域の制御等が課題となる。これらの課題を解決するため，各時代で最適な密封小線源治療の体系（システム）が構築された。

1.1　古典的な体系

　1930-1970年代に欧米で作成された密封小線源治療の代表的なシステムとして，子宮頸がんに対する腔内照射や皮膚がんに対するモールド照射，組織内照射に代表されるManchester法，^{192}Ir等のワイヤ状線源による組織内照射を中心に考案されたParis法，その他にもQuimby法やStockholm法等がある。これらは，線源配置の方法としての意味合いが強く，当時の時代背景として，線源の刺入，留置された位置情報を3次元に取得する手段が無いためであった。

1.2　計算機支援型の体系

　時代を経て，画像技術と計算機（コンピュータ）が発達し，刺入，留置後の線源の位置情報が取得可能となった。治療計画も正側2方向に代表される2次元のX線画像を組み合わせ取得した3次元の幾何学的情報に基づく2次元治療計画が主流になった。加えて，線源の充填方法が遠隔操作式後装填法（RALS）を実用されたのを機に，古典的な用手（マニュアル）的方法で問題となった医療従事者の被ばくから解放されたため，密封小線源治療で使用する線源の線量率も低線量率（LDR）から高線量率（HDR）に発展した。

　代表的なシステムとしては，アプリケータの形状や挿入情報を主に利用した治療計画の方法であり，子宮頸がんに対する体腔内照射（Manchester法）や食道，気管支，胆管等の管腔内照射がある。患者に線源やアプリケータを挿入した状態のコンピュータ断層撮影（CT）や磁気共鳴画像法（MRI），超音波による画像情報を主に利用した治療計画の方法もあり，組織内照射や体腔内照射，管腔内照射が行われている。代表的な例としては，前立腺がんに対する組織内照射が該当する。前立腺がんに対する組織内照射にはLDRとHDRによる方法があり，LDRによる方法は1972年に初めて報告され，^{125}Iシード線源を使用した永久挿入治療では治療計画の方法として術前計画，術中計画，術後計画が存在する。

　現在では，CTやMRIから取得した画像情報を3次元再構成することにより，完全な3次元治療計画が可能となった。その恩恵として，画像誘導密封小線源治療（IGBT）といった支援技術による適切な線量投与のシステムが出現した。これより，線源配置も柔軟に対応可能となり，最適な線量分布を提供する最適化計算による治療計画も利用可能，その結果として，評価対象が点から体積へ変遷している。

2. 線量計算の変遷

　現代の密封小線源治療の線量計算は，米国医学物理士会（AAPM）が1995年に報告したTG-43[1]の更新版（TG-43U1）から提起された計算式（TG-43U1計算式）を利用している[2]。

2.1　TG-43レポート以前の計算式と限界

　TG-43レポートが発行される以前は，距離の逆二乗則や線源容器による放出光子の減弱など，理論的な根拠に基づいた半経験的な計算により，実測定を行わず直接吸収線量を計算する方法であった。具体的には，線源形状に応じて，線源からの距離，容器による減弱を補正することにより空中照射線量を計算し，線源からの距離が同じ点の空中照射線量に対する水中照射線量の比を乗じて，水中照射線量を算出し，吸収線量変換係数を乗じて，組織（水中）吸収線量を導出していた。この計算に際して，線源及び封入容器による1次粒子の減弱と，放出される2次粒子に関しては，補正

— 133 —

付録2　密封小線源治療の線量計算に関する歴史的経緯

しなければならない。線源中心から距離 r の組織（水中）での任意点 $P(x,y)$ の吸収線量率 $\dot{D}(r)$ は，点状線源による近似で以下の式で表わせる[1,3-6]。

$$\dot{D}(r) = A_{\mathrm{app}} \cdot \Gamma_{\delta,\mathrm{X}} \cdot \frac{1}{r^2} \cdot T(r) \cdot f_{\mathrm{med}} \cdot \overline{\phi}_{\mathrm{an}}$$

(A2-1)

ここで，A_{app} は明示放射能，f_{med} は照射線量から組織（水中）への吸収線量変換係数，$\Gamma_{\delta,\mathrm{X}}$ は照射線量率定数であり，δ は光子のカットオフエネルギー，$T(r)$ は組織減弱係数，$\overline{\phi}_{\mathrm{an}}$ は非等方性定数である。線源構造を考慮した線状線源に対する吸収線量率計算では，線は点の集合と仮定し，線源内部の放射能が存在する有効長 L の微小量分 ΔL に対する吸収線量率 $\Delta\dot{D}(x,y)$ を考える。デカルト座標系で表現した $\Delta\dot{D}(x,y)$ は，以下の式で与えられる。

$$\Delta\dot{D}(x,y) = A_{\mathrm{app}} \cdot \frac{\Delta L}{L} \cdot e^{\mu' \cdot t} \cdot \frac{(\Gamma_\delta)_{\mathrm{X}} \cdot f_{\mathrm{med}}}{\left(\dfrac{x}{\cos\theta}\right)^2} \cdot T\left(\frac{x}{\cos\theta}\right) \cdot e^{-\mu' \cdot \frac{t}{\cos\theta}}$$

(A2-2)

ここで，μ' は封入容器に対する傾斜方向も考慮に入れた実効線減弱係数，t は封入容器の半径厚である。式 A2-2 を θ に対して積分を行うことで，放射能長を考慮した線状線源の吸収線量率が導出される。これを Sievert 積分と呼び，式 A2-2 を座標系や自由空間中の線源強度の単位を現在の基準である極座標系や空気カーマ強度 S_{K} を使用すると，以下の式になる。

$$\dot{D}(r,\theta) = \frac{S_{\mathrm{K}} \cdot (\overline{\mu}_{\mathrm{en}}/\rho)_{\mathrm{med,air}} \cdot e^{\mu' \cdot t}}{L \cdot r \cdot \cos\theta} \cdot$$

$$\int_{\theta_1}^{\theta_2} e^{-\mu' \cdot t \cdot \sec\theta} \cdot T(x \cdot \sec\theta) \cdot \mathrm{d}\theta$$

(A2-3)

ここで，$(\overline{\mu}_{\mathrm{en}}/\rho)_{\mathrm{med,air}}$ は自由空間中の光子のエネルギースペクトルを平均化した，媒質と空気の質量エネルギー吸収係数の比である。図 A2.1 には，式 A2-3 の座標系を示す。

Sievert 積分は，線源の構造データ（線源容器の大きさ，材質及び厚さなど）が必要になる。しかし，これらはユーザ側では測定困難なので，線源メーカからの供給データを使用するのが現実的であり，使用する実効線減弱係数の値によっては無視できない誤差が生じることが報告されている[1,3,7,8]。さらには，式 A2-1 や式 A2-3 による線量計算では $\Gamma_{\delta,\mathrm{X}}$ が使用されてきたが，^{226}Ra を除い

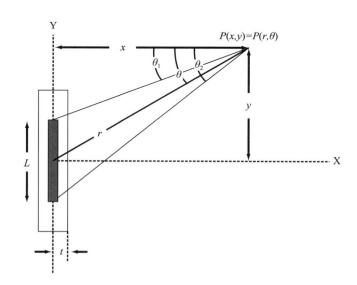

図A 2.1　Sievert積分に対する座標系

付録 2　密封小線源治療の線量計算に関する歴史的経緯

て，この $\varGamma_{\delta,X}$ は放射性同位元素の種類のみに依存し，線源の内部構造に起因する線源モデルの違いに関しては，考慮されてこなかった。^{192}Ir 線源を例に挙げると，1978 年以前に報告された ^{192}Ir 線源の $\varGamma_{\delta,X}$ が 3.9 - 5.0 R cm^2 mCi^{-1} h^{-1} と幅があることが報告され，製造元とユーザ間で異なる値を使用していた可能性もあり，臨床現場で線源強度の単位の標準を放射能にするのに乏しい理由でもある。

2.2　TG-43計算式

以上の背景から，当時の密封小線源治療の線量評価に関して，多数の研究が報告され，線量計算パラメータの改定を主張する報告もいくつかあった現状から，米国国立がん研究所（NCI）が後援した Interstitial Collaborative Working Group（ICWG）は最終レポートを完成させて報告した。上記のレポートより，医学物理の関連団体は，線量計算パラメータの選択に関して一種の混乱状況に直面したため，AAPM は 1988 年に TG-43 を組織し，当時の密封小線源治療の線量評価や線量計測法の推奨及び計算式と線量計算に関連した線量計算パラメータなどの報告を見直し，1995 年に AAPM TG-43 レポートを結果として報告，計算式を一新し，以下の式で与えている[1]。

$$\dot{D}(r,\theta) = S_{K} \cdot \varLambda \cdot \frac{G(r,\theta)}{G(r_0,\theta_0)} \cdot g(r) \cdot F(r,\theta)$$

（A 2-4）

ここで，$\varLambda$ は線量率定数，$G(r,\theta)$ は（線源）幾何学関数，$g(r)$ は放射状線量関数，$F(r,\theta)$ は非等方性関数といった線量計算パラメータであり，基準点として $r_0 = 1$ cm，$\theta_0 = \pi/2$ が定義されている。

式 A 2-1 及び式 A 2-3 による線量計算の 1 つの根本的な問題点は，自由空間に対する線源周囲の光子フルエンスに基づき，計算することにある。実際の臨床では，散乱媒質（患者）中の線量分布が存在する。加えて，自由空間の光子フルエンスによる 2 次元の線量分布を利用し，散乱媒質中の 2 次元の線量分布を決定することは，点状線源では容易だが，形状を持つ線源では困難な現状があっ

た。式 A 2-4 は，上記の根本的な問題を，水（等価物質）中の線源に対する測定結果や，測定可能な線量分布の直接的な利用により解決している。式 A 2-4 では新しい物理量や値を導入し，式 A 2-1 と比較するならば，A_{app} は S_{K}，$\varGamma_{\delta,X}$ は $\varLambda$，距離の逆二乗則（$1/r^2$）は線源幾何学係数 $G(r,\theta)$（2 次元），組織吸収係数 $T(r)$ は $g(r)$，$\bar{\phi}_{\text{an}}$ は $F(r,\theta)$ に取って代わった。

TG-43 の導入により，$\varLambda$ や $\bar{\phi}_{\text{an}}$ 等が変更になったのに起因し，式 A 2-1 や式 A 2-3 による線量計算で算出した吸収線量率よりも約 10 - 18% 小さくなる。そのため，式 A 2-1 や式 A 2-3 と式 A 2-4 では処方線量の値に相違が生じる。前立腺がんに対する ^{125}I シード線源による永久挿入治療を例に挙げると，TG-43 より以前の線量計算による処方線量が 160 Gy の場合，TG43 の線量計算パラメータを使用すると 144 Gy が等価となる[9]。

2.3　TG-43レポートからの更新，補遺

1995 年に TG-43 が発行された後，密封小線源治療，特に永久挿入線源に対して線量計測に関して大きな進展があり，これらを取り入れるため，AAPM は 2004 年に TG-43 の更新を行った[2]。大きな変更点として，米国国立標準技術研究所（NIST）の線源強度の測定法改訂に伴う S_{K} の再定義であり，これは組織中の線源中心から 0.1 cm 以上の距離に対して，線量寄与に有意でないが空気カーマ率を増加させる低エネルギー光子やチタニウムやスチールなどの金属被膜に起因する特性 X 線等の混入光子を除去するために，光子のエネルギーに閾値を設けた事による。その結果に伴い，$\varLambda$ も更新された。関連して，線源強度の記載に対する明示放射能 A_{app} の利用が廃止された。これは，線源強度の特定に A_{app} を使用すると，幾つか問題が生じるためである。例えば，製造元は A_{app} を記載するために S_{K} を $\varGamma_{\delta,X}$ のある仮定値で除し，ユーザは製造元から供給された A_{app} を乗じて S_{K} を算出し，吸収線量（率）を計算しなければならない。この過程で考えると，$\varGamma_{\delta,X}$ は物理学的な概念に基づいた定義だが，校正線源の出力値に対する線量評価では物理学的な役割の意味を成

— 135 —

付録2　密封小線源治療の線量計算に関する歴史的経緯

していない。加えて，ユーザ側が間違った$\Gamma_{\delta,x}$を使用する可能性もある。これらの他に更新された事項は，点状線源の線量計算に使用する$\bar{\phi}_{an}$の削除，線量計算の線源形状及び計算次元の改定に伴う計算式の表記法の変更と線量計算パラメータの更新，線量計算パラメータの線源モデルの種類の追加，線量計算に際する線量計算パラメータの補間法，線量計算パラメータを導出するための実測定及び理論計算の統一などがある。

2004年にTG-43U1が発行された後，2007年にはTG-43U1の補遺版TG-43U1S1として，線量計算パラメータの線源モデルの種類の追加，線量計算に際する線量計算パラメータの補間法の追記，線量計算パラメータを導出するための実測定及び理論計算に際する標準媒質の変更などが報告された[10]。

TG-43やTG-43U1，TG-43U1S1は主として，^{125}I等低エネルギー光子放出核種（≦50 keV）である線源モデルを対象とし，RALS用^{192}Ir線源や^{137}Csや^{60}Co等，50 keVより高いエネルギーを放出する線源モデルに対する線量計算パラメータは与えられていない。そのため，^{198}Auを除外した50 keVより高いエネルギーを放出する線源モデルに対応させるため，2012年に欧州放射線腫瘍学会（ESTRO）の高エネルギー密封小線源計測（HEBD）のワーキンググループが，HDRの密封小線源治療で利用される線源モデルの線量計算に必要とする線量計算パラメータの情報（推奨値や取得方法等）を，AAPMとESTROが共同で追加報告した[11]。加えて，TG-43U1計算式が上記線源モデルに対して，線量計算パラメータの導出に際するファントムサイズ，線量計算の計算格子の大きさによる補間の精度，線量計算パラメータに対する線源の有効放射能長の特性などが適応可能か否か，検討報告している。

2017年にはTG-43U1S2が発行され，低エネルギー光子放出核種に対して新たな線源モデルの種類の追加が報告された[12]。加えて，計測検証に対する基準条件の情報公開や低エネルギー光子放出核種の熱蛍光線量計（TLD）による計測に対するエネルギー特性の情報等も追記された。

参　考　文　献

1) Nath R, Anderson LL, Luxton G, et al: Dosimetry of interstitial brachytherapy sources: recommendations of the AAPM Radiation Therapy Committee Task Group No. 43. American Association of Physicists in Medicine, Med. Phys. 22: 209-234, 1995

2) Rivard MJ, Coursey BM, DeWerd LA, et al: Update of AAPM Task Group No. 43 Report: A revised AAPM protocol for brachytherapy dose calculations, Med. Phys. 31: 633-674, 2004

3) Halperin EC, Brady LW, Wazer DE, et al: Perez & Brady's principles and practice of radiation oncology, 2013, Lippincott Williams & Wilkins, PA

4) 稲邑清也: 放射線治療計画システム, 1992, 篠原出版, 東京

5) 日本医学物理学会: 放射線治療における小線源の吸収線量の標準測定法, 2000, 通商産業研究社, 東京

6) 日本放射線腫瘍学会小線源治療部会: 密封小線源治療診療・物理QAマニュアル 2013, 金原出版株式会社, 東京

7) Williamson JF: The Sievert integral revisited: evaluation and extension to ^{125}I, ^{169}Yb, and ^{192}Ir brachytherapy sources, Int. J. Radiat. Oncol. Biol. Phys. 36: 1239-1250, 1996

8) Williamson JF: Monte Carlo and analytic calculation of absorbed dose near ^{137}Cs intracavitary sources, Int. J. Radiat. Oncol. Biol. Phys. 15: 227-237, 1988

9) Williamson JF, Coursey BM, DeWerd LA, et al.: Guidance to users of Nycomed Amersham and North American Scientific, Inc., I-125 interstitial sources: dosimetry and calibration changes: recommendations of the American Association of Physicists in Medicine Radiation Therapy Committee Ad Hoc Subcommittee on Low-Energy Seed Dosimetry, Med. Phys. 26: 570-573, 1999

10) Rivard MJ, Butler WM, DeWerd LA, et al.: Supplement to the 2004 update of the AAPM Task

— 136 —

付録2　密封小線源治療の線量計算に関する歴史的経緯

Group No. 43 Report, Med. Phys. 34: 2187-2205, 2007

11) Perez-Calatayud J, Ballester F, Das RK, et al.: Dose calculation for photon-emitting brachytherapy sources with average energy higher than 50 keV: report of the AAPM and ESTRO, Med. Phys. 39: 2904-2929, 2012

12) Rivard MJ, Ballester F, Butler WM, et al.: Supplement 2 for the 2004 update of the AAPM Task Group No. 43 Report: Joint recommendations by the AAPM and GEC-ESTRO, Med. Phys. 44: e297-e338, 2017

付録3　線量計算パラメータ詳細

密封小線源治療の線量計算における座標系を図A3.1に示す[1,2]。

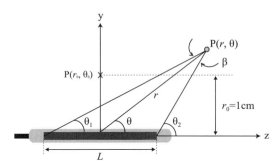

図A3.1 密封小線源線量計算のための座標系（極座標）

図A3.1でrは線源中心からの距離，θは線源中心と任意点を結んだ線分と線源軸が成す角度，Lは線源内の放射性核種の長さである。特に$r=1$ cm，$\theta=90°$の位置を基準点とし，$P(r_0, \theta_0)$で表す。

2018年時点での密封小線源治療では，AAPM TG-43U1[2]で推奨されている以下の式に基づいて線量計算が行われている。

2次元線状線源

$$\dot{D}(r,\theta) = S_K \cdot \varLambda \cdot \frac{G_L(r,\theta)}{G_L(r_0,\theta_0)} \cdot g_L(r) \cdot F(r,\theta)$$

(A3-1)

1次元点状線源

$$\dot{D}(r) = S_K \cdot \varLambda \cdot \left(\frac{r_0}{r}\right)^2 \cdot g_p(r) \cdot \phi_{an}(r)$$

(A3-2)

1次元線状線源

$$\dot{D}(r) = S_K \cdot \varLambda \cdot \frac{G_L(r,\theta_0)}{G_L(r_0,\theta_0)} \cdot g_L(r) \cdot \phi_{an}(r)$$

(A3-3)

ここでは，密封小線源治療の線量計算で使用されるパラメータについて概説する。

1. 空気カーマ強度：S_K

密封小線源の線源強度を表す測定量の1つである。単位は$\mu Gy\ m^2\ h^{-1}$を持ち，ICRU 58 レポート[3]で定義された基準空気カーマ率（RAKR）と同値となる。

S_Kは，自由空間中の校正点における空気カーマ率$\dot{K}_\delta(d)$と，線源中心から校正点までの距離dを用いて，以下のように定義される。

$$S_K = \dot{K}_\delta(d) \cdot d^2$$

(A3-4)

エネルギー閾値δは，患者体内で吸収線量に寄与しない低エネルギー成分を除去するために設定され，^{103}Pb，^{125}Iや^{137}Csなどの低エネルギー線源では一般的に5 keVが用いられる。また利便性のため，空気カーマ強度の単位をUとして表すことができる。

$$1\ U = 1\ \mu Gy\ m^2\ h^{-1} = 1\ cGy\ cm^2\ h^{-1}$$

(A3-5)

校正点は線源軸に直交する面上に設定される。点状線源として扱うことができるように，距離dは線源長に対して十分大きい必要があり，一般的に1 mが選ばれる。空気カーマ率の標準計測は空気中で実施されるため，線源と検出器間の空気や物質による減弱及び散乱を補正しなければならない。

従来は線源強度を放射能（単位時間当たりの崩壊数）やラジウム質量当量で表していた。密封小線源の場合，核種を封入している媒質による散乱や減弱の影響で，放射能やラジウム等価質量で線源強度を正しく決定することが困難であるため，現在では空気カーマ強度を用いることが推奨されている。しかし現在でも組織内治療用線源では，明示放射能（見せかけの放射能）A_{app} [Bq] が使用される場合がある。明示放射能と空気カーマ強度の間には次の関係が成立する。

$$A_{app} = \frac{S_K}{\varGamma_{\delta,X} \cdot \left(\frac{W_{air}}{e}\right) \cdot \left(\frac{1}{1-g}\right)}$$

(A3-6)

$$A_{app} = \frac{S_K}{\varGamma_\delta}$$

(A3-7)

ここで$\varGamma_{\delta,X}$は照射線量率定数 [C kg^{-1} h^{-1} MBq^{-1} m^2]，$\varGamma_\delta$は空気カーマ率定数 [μGy h^{-1} MBq^{-1} m^2]，W_{air}/e（33.97 J C^{-1}）は空気中の1対のイオンを発生させるのに必要な平均エネルギー，gは制動放射で失うエネルギー損失の割合である。この関係より

付録3　線量計算パラメータ詳細

A_{app} で表記された線源強度を S_{K} に変換することが可能である。 表 A3.1 に代表的な線源の空気カーマ率定数を示す。

表A3.1　組織内照射用線源の空気カーマ率定数[4,5]

核種	空気カーマ率定数：$\mathit{\Gamma}_\delta$ [μGy h^{-1} MBq^{-1} m^2]
^{137}Cs	0.0771
^{192}Ir	0.1091
^{125}I	0.0348
^{103}Pd	0.0361

2. 線量率定数：$\mathit{\Lambda}$

水中の基準点 $P(r_0,\theta_0)$ における線量率 $\dot{D}(r_0,\theta_0)$ と空気カーマ強度の比，つまり単位空気カーマ強度当たりの線量率を表し，単位は cGy h^{-1} U^{-1} である。

$$\mathit{\Lambda} = \frac{\dot{D}(r_0,\theta_0)}{S_{\mathrm{K}}} \tag{A3-8}$$

線量率定数は放射性核種の種類や線源モデルによって異なり，線源カプセルのデザインや空気カーマ強度の一次標準の測定方法の影響も受ける。つまり，線源形状や供給される空気カーマ強度標準に変更が生じた場合，線量率定数 $\mathit{\Lambda}$ も改

訂されることがある。

線量率定数はモンテカルロシミュレーション（MCS）と実験的方法のそれぞれの結果の平均値を取ることで，互いの方法の欠点を補完することができる。しかし高エネルギー線源では，線源形状が線量分布に与える影響が小さく，MCS によって充分に不確かさが低減された線源データを得ることが可能である。 このため AAPM-ESTRO HEBD ワーキンググループレポート[5] では，モンテカルロ計算によって得られた線量率定数をコンセンサスデータとして提供している。 表 A3.2 に，低線量率線源のコンセンサスデータ[2,8,12] を含めて代表的な線源の線量率定数を示す。

3. 幾何学関数：$G_X(r, \theta)$

密封小線源が存在する平面上の線量率は，線源軸に平行な方向を行，線源軸に垂直な方向を列とした表形式で離散的に与えられている。そのため任意点の線量を算出する際に，線量率表の離散点間の線量率を内挿によって求める必要がある。$G(r, \theta)$ はその内挿精度を向上させるための係数である。放射性核種の自己吸収や散乱，線源カプセルによる減弱は無視し，放射性核種の空間分布の

表A3.2　代表的な密封小線源の線量率定数

核種	線源モデル	線量率定数：$\mathit{\Lambda}$ [cGy h^{-1} U^{-1}]	統計的不確かさ [%] ($k=1$)	参考文献
^{192}Ir	mHDR-v2 (Nucletron/Elekta)	1.108	0.1	Daskalov GM,et al.[6]
	mHDR-v2r (Nucletron/Elekta)	1.112	0.1	Granero D,et al.[7]
	mHDR-v2c (Nucletron/Elekta)	1.109	1.1	Perez-Calatayud J,et al.[5]
^{60}Co	VS2000 (Varian)	1.100	0.6	Perez-Calatayud J,et al.[5]
	Ir2.A85-2 (E&Z BEBIG)	1.109	1.2	Perez-Calatayud J,et al.[5]
	GK60M21* (E&Z BEBIG)	1.089	0.5	Perez-Calatayud J,et al.[5]
	Co0.A86 (E&Z BEBIG)	1.092	0.5	Perez-Calatayud J,et al.[5]
^{125}I	6711*(Amersham-Health)	0.880**	N/A	Nath R,et al.[1]
	STM1251(Bard Urological Division)	0.965	3.0	Rivard MJ,et al.[2]
	AgX100(Theragenics)	0.980**	2.5	Kirov AS,et al.[9]
		1.018	N/A	Rivard MJ,et al.[8]
		0.943**	2.6	Mourtada F,et al.[10]
		0.952	N/A	Rivard MJ,et al.[12]

*販売終了モデル，**旧線源データ，N/A：Not available

付録3　線量計算パラメータ詳細

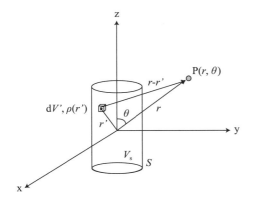

図A3.2 線源幾何学係数導出のためのモデル図

近似モデルに基づいた実効的な逆2乗則による補正が施される。

ここで，真空中に置かれた円筒形の線源 S について，同一空間中の任意点 P に対する $G(r, \theta)$ を考える（図 A3.2）。

図 A3.2 において，V_s は線源 S の体積，dV' は線源 S の微小体積要素，$\rho(r')$ は線源 S 内の任意点 r' に対する放射能強度の密度である。ここで，任意点 P に対する幾何学関数 $G(r,\theta)$ は，以下の式で表される。

$$G(r,\theta) = \frac{\int_{V_s} \frac{\rho(r')dV'}{|r-r'|^2}}{\int_{V_s} \rho(r')dV'} \tag{A3-9}$$

$\rho(r)$ の3次元分布は多くの線源で不確実であり，一般的には線源芯の直径に対して長軸（L）は十分大きいので，線源形状（線源芯）を理想的な点，又は線として取り扱う傾向がある。理想的な線源形状として取り扱ったとしても，幾何学関数は線量率の座標の内挿補間のみに使用し，治療計画に十分な精度を提供可能である。線源芯の $\rho(r)$ が均一であると仮定した場合，理想的な線源形状として式 A3-9 の積分を解くと，$\rho(r)$ が無効になり，以下の近似式として表現される。

$$G_P(r,\theta) = r^{-2} \tag{A3-10}$$

$$G_L(r,\theta) = \begin{cases} \dfrac{\beta}{L \cdot r \cdot \sin\theta} & if\ \theta \neq 0° \\ (r^2 - L^2/4)^{-1} & if\ \theta = 0° \end{cases} \tag{A3-11}$$

ここで L は線源カプセル内の放射性核種の軸の長さ，β は P(r, θ) と線源の両端をそれぞれ結んだ線分が成す鋭角で，弧度表記で表される。また β は，$\beta = \theta_2 - \theta_1$ として表される。任意点 P(r, θ) における $G(r, \theta)$ は，線源からの距離及び方向に依存する。

複数の円筒形若しくは球形の放射性核種が一定間隔で線源内に配列されている線源の場合，L には次に示す実効線源長 L_{eff} を用いなければならない。

$$L_{eff} = \Delta S \cdot N \tag{A3-12}$$

ここで ΔS は放射性核種中心間の距離で，N は核種と核種の間に生じる隙間の数である。L_{eff} が線源より大きくなる場合，両端に配置された核種の表面間の距離を，線源の実効長とする。

4. 放射状線量関数：$g_X(r)$

線源軸に垂直な方向における媒質中での光子の散乱と吸収の距離による変化を評価している。基準点 P(r_0, θ_0) に対する相対値として表され，無次元量である。また，線源の幾何学的条件による線量変化は補正されている。

$$g_X(r) = \frac{\dot{D}(r,\theta)}{\dot{D}(r_0,\theta_0)} \cdot \frac{G_X(r_0,\theta_0)}{G_X(r,\theta_0)} \tag{A3-13}$$

$g_X(r)$ は表形式で与えられており，任意点の $g(r)$ の内挿には最近の治療計画装置では，5 次の多項近似が採用されていることが多い[2]。

5. 非等方性関数：$F(r, \theta)$

密封小線源は有限の大きさを持った放射性核種が媒質内に封入されているため，線源周囲の線量分布は非等方的である。放射性核種内部での自己吸収や散乱，線源外殻を通過する一次光子の減弱を評価し，線源周囲の線量分布の非等方性を再現するためのパラメータが非等方性関数である。ま

付録3　線量計算パラメータ詳細

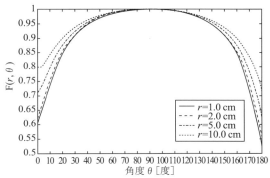

図 A3.3 ^{192}Ir(mHDR-v2,Nucletron)の非等方性関数[13]

た，線源の幾何学的条件による線量変化は補正されている。

$$F(r,\theta)=\frac{\dot{D}(r,\theta)}{\dot{D}(r,\theta_0)}\cdot\frac{G(r,\theta_0)}{G(r,\theta)} \quad (A3\text{-}14)$$

^{192}Ir（mHDR-v2）の非等方性関数の例を図 A3.3 に示す。非等方性関数を用いることで，線源中心からの任意の半径距離 r の点における，線量率の角度特性を表すことができる。線源軸に直交する面を基準としており，$\theta_0=90°$ の時，距離 r に関わらず $F(r,\theta)=1$ の値を取る。$\theta_0=90°$ から $\theta=0°$ 及び $\theta=180°$ へ変化するに従って，$F(r,\theta)$ は減少する。これは放射性核種及び線源内での一次光子の減弱による影響でnある。線源中心からの距離 r が 0.5 cm 以上の点では，距離が離れるに従って $F(r,\theta)$ も増加する。これは線源から遠い位置ほど一次光子に対する散乱線の割合が増加するためである。

6. 非等方性係数：$\phi_{an}(r)$

前立腺永久挿入治療などの組織内密封小線源治療では，線源が小型化し，また配置される線源軸がランダムな方向を向いているため，2 次元モデルを用いて線量計算を実施することができない。

そのため，組織内密封小線源治療の治療計画システムでは，1 次元等方性の点状線源モデルを採用している。各線源について，線源からの距離 r を半径とする球体内における吸収線量率 $\dot{D}(r)$ は以下のように示される。

$$\dot{D}(r)=\frac{1}{4\pi}\cdot\int_0^{4\pi}D(r,\theta)d\Omega \quad (A3\text{-}15)$$

ここで $d\Omega=2\pi\cdot\sin\theta d\theta$ である。式 (A3-16) に式 (A3-1) を代入して整理すると，

$$\dot{D}(r)=S_K\cdot\varLambda\cdot\frac{G(r,\theta)}{G(r_0,\theta_0)}\cdot g(r)\cdot\phi_{an}(r) \quad (A3\text{-}16)$$

となり，非等方性関数は以下で表される。

$$\phi_{an}(r)=\frac{\int_0^\pi \dot{D}(r,\theta)\cdot\sin\theta d\theta}{2\cdot\dot{D}(r,\theta_0)} \quad (A3\text{-}17)$$

AAPM タスクグループ 43 のレポート (TG-43)[1] では，$\phi_{an}(r)$ は非等方性定数 ϕ_{an} と呼ばれる，距離 r に依存しないパラメータによって近似できるとしている。$r>1$ cm に対する $\phi_{an}(r)$ と ϕ_{an} には，以下の関係が成立する。

$$\phi_{an}=\frac{\sum_{r>1\text{cm}}^{r_{max}}\dfrac{\phi_{an}(r_i)}{r_i^2}}{\sum_{r>1\text{cm}}^{r_{max}}\dfrac{1}{r_i^2}} \quad (A3\text{-}18)$$

治療計画装置の中には，ϕ_{an} をパラメータとして入力できないシステムがある。この場合，式 (A3-2) 及び (A3-3) を使用するには，$g_X(r)$ を式 (A3-19) によって $\phi_{an}(r)$ を含めた値に変換する必要がある。

$$g'(r)=g_X(r)\cdot\phi_{an}(r)$$
$$\phi'_{an}=1 \quad (A3\text{-}19)$$

$\phi_{an}(r)$ を $g'(r)$ に含めるため，(A3-2) 及び (A3-3) では $\phi_{an}(r)=1$，つまり治療計画システムの $\phi_{an}(r)$ には 1 を入力するということである。

$$\dot{D}(r)=S_K\cdot\varLambda\cdot\left(\frac{r_0}{r}\right)^2\cdot g'_p(r)\cdot\phi'_{an}$$
$$\cdots 1\text{次元点状線源} \quad (A3\text{-}20)$$

$$\dot{D}(r)=S_K\cdot\varLambda\cdot\frac{G_L(r,\theta)}{G_L(r_0,\theta_0)}\cdot g'_p(r)\cdot\phi'_{an}$$
$$\cdots 1\text{次元線点状線源} \quad (A3\text{-}21)$$

付録 3　線量計算パラメータ詳細

引用文献

1) Nath R, Anderson LL, Luxton G, et al.: Dosimetry of interstitial brachytherapy sources: Recommendations of the AAPM Radiation Therapy Committee Task Group No. 43. Med. Phys. 22: 209-234, 1995

2) Rivard MJ, Coursey BM, DeWerd LA, et al.: Update of AAPM Task Group No. 43 Report: A revised AAPM protocol for brachytherapy dose calculations. Med. Phys. 31: 633-674, 2004

3) Allisy A, Wambersie A, Caswell RS, et al.: ICRU report 58: Dose and Volume Specification for Reporting Interstitial Therapy. 17-18, 1997, ICRU, USA

4) Baltas D, Sakelliou L, Zamboglou N: The physics of modern brachytherapy for oncology. 205-212, 2007, CRC press, New York/London

5) Perez-Calatayud J, Ballester F, Das RK, et al.: Dose Calculation for Photon-Emitting Brachytherapy Sources with Average Energy Higher than 50 keV: Full Report of the AAPM and ESTRO. 2012, AAPM, USA

6) Daskalov GM, Loffler E, Williamson JF: Monte Carlo-aided dosimetry of a new high dose-rate brachytherapy source: Med. Phys. 25, 2200-2208, 1998

7) Granero D, Vijande J, Ballester F, et al.: Dosimetry revisited for the HDR ^{192}Ir brachytherapy source model mHDR-v2. Med. Phys. 38: 487-494, 2011

8) Rivard MJ, Butler WM, DeWerd LA, et al.: Supplement to the 2004 update of the AAPM Task Group No. 43 Report. Med. Phys. 34: 2187-2205, 2007

9) Kirov AS, Williamson JF: Monte Carlo-aided dosimetry of the Source Tech Medical Model STM1251 I-125 interstitial brachytherapy source: Med. Phys. 28, 764-772, 2001

10) Mourtada F, Mikell J, Ibbott G: Monte Carlo calculations of AAPM Task Group Report No. 43 dosimetry parameters for the ^{125}I I-Seed AgX100

source model. Brachytherapy. 11: 237-244, 2012

11) Chen Z, Bongiorni P, Nath R: Experimental characterization of the dosimetric properties of a newly designed I-Seed model AgX100 ^{125}I interstitial brachytherapy source: Brachytherapy, 11, 476-482, 2012

12) Rivard MJ, Ballester F, Butler WM, ET. AL.: Supplement 2 for the 2004 update of the AAPM Task Group No. 43 Report: Joint recommendations by the AAPM and GEC-ESTRO. Med Phys., 44(9), 297-338, 2017

13) http://www.estro.org/binaries/content/assets/estro/about/gec-estro/tg43-sources/192ir-hdr_nucletron-mhdr-v2.xls (accessed December 25, 2017)

付録4　モデルベース型線量計算アルゴリズムによる線量計算

1. AAPM TG-43U1計算式の限界

TG-43[1]の更新版（TG-43U1）[2]から報告された計算式（TG-43U1計算式）では，線量計算の観点からいえば，3次元体系の情報利用がIGBTの役割，恩恵を十分に満足させる状況に無い。この成因の1つに，TG-43U1計算式の計算対象としている物質を一様媒質の水と仮定しているため，高エネルギーX線による外部放射線治療（EBRT）の線量計算で行われているような不均質物質に対する適切な補正が行われていない事が挙げられる。これは，密封小線源治療の線量計算で算出した線量分布の形成因子が，エネルギーの伝播の場となる（計算）空間の不均質物質による要因と比較して，距離の逆二乗則による線源核種から放出される1次光子のフルエンス密度の減少の事象が支配的なためである。また，密封小線源治療はEBRTが未発達の時代から，術者の外科的手技や経験的知識に基づき，放射線治療の主体として歴史的に大きく成功を収めているため，治療行為の再現性や安全性が十分に担保されていることから，密封小線源治療の線量計算で不均質補正に対する概念がEBRT程浸透しない現状があった。

一般的に，密封小線源治療で利用されている線源核種は，光子のみを放出する放射性核種であると考える事ができる。図A 4.1には，水と各種様々な人体組織に対する質量エネルギー吸収係数 μ^{en}/ρ の比 $\left(\mu^{en}/\rho\right)_w^m$ を示す[3]。低エネルギー光子放出核種では，光電効果の反応断面積増加により $\left(\mu^{en}/\rho\right)_w^m$ が大きくなり，密封小線源治療の線量計算に対する不均質補正の必要性を示している。光子のエネルギーが低い領域では，物質への線量寄与に起因する物質との主反応が光電効果になる。光電効果は，光子が原子に衝突し原子に束縛された電子が入射光子のエネルギーの全てを吸収し，その結果光子が消滅，電子が原子の束縛から自由になる現象である。光電効果が起こる確率（光電断面積）の理論計算は非常に複雑であり，全ての光子のエネルギー及び物質についての一般式を導く事は困難とされるが，原子番号Zの依存性を示すために，光子の移動する単位距離当たりに光電効果が起こる確率 τ を簡略的に示した場合，

$$\tau = a \cdot N \cdot \frac{Z^k}{E^j} \cdot [1-o(Z)] \cong \mathrm{constant} \cdot \frac{Z^k}{E^j}$$

（A 4-1）

と表せる[4,5]。ここで，a はZ，光子のエネルギー E に無関係な定数，N は原子の個数密度，$o(Z)$ はZの関数であるが1に比べて小さな補正項，べき指数 j，k は3-5の間の数値を有する定数で E に依存する[6]。式A 4.1より，τ はZ，E に依存す

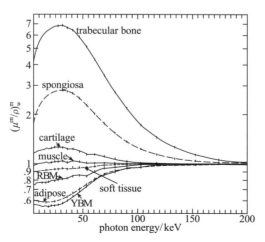

図A4.1　水に対する人体組織の質量エネルギー吸収係数比（Med. Phys. 2012; 39: 6208-6236,版元の許可を得て掲載）

付録4　モデルベース型線量計算アルゴリズムによる線量計算

る事から，計算対象となる物質のZ（又は実効原子番号）の違いが，光子の物質に対する反応断面積に違いを生じ，線量計算に不確かさを与える可能性がある。特に，組織以外の物質である線源容器や線源自身による自己吸収，金属製アプリケータや直腸に対する遮蔽物，あるいは組織自身の石灰化や骨等の高原子番号物質が計算領域に存在すると，線量計算の不確かさが増大し，臨床上問題となる可能性も示唆している。

これらに加えて，TG-43U1計算式に使用されている放射状線量関数や非等方性関数等の媒介変数は，光子輸送の計算（又は実測定）空間の散乱条件が十分確保された状態により算出されているため，散乱体が不十分な条件下に対しては，線量計算の精度が担保されていない。これは，患者の体輪郭と空気の境界付近や空気層等の低密度物質が計算領域に存在している領域の線量計算で問題となる。図A 4.2には，半径50 cmのファントムの大きさで算出した点状線源の放射状線量関数に対して，種々のファントムの大きさで算出した点状線源の放射状線量関数との比を示す[7]。図A 4.2 から，ファントムの大きさが小さい，つまり散乱条件が十分確保されていない状態で算出した放射状線量関数は，線量分布を形成する因子の1つである後方散乱の成分が減少するため，散乱条件が十分確保されている状態と比較して，放射状線量関数に解離が生じる結果を示している。そのため，線量計測に関連したMCSを行う場合，低エネルギー光子放出核種である[125]Iは半径15 cm，高エネルギー光子放出核種である[192]Irは半径40 cm，[60]Coは半径80 cmの球体を計算空間の場として利用し，物質として液体の一様の水を推奨している[2,8]。

2. モデルベース型線量計算アルゴリズムによる線量計算の必要性

上記の問題の解決を図るため，密封小線源治療の線量計算に対応したモデルベース型線量計算アルゴリズム（MBDCAs）が注目され，より高精度な線量計算のアルゴリズムとしてRTPSに導入，採用されている。我が国では，MBDCAsによる線量計算の臨床運用で利用された報告は未だ

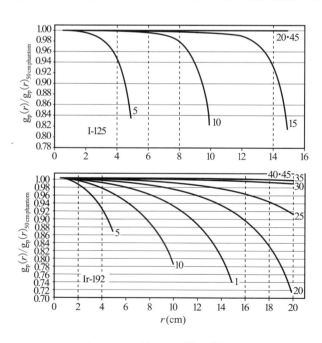

図A4.2　種々のファントムの大きさから算出した[125]Iと[192]Ir（下）に対する放射状線量関数の比較（Med. Phys. 2006; 33: 1729-1737, 版元の許可を得て掲載）

付録4　モデルベース型線量計算アルゴリズムによる線量計算

無い（2016年の時点）が，密封小線源治療の線量計算のアルゴリズムに再度大きな変遷を与えようとしているのは確実である。

　放射線治療を安全に行い患者に投与される線量の精度を担保するため，計算結果がどのように導き出されたものか，大要を知っておく事が望ましい。今後のために，MBDCAsによる線量計算のアルゴリズムや特徴を理解する必要があるので，簡単にMBDCAsの理論の概要を辿ってみる。

3. 密封小線源治療で考える光子輸送の基本概念

　密封小線源治療で利用されている光子のエネルギー領域では，光子との相互作用で生じた2次荷電粒子（2次電子）の飛程は，光子の平均自由行程と比較して短い[9]。表A4.1には，電子のエネルギーに対する水及び各種様々な人体組織に対する連続減速近似（CSDA）飛程を示している[10]。これは，物質中で解放された2次電子の飛程の範囲内では，光子のフルエンスの減弱が無視できる程，光子のエネルギー領域が比較的低い事を意味する。故に，荷電粒子平衡（CPE）は，幾何学的な領域境界や線源から最低でも2次電子の飛程と同等に離れた距離全てに存在していると仮定できる。CPEが成立している場では，mm単位の線量情報を抽出（スコアリング）する体積要素で吸収線量Dは衝突カーマK^{coll}と等しい（$D \cong K^{coll}$）と仮定でき，組織等の物質中では2次電子によるエネルギーの放射損失が無視できるため，カーマKとも等しい（$K = K^{coll} + K^{rad} \cong K^{coll}$）と仮定できる（$K^{rad}$は放射カーマ）。つまり，光子のフルエ

ンスに対応したエネルギー分布の情報を知る事ができれば，線量分布が取得可能になる。

　以上の関係性により，任意の空間ベクトルの座標点$\boldsymbol{r}$に対する吸収線量は，以下の積分式で示される[9,11]。

$$D(\boldsymbol{r}) = K(\boldsymbol{r}) = \int_E E \cdot \Psi_E(\boldsymbol{r}) \cdot \left[\frac{\mu^{en}(E)}{\rho} \right] \cdot dE \quad \text{(A 4-2)}$$

ここで，Ψ_Eは光子のエネルギーEに対する光子のフルエンスである。線源核種から放出された1次光子のフルエンスΨ_E^{prim}に関しては自明であり，以下の式で表せる。

$$\Psi_E^{prim} = \frac{Q^{prim} \cdot \exp(-\mu \cdot r)}{4 \cdot \pi \cdot r^2} \quad \text{(A 4-3)}$$

ここで，Q^{prim}は単一エネルギーの光子放出核種の線源から放出された光子数，μは線減弱係数である。式A 4.3に加えて，光子輸送で生じた空間中の散乱線のエネルギースペクトルを考慮し線量計算に組み込む事により，密封小線源治療で利用される光子のエネルギー領域に対する物質中の線量分布が導出できる事になる。

　空間中の光子輸送に関する厳密な理論的取り扱いは，線形ボルツマン輸送方程式（LBTE）を利用して簡潔に説明できる[11]。光子放出核種の点状線源が，等質有界領域とした体積Vに存在すると仮定する。$\Psi_{\boldsymbol{\Omega},E}(\boldsymbol{r}, E, \hat{\boldsymbol{\Omega}})$は，粒子ラジアンスを時間積分したエネルギー分布（角度フルエンス）とする。ここで，$\Psi_{\boldsymbol{\Omega},E}$は$d\Psi / d\boldsymbol{\Omega}dE$と同等であり，光子のフルエンス$\psi$は$dN / dA$，$dN$は微小面$dA$を通過する光子数である（時間積分をしなければフ

表A4.1 ESTAR[13]により計算された電子のエネルギーに対する水及び人体組織のCSDA飛程

Electron energy (keV)	CSDA range in medium (g cm⁻²)									
	Water liquid	Adipose tissue	Blood	Bone compact	Brain	Eye lens	Lung	Muscle Skeletal	Skin	Tissue soft
10	2.52E-04	2.41E-04	2.54E-04	2.76E-04	2.51E-04	2.53E-04	2.54E-04	2.54E-04	2.52E-04	2.51E-04
20	8.57E-04	8.24E-04	8.65E-04	9.34E-04	8.54E-04	8.63E-04	8.66E-04	8.66E-04	8.60E-04	8.57E-04
30	1.76E-03	1.69E-03	1.77E-03	1.91E-03	1.75E-03	1.77E-03	1.78E-03	1.78E-03	1.77E-03	1.76E-03
40	2.92E-03	2.82E-03	2.95E-03	3.17E-03	2.91E-03	2.94E-03	2.95E-03	2.95E-03	2.93E-03	2.92E-03
50	4.32E-03	4.18E-03	4.36E-03	4.68E-03	4.31E-03	4.35E-03	4.37E-03	4.37E-03	4.34E-03	4.32E-03
100	1.43E-02	1.39E-02	1.45E-02	1.55E-02	1.43E-02	1.44E-02	1.45E-02	1.45E-02	1.44E-02	1.43E-02
150	2.82E-02	2.73E-02	2.85E-02	3.04E-02	2.81E-02	2.84E-02	2.85E-02	2.85E-02	2.83E-02	2.82E-02
200	4.49E-02	4.36E-02	4.53E-02	4.83E-02	4.48E-02	4.53E-02	4.53E-02	4.54E-02	4.52E-02	4.50E-02
250	6.37E-02	6.19E-02	6.43E-02	6.86E-02	6.36E-02	6.43E-02	6.44E-02	6.44E-02	6.41E-02	6.39E-02
300	8.42E-02	8.19E-02	8.50E-02	9.05E-02	8.41E-02	8.49E-02	8.51E-02	8.51E-02	8.48E-02	8.44E-02
350	1.06E-01	1.03E-01	1.07E-01	1.14E-01	1.06E-01	1.07E-01	1.07E-01	1.07E-01	1.07E-01	1.06E-01

付録4　モデルベース型線量計算アルゴリズムによる線量計算

ラックス）。$\Psi_{\Omega,E}(r,E,\hat{\Omega})$ は，空間ベクトルの座標点 $r(x,y,z)$ に関する変数の3次元，エネルギーEに関する変数の1次元，方向余弦 $\hat{\Omega}(\mu,\eta,\xi)$ で与えられた進行方向に関する変数（$\mu^2+\eta^2+\xi^2=1$）の2次元，これらはスカラー関数であり，光子の状態を表した6次元体系の位相空間で考える事ができる（ここでのμは，前述の線減弱係数ではなく方向成分としての意味）。即ち，図A4.3に示すように，$\Psi_{\Omega,E}$ は r に位置する $\hat{\Omega}$ に垂直な面 dA を，$\Omega' \to \Omega \pm d\Omega$ 及び $E' \to E \pm dE$ の変化で通過する微小位相空間要素 $dVdEd\Omega$ に対応した光子数を意味する（このとき，$r \in V$，$E > 0$，$\hat{\Omega} \in 4\pi$）。どの $dV \cdot dE \cdot d\Omega$ に対しても，光子の流れ（ストリーミング）は，線源からの放出光子や他の領域からの散乱光子による $dVdEd\Omega$ への流入，そして吸収又は散乱され $dVdEd\Omega$ から流出する光子数と同等であり，エネルギー保存則により粒子数が保存されている（図A4.4）。即ち，$dVdEd\Omega$ への光子の流入及び $dVdEd\Omega$ から流出の粒子バランスを取る事を意味し，空間，エネルギー，角度から構成される位相空間に対する粒子バランスの関係性から，光子輸送の事象を決定する事ができる。これは，定常状態のみを取り扱う，時間変数を位相空間に含めない場合，時間微分の項を零と置くことにより，以下の式で表現できる[11]。

$$\hat{\Omega}\cdot\nabla\Psi_{\Omega,E}(r,E,\hat{\Omega}) + \sigma^{\text{total}}(r,E)\cdot\Psi_{\Omega,E}(r,E,\hat{\Omega})$$

$$= Q^{\text{scat}}(r,E,\hat{\Omega}) + \frac{Q^{\text{prim}}(E,\hat{\Omega})}{4\cdot\pi}\cdot\delta(r-r^{\text{point}})$$

(A 4-4)

ここで，$Q^{\text{prim}}/4\pi$ は空間ベクトルの座標点 r^{point} に存在する点状線源から放出された立体角に対する光子数であり，σ^{total} は巨視的全断面積，$\delta(r-r^{\text{point}})$ はディラックのデルタ関数である。式A4-4に注目すると，左辺は粒子（ここでは，光子）の消滅（流出），右辺は粒子の生成（流入）を表している。具体的には，左辺の第1項である $\hat{\Omega}\cdot\nabla\Psi$ はストリーミング演算子と呼ばれ，何も邪魔されない流れによる，つまりは吸収，散乱されずに通り抜けていく粒子のフルエンス密度の変化を表している。一方で，衝突は粒子間の相互作用による運動の変化であり，粒子の衝突する確率（衝突によって，運動状態が変化する粒子数の割合）は，衝突する粒子のフルエンス密度の積に比例すると考えられている事から，左辺の第2項の $\sigma^{\text{total}}\Psi$ は衝突演算子と呼ばれ，物質中の粒子との散乱による吸収や進行方向，エネルギーに変化を生じさせる事による粒子のフルエンス密度の減少を表している。右辺の第1項である Q^{scat} は，散乱光子線源であり，

$$Q^{\text{scat}}(r,E,\hat{\Omega}) = \int_0^\infty dE'$$

$$\times \int_{4\pi} \sigma^{\text{scat}}(r,E'\to E,\hat{\Omega}'\to\hat{\Omega})$$

$$\times \Psi_{\Omega,E}(r,E',\hat{\Omega}')\cdot d\hat{\Omega}'$$

(A 4-5)

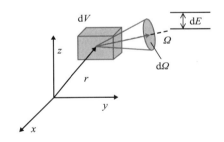

図A4.3　輸送方程式に対する微小位相空間要素 $dVdEd\Omega$ の模式図[24,27]

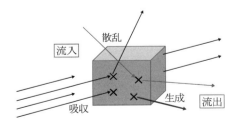

図A4.4　微小位相空間要素 $dVdEd\Omega$ の粒子バランス

と表現できる。ここで，σ^{scat} は巨視的微分散乱断面積である。式A4-5は，物質中の散乱体によって速度 $v'(E',\hat{\Omega}')$ の粒子が散乱され，速度 $v(E,\hat{\Omega})$ を持つ事になる過程による粒子のフルエンス密度

— 146 —

付録4　モデルベース型線量計算アルゴリズムによる線量計算

の増加を表している。故に，式 A 4-4 は物質中の任意のある空間領域を考え，その空間に対する粒子の収支を総体として巨視的に取り扱う，即ち，物質中の様々な因子による粒子のフルエンス密度の変化の収支を粒子のフルエンスで表したものである。

式 A 4-4 が線形方程式であるため，線源から放出される 1 次光子のフルエンス $\Psi_{\boldsymbol{\Omega},E}^{\text{prim}}$ と散乱光子のフルエンス $\Psi_{\boldsymbol{\Omega},E}^{\text{scat}}$ が分離可能となり，以下の式で表現できる[11]。

$$\Psi_{\boldsymbol{\Omega},E} = \Psi_{\boldsymbol{\Omega},E}^{\text{prim}} + \Psi_{\boldsymbol{\Omega},E}^{\text{scat}} \tag{A 4-6}$$

式 A 4-6 を式 A 4-4 に代入し，$\Psi_{\boldsymbol{\Omega},E}^{\text{prim}}$ 及び $\Psi_{\boldsymbol{\Omega},E}^{\text{scat}}$ を分離して表現すると，以下の式になる。

$$\hat{\boldsymbol{\Omega}} \cdot \nabla \Psi_{\boldsymbol{\Omega},E}^{\text{prim}}$$

$$= \frac{Q^{\text{prim}}\left(E,\hat{\boldsymbol{\Omega}}\right)}{4 \cdot \pi} \cdot \delta\left(\boldsymbol{r} - \boldsymbol{r}^{\text{point}}\right) - \sigma^{\text{total}}\left(\boldsymbol{r},E\right) \cdot \Psi_{\boldsymbol{\Omega},E}^{\text{prim}}$$

$$\tag{A 4-7}$$

$$\hat{\boldsymbol{\Omega}} \cdot \nabla \Psi_{\boldsymbol{\Omega},E}^{\text{scat}} = Q^{\text{scat}} - \sigma^{\text{total}}\left(\boldsymbol{r},E\right) \cdot \Psi_{\boldsymbol{\Omega},E}^{\text{scat}} \tag{A 4-8}$$

式 A 4-7 の解析解は，式 A 4-3 と近似でき，複数のエネルギーを有する光子 i を放出する線源の場合でも，1 次光子に対するエネルギーフルエンスの分布状態に各種の実効減弱係数 μ^{eff} を乗ずる事で解決される。つまり，

$$\mu^{\text{eff}} = \frac{\sum_i f_i \cdot E_i \cdot \mu_i}{\sum_i f_i \cdot E_i} \tag{A 4-9}$$

で表され，f は 1 次光子のエネルギー E の放出確率である。ここで，実物の線源として取り扱うには，線源の幾何学的要因，不均一性，封入状態，線源自身による自己吸収による減弱等，様々な要因を考慮しなければならない。

以上から，実質的に散乱光子成分である式 A 4-8 を解けば良い事になる。しかし，空間，エネルギー，角度から構成される 6 次元体系の位相空間に対応した微積分型輸送方程式を解析的に解くのは現実的でなく，後述する方法により数値計算した近似解を取得するのが一般的である。

4. モデルベース型線量計算アルゴリズムの種類

密封小線源治療の線量計算で利用されている MBDCAs の詳細な数値解析法や計算過程を完全に解説する事は，本書の範囲を超える。ここでは，MBDCAs の種類とアルゴリズムの概念や特徴等の要点を簡潔に記載する事に留める。

4.1　角度離散型線量積分核を利用した重畳積分

角度離散型線量積分核を利用したコラプスドコーン型重畳積分（CCS）による方法は，光子輸送の格子（グリッド）に沿って線量積分核（カーネル）を角度離散（円錐）化する事により，計算効率の向上を最適にした，RTPS の線量計算に採用された線量計算のアルゴリズムである[12]。MCS により事前計算されたカーネルを，光子が相互作用を起こした点を頂点とする複数の円錐に分割し，各円錐が張る立体角の方向へ放出されたエネルギーが，その円錐の軸上の体積要素で吸収されるものとして近似し，総合的に重畳積分する事で，全体のフルエンス（正確には吸収線量）を巨視的に取得する計算法である。カーネルは，基準物質（歴史的及び医学的に考えると水が適当）に対して，散乱光子や 2 次電子等のエネルギー付与を空間分布情報として対応させたものであり，EBRT の不均質補正に対する線量計算で長く利用され，十分に成功を収めている[13]。

CCS による方法に関して，EBRT と密封小線源治療で異なるのは，主としてカーネルの利用法にある。EBRT の場合，1 次線量と散乱線量の 2 つのカーネルが利用され，両者とも 1 次光子から放出された線量寄与による。一方の密封小線源治療では，吸収線量のカーマによる近似を利用して 1 次光子の直接的な光線追跡（レイトレーシング）を行い，最初に 1 次光子が寄与する 1 次線量 D^{prim} を取得する。そして，1 次線量のレイトレーシングによる結果を利用し，散乱生成線源としての意味で，散乱光子が寄与する線量 D^{scat} を，1 次散乱光子が寄与する線量 $D^{\text{1st, scat}}$ や，その後の多重（残余）散乱光子が寄与する線量 $D^{\text{residual, scat}}$ に分離し，異なるカーネルとして順次重畳積分してい

— 147 —

付録4　モデルベース型線量計算アルゴリズムによる線量計算

る[14-17]。

CPE が成立し，式 A 4-6 で示すように 1 次光子成分と散乱光子成分が分離できる場合，

$$D = D^{\mathrm{prim}} + D^{\mathrm{scat}}$$
$$= D^{\mathrm{prim}} + \left(D^{\mathrm{1st, scat}} + D^{\mathrm{residual, scat}} \right) \quad (A\,4\text{-}10)$$

と表せる。式 A 4-10 を簡単な単一のカーネルで表現した場合，座標点 r に対する吸収線量は，それ以外の全ての r' から構成される事になり，

$$\frac{D(r)}{R} = \frac{D^{\mathrm{prim}}(r)}{R} + \frac{D^{\mathrm{scat}}(r)}{R}$$
$$= \frac{D^{\mathrm{prim}}(r)}{R} + \iiint_V \frac{S(r')}{R} \cdot \tilde{h}^{\mathrm{scat}}\left(|r - r'|, \theta \right) \cdot \mathrm{d}^3 r'$$

$$(A\,4\text{-}11)$$

で表せる[11,14,15]。ここで，R は線源の放射エネルギーである。散乱光子が寄与する線量計算の式中にある S は，r' の単位体積要素から放出される散乱エネルギーであり，一般的にスカーマ（SCERMA）と呼ばれ，D^{prim} を利用して，以下の通りに表現できる[11]。

$$S(r) = \left(\frac{\mu - \mu^{\mathrm{en}}}{\mu^{\mathrm{en}}} \right) \cdot D^{\mathrm{prim}}(r) \quad (A\,4\text{-}12)$$

カーネルを構成している $\tilde{h}^{\mathrm{scat}}$ は，点状のエネルギー付与の情報を含み，r' の単位体積要素から放出され r の単位体積要素に付与された SCERMA の割合を意味し，次式で与えられる。

$$\tilde{h}^{\mathrm{scat}}(r, \theta) = \frac{\mathrm{d}\varepsilon^{\mathrm{scat}}(r, \theta)}{E \cdot \left(1 - \dfrac{\mu^{\mathrm{en}}}{\mu} \right) \cdot \mathrm{d}^3 r} \quad (A\,4\text{-}13)$$

ここで，$\mathrm{d}\varepsilon^{\mathrm{scat}}$ は散乱光子により解放された 2 次電子から付与されたエネルギー，r は 1 次光子の相互作用点までの距離，θ は 1 次光子の輸送方向に対する角度，E は 1 次光子のエネルギー，μ^{en} と μ はそれぞれ線エネルギー吸収係数と線エネルギー減弱係数である。式 A 4-13 は，1 次光子の輸送方向に対応した輸送方向 θ の関数として散乱光子のエネルギースペクトルが既知であるならば，μ^{en} と μ の実効値を利用して解析的に計算可能で

ある。しかし，前述したように，実際に $\tilde{h}^{\mathrm{scat}}$ は MCS により事前計算し表形式で作成され，単一指数関数や 2 つの指数関数の合算式を組み込んで合わせこみ，基準物質（水）に対する角度依存の媒介変数の集合体として取り扱う。これは，計算機の記憶装置要件（メモリ）の縮小，MCS により生じたタイプ A の不確かさの緩和，効率的な CCS による方法を容易にさせるためである。式 A 4-10 と式 A 4-11 の D^{prim} は，式 A 4-2，A 4-3 に基づくと簡単に計算される。例えば，単一エネルギーの光子を等方性に放出する線源核種と仮定するならば，以下の式になる[14,15]。

$$\frac{D^{\mathrm{prim}}(r)}{R} \cong \frac{K^{\mathrm{coll, prim}}(r)}{R}$$

$$= \frac{1}{4 \cdot \pi \cdot r^2} \cdot \frac{\mu^{\mathrm{en}}}{\rho}(r) \cdot \exp\left[-\int_0^r \mu(l) \cdot \mathrm{d}l \right]$$

$$(A\,4\text{-}14)$$

実際の線量計算では，散乱光子が寄与する線量を 1 次散乱光子と残余散乱光子が寄与する線量に分離し，異なるカーネルとして順次重畳積分していくため，S は 1 次散乱点の線量情報を含んだカーネルで重みづけられ，$D^{\mathrm{1st, scat}}$ を取得するために全体の空間領域で積分される。それに引き続き，$D^{\mathrm{residual, scat}}$ を計算するため適当なカーネルを利用し，$D^{\mathrm{1st, scat}}$ を取得した同様な形式で順次重畳積分を行う[14,15]。即ち，式 A 4-11 は単一のカーネルで表現しているが，$D^{\mathrm{residual, scat}}$ を考慮した線量計算を考えるならば，2 次散乱された光子に伝播したエネルギーの空間分布情報である S^{twice} を，以下の式で算出する。

$$S^{\mathrm{twice}}(r) = \left(\frac{1 - \dfrac{\overline{\mu}^{\mathrm{en, once}}}{\overline{\mu}^{\mathrm{once}}}}{\dfrac{\overline{\mu}^{\mathrm{en, once}}}{\overline{\mu}^{\mathrm{once}}}} \right) \cdot D^{\mathrm{1st, scat}}(r)$$

$$(A\,4\text{-}15)$$

ここで，$\overline{\mu}^{\mathrm{once}}$ と $\overline{\mu}^{\mathrm{en, once}}$ は光子の 1 次散乱に対するエネルギースペクトルで平均化された線減弱係数及び線エネルギー吸収係数である。$D^{\mathrm{residual, scat}}$ は S^{twice} と光子の 1 次散乱を生じた相互作用点の周囲に対して光子の残余散乱が寄与する線量の空

— 148 —

付録4 モデルベース型線量計算アルゴリズムによる線量計算

間分布情報を有する点状のカーネル $\tilde{H}^{\text{residual}}$ を利用し算出可能である。このカーネルは，水ファントム中で1次光子及び1次散乱光子を強制的に起点で相互作用させた MCS により，残余散乱の割合から導出し，

$$\tilde{H}^{\text{residual}}(r,\theta) = \frac{\mathrm{d}\varepsilon^{\text{residual}}(r,\theta)}{E\cdot\left(1-\dfrac{\mu^{\text{en}}}{\mu}\right)\cdot\left(1-\dfrac{\overline{\mu}^{\text{en, once}}}{\overline{\mu}^{\text{once}}}\right)\cdot\mathrm{d}^3 r}$$

(A 4-16)

で規格化された形として与えられる。ここで，$\mathrm{d}\varepsilon^{\text{residual}}$ は1次散乱より後世の散乱光子により解放された2次電子から付与されたエネルギーである。$\tilde{H}^{\text{residual}}$ を等方性のカーネル $\tilde{H}^{\text{residual, iso}}$ として利用する場合，

$$\tilde{H}^{\text{residual, iso}}(r) = \frac{1}{2}\int_0^\pi \tilde{H}^{\text{residual}}(r,\theta)\cdot\sin\theta\cdot\mathrm{d}\theta$$

(A 4-17)

と導出でき，$D^{\text{residual, scat}}$ を以下の式から算出できる。

$$D^{\text{residual, scat}}(r)$$
$$= \iiint_V \frac{S^{\text{twice}}(\boldsymbol{r}')}{R}\cdot\tilde{H}^{\text{residual, iso}}(|\boldsymbol{r}-\boldsymbol{r}'|,\theta)\cdot\mathrm{d}^3 r'$$

(A 4-18)

式 A 4-18 から算出した場合，$\tilde{H}^{\text{residual, iso}}$ は1次散乱光子の方向性を加味した空間分布情報を含まないため，特有の方向形状を示さない。故に，計算機の計算効率は向上し，100 keV までの光子のエネルギー領域であれば利用上問題はない。しかし，高エネルギー光子放出核種に対しては $\tilde{H}^{\text{residual, iso}}$ の適応が困難となるため，1次光子の輸送方向に沿った方向形状を有した非等方性の $\tilde{H}^{\text{residual}}$ を導入している。その場合，1次光子の方向に沿った点状のカーネルに合わせて調整した θ を利用することにより，以下の式で算出できる[14,15]。

$$D^{\text{residual, scat}}(r)$$
$$= \iiint_V \frac{S^{\text{twice}}(\boldsymbol{r}')}{R}\cdot\tilde{H}^{\text{residual}}(|\boldsymbol{r}-\boldsymbol{r}'|,\theta)\cdot\mathrm{d}^3 r'$$

(A 4-19)

物質の不均一性を考慮する場合，O'Connor の理論[18] による密度スケーリング法に基づき，レイトレーシング及び水と異なる物質に対するエネルギーの伝播や減弱の違いを補正するための適当な係数が，1次線量と全てのカーネルに対して不均質補正として拡大縮小（スケーリング）の処理を行うのに利用される。また，高原子番号の物質に対応したカーネルのスケーリングに対する手法も開発されている[16]。

CCS による方法では，ある体積要素から各円錐方向へ向かって放出されたエネルギーは円錐の軸に沿って伝播，減衰し，軸上の体積要素により吸収されるものとして近似しているため，相互作用点から体積要素までの距離が遠くなる程，線量計算に不確かさが $r^2\Delta\Omega$ で増大し，近似精度が低下する[11,19]。これは，立体角に対してカーネルを光子輸送のグリッドに沿って円錐化した事に起因し，1次線量の減少を相対的重要性で示している距離が大きい座標で，星形の形状の線量分布として著名になる。この不確かさは，カーネルの値が相互作用点（散乱生成点）の距離から急速に減少するならば，小さくなる傾向がある。また，光子の輸送方向や輸送方向のグリッドの分解能，計算領域の体積要素の大きさを増大すれば，この離散的不確かさを制限する事は可能だが，計算時間の増大や平均化による誤差等，各々犠牲になる[11]。

4.2 線形ボルツマン輸送方程式の決定論的解法

微積分型の LBTE の決定論的解法は，細密要素（メッシュ）系に離散化された位相空間の制限下で，真実となる連続的な LBTE の近似解を算出し，粒子の平均的な振舞いを取得する。解析法には，特性曲線法，球面調和関数法や離散座標法である S_N 法等があり，一般的な手法として原子炉物理学の分野で多く利用されている[20-24]。医学物理学の分野では，式 A 4-8 のような微積分型の LBTE を効率的に解くために，後者の離散座標法を利用して，源反復（SI）法等の反復計算を組み込み，数値解析している報告が多い[23-29]。決定論的解法は，全ての変数，即ち空間（有限差分若しくは有限要素），エネルギー変数（多群近似），角

— 149 —

付録4　モデルベース型線量計算アルゴリズムによる線量計算

度（離散座標，球面調和等）を系統的に離散化
し，反復計算により数値解析された線形方程式と
して LBTE を解く[24,30]。これらの手法は，位相空
間の離散化に基づいているため，AAPM の TG-
186 レポートではグリッド型ボルツマン方程式解
法（GBBS）と分類している[3]。

式 A4-5 の散乱光子線源 Q^{scat} は，散乱線の角度
分布の程度（オーダ）を表した次数 L までの球面
調和関数として角度フルエンス $\Psi_{\boldsymbol{\Omega},E}$ を展開し，
ルジャンドル多項式で展開近似した巨視的微分散
乱断面積 σ^{scat} と組み合わせて数値積分する。ル
ジャンドル多項式の直交性の性質から，

$$\int_{-1}^{1} dx \cdot P_l(x) \cdot P_{l'}(x) = \frac{2}{2 \cdot l' + 1} \cdot \delta_{ll'} \tag{A 4-20}$$

であり，$P_l(x)$ と $P_{l'}(x)$ は第 l 次と l' 次のルジャン
ドル展開係数，$\delta_{ll'}$ はクロネッカーのデルタであ
る。σ^{scat} は散乱後の光子の角度分布を与えるた
め，収束が速く，低い次数でも良好な近似が取得
できるのが望ましいため，ルジャンドル展開近
似，独立変数として散乱角の余弦が利用される。
散乱角の余弦 $\mu_0 = \cos\theta_0$（内積 $\boldsymbol{\hat{\Omega}} \cdot \boldsymbol{\hat{\Omega}}'$）は，方向の
単位ベクトル $\boldsymbol{\hat{\Omega}}$ と $\boldsymbol{\hat{\Omega}}'$ の極角 θ，θ' 及び方位角 φ，
φ' を使用し，

$$\mu_0 = \cos\theta_0 = \boldsymbol{\hat{\Omega}} \cdot \boldsymbol{\hat{\Omega}}'$$
$$= \cos\theta \cdot \cos\theta' + \sin\theta \cdot \sin\theta' \cdot \cos(\varphi - \varphi') \tag{A 4-21}$$

と表せる[20]。第 l 次のルジャンドル多項式 $P_l(\mu_0)$
は球面調和関数（ルジャンドル級数）の加法定理
により，

$$P_l(\mu_0) = P_l(\mu) \cdot P_l(\mu')$$
$$+ 2 \sum_{m=1}^{l} \frac{(l-m)!}{(l+m)!} \cdot P_{lm}(\mu) \cdot P_{lm}(\mu') \cdot \cos[m \cdot (\varphi - \varphi')] \tag{A 4-22}$$

となり，P_{lm} はルジャンドル陪関数，μ' と μ は入
射光子と散乱光子の方向余弦である。以上を踏ま
えて，式 A4-5 の $\Psi_{\boldsymbol{\Omega},E}$ と σ^{scat} は以下の展開式で表
せる[24,25,27,28]。

$$\Psi_{\boldsymbol{\Omega},E}(\boldsymbol{r}, E', \boldsymbol{\hat{\Omega}}') = \sum_{l=0}^{\infty} \sum_{m=-l}^{l} \Psi_{lm}(\boldsymbol{r}, E') \cdot Y_{lm}(\boldsymbol{\hat{\Omega}}') \tag{A 4-23}$$

$$\Psi_{lm}(\boldsymbol{r}, E') = \int_{4\pi} d\boldsymbol{\hat{\Omega}}' \cdot Y_{lm}^*(\boldsymbol{\hat{\Omega}}') \cdot \Psi(\boldsymbol{r}, E', \boldsymbol{\hat{\Omega}}') \tag{A 4-24}$$

$$\sigma^{\text{scat}}(\boldsymbol{r}, E' \to E, \mu_0)$$
$$= \sum_{l=0}^{L} \frac{2 \cdot l + 1}{4 \cdot \pi} \cdot \sigma_l^{\text{scat}}(\boldsymbol{r}, E' \to E) \cdot P_l(\mu_0) \tag{A 4-25}$$

$$\sigma_l^{\text{scat}}(\boldsymbol{r}, E' \to E)$$
$$= \frac{1}{2} \cdot \int_{-1}^{1} d\mu_0 \cdot P_l(\mu_0) \cdot \sigma^{\text{scat}}(\boldsymbol{r}, E' \to E, \mu_0) \tag{A 4-26}$$

ここで，Y_{lm} は球面調和関数（* は複素共役）で
あり，式 A4-23 の Ψ_{lm} は，式 A4-24 から角度フ
ルエンスの Y_{lm} の第 l 次と m 次のモーメントと解
釈できる。一般的には，L を無限項まで取ると
σ^{scat} の角度分布は数学的には正解となるが，通常
$L = 3$ で精度上大きな問題とならない事が報告[21]
されている。計算時間や計算機のメモリを節約す
るため，密封小線源治療では $L = 2,3$（^{192}Ir のエネ
ルギーの場合），EBRT では $L = 5$（上限 $L = 7$）で
十分な精度が担保できている[9,27]。最終的には，
Q^{scat} は以下の式になる。

$$Q^{\text{scat}}(\boldsymbol{r}, E, \boldsymbol{\hat{\Omega}}) = \sum_{l=0}^{L} \sum_{m=-l}^{l} \int_0^{\infty} dE'$$
$$\times \sigma_l^{\text{scat}}(\boldsymbol{r}, E' \to E) \cdot \Psi_{lm}(\boldsymbol{r}, E') \cdot Y_{lm}(\boldsymbol{\hat{\Omega}}) \tag{A 4-27}$$

光子の輸送方程式の解が取得できれば，カーマや
吸収線量といった放射線量 R は，

$$R(\boldsymbol{r}) = \int_0^{\infty} \left[\frac{\sigma^{\text{rad}}(\boldsymbol{r}, E)}{\rho} \right] \cdot \Psi_{0,0}(\boldsymbol{r}, E) \cdot dE \tag{A 4-28}$$

で与えられる。ここで，σ^{rad} は任意の放射線量に
対する断面積，ρ は物理密度，$\Psi_{0,0}$ はスカラーフ
ルエンスであり，単純に Ψ である。

実際には，式 A4-27 は連続的に変化する各変
数を，空間座標と光子の飛行方向で離散化し，異

— 150 —

付録4　モデルベース型線量計算アルゴリズムによる線量計算

なるエネルギー，輸送方向を有する光子を異なる粒子として取り扱い，計算体系をメッシュ系で表現している。エネルギー変数の多群近似では，エネルギーを有限個の群に区分けし，群内で平均化した群定数を作成する。際して，各群内でエネルギースペクトルは変数分離が可能と仮定し，重み関数を使用して平均化される（多群近似）。重み関数は，多群近似されたエネルギーに対応する断面積（多群断面積）の作成及び多群法全般の輸送計算に使用する断面積の精度に関わる。多群断面積の作成には，CEPXS（Coupled Electron-Photon CROSS-Section）[31]が使用され，^{192}Ir のような線源核種で線量分布への寄与が少ないレイリー散乱を除外した光子の相互作用を含んでいる[9,27]。角度変数の離散化の過程では，単位球表面を複数の区間（角度離散点）に分割し，光子フルエンスの非等方性角度分布と巨視的微分散乱断面積をルジャンドル展開近似で表現している（離散座標）[24]。一般的には，離散化された角度離散点に関して，方向及び重み関数の組み合わせによる（角度）求積セット，そして求積セットに伴うオーダー（角度区間数）N を考える。例えば，密封小線源治療ではチェビシェフ-ルジャンドルの求積セットを利用し，N の範囲は約 4 - 36（方向数，つまり角度離散点の数は $N^2 + 2N$），N は離散化したエネルギー群の間で変化させている[11]。空間変数の離散化に関しては，偏微分方程式を数値的に解析するため有限差分法，有限要素法，境界要素法等幾つかの手法が存在する。密封小線源治療では，高次ガレルキン法に基づいた線形不連続有限要素（DFEM）法の利用が報告されている[24,27,29]。以上より，任意に区分けされた空間要素数，エネルギー群数分，離散化した角度分点数との全ての組み合わせに対して，複雑に絡み合った連立方程式の解を取得していかなければならない事になる[20,22,25-28]。

　上記を要約すると，離散化する変数には空間，エネルギー，角度がある。つまりは，これらの関数が光子のフルエンスを決定する因子になり，空間要素数，エネルギー群数，角度分点数，そしてルジャンドル展開次数が線量計算の精度を規定す

る要因となる。線量計算は，上記の離散化された変数を使用し，微積分型輸送方程式を変形し，位相空間中の光子のフルエンスを予測する数値計算に適当な差分（連立）方程式を導出する。この連立方程式を利用して，境界条件から出発し，順次メッシュ点での光子のフルエンスを数値解析により算出する。一般的には，区分けしたエネルギー群の高い群から生成された散乱線源が，低い群の光子のフルエンスの計算に必要となるため，高い群から低い群へ光子のフルエンスの計算を進める[20,21,24,25]。これらにより，光子の輸送計算の目的である空間，エネルギー，角度の変数から構成される 6 次元体系の位相空間の光子のフルエンスが算出できる。SI 法等の反復計算により解が収束したら，後処理段階として各エネルギー群に対して式 A 4-2 からの結果を合算し，最終的な線量計算に至る。SI 法による反復計算は，他（下方）のエネルギー群への移動がない光子の散乱状態（自群内散乱）に対して解を算出するのに利用されている[20,24,25]。SI 法は，吸収や散乱による他のエネルギー群への転移が少なく自群内の散乱回数が多い，つまり散乱断面積が大きい場合，反復計算の収束が遅くなる離散座標法の問題として知られている。収束を早めるために，密封小線源治療では拡散合成加速（DSA）法が利用され，収束に必要とする反復回数の減少，計算機の中央演算処理時間を大幅に短縮させている[9,27]。関連して，σ^{scat} の数値計算に際し，最小のエネルギー伝搬により輸送方向が変化した散乱の事象，つまりは自群内散乱の事象及び他のエネルギー群への移動に対する散乱の事象に対応させたルジャンドル展開次数である L を各々設け，散乱光子の輸送方向の非等方性を解決している（$L = 0$ では等方）[11]。物質の不均一性については，式 A 4-7 と式 A 4-8 で考慮され，計算対象となる体積要素に対応した物質の断面積を組み込み利用すれば，線量計算に不均質補正を取り込む事が可能になる。1 次光子のフルエンスの解は，計算領域中の全ての点に対して，CCS による方法と同様にレイトレーシングに基づいて算出される。

　LBTE の決定論的解法の特徴として，光子のフ

— 151 —

付録 4　モデルベース型線量計算アルゴリズムによる線量計算

ルエンスの空間分布と角度分布を体系全体に渡り算出可能であるが，荒い空間メッシュの設定や，ある条件下で離散化された角度方向に沿って非物理的な光子のフルエンスのビルドアップとして強調され算出される射線効果（レイエフェクト）が計算誤差に起因する[9,21,22,24]。後者のレイエフェクトに関して，2次元体系以上の S_N 法に特有な現象であり，CCS による方法でカーネルの円錐化に伴う不確かさに似た特徴である。同様にして離散化変数の程度及び計算領域の体積要素の大きさを増大すれば，このレイエフェクトによる不確かさを緩和する事は可能だが，計算時間の増大や平均化による誤差等，各々犠牲になる[27,28]。現在は，レイエフェクトを回避する様々な手法が開発され，その手法に基づき開発された補助計算コードの 1 つである初回衝突線源法が密封小線源治療の線量計算に供されている[27,32]。また，散乱光子のフルエンスの勾配に基づき，可変な体積要素に細分化されたデカルト格子を利用することにより，計算精度を担保しつつ，レイエフェクトを軽減させ，計算効率を向上させている[11]。

4.3　モンテカルロシミュレーション

　MCS による方法は，本質的には，観測者に対して体系から必要対象情報を抽出する事が可能な統計的推定を提供するための数値計算法であり，無作為抽出（ランダムサンプリング）に依存し，大数の法則と中心極限定理に基づいている[24,33,34]。前節の LBTE の決定論的解法は，物質中の任意のある空間領域を考え，その空間に対する放射線の粒子（光子や電子等を含めた粒子）のフルエンスを総体として巨視的に取り扱った。一方で，MCS による方法は，放射線の各粒子をヒストリの事象毎に 1 つ 1 つ乱数を発生し，この乱数を利用して粒子の散乱角，粒子が衝突するまでの行程長に対する適切な確率分布を標本抽出し，物質中の振る舞いを物理現象に従い順に追跡する。これは，現実の物理現象を確率的に捉え，確率過程を記述する確率変数を導き，その確率過程を発生させた乱数列により追跡し，集団的挙動を明らかにし，総体的な物理現象を模擬（シミュレーション）して

いる。つまりは，光子輸送や幾何学的な空間情報や物質，材料等の入力データを根本とした物理現象の累積確率密度分布からのランダムサンプリングを利用し，LBTE の数値解を確率論的に導出している。このように，従来の TG-43U1 計算式のような，基準物質からの補正に基づいた線量計算法とは対照的であり，MCS による方法や LBTE の決定論的解法は，数値計算で解を収束させている。両者で大きく異なる点は，MCS による方法は誤差が統計的であり，有限の粒子によるシミュレーションによる結果からである。LBTE の決定論的解法は，主として誤差は系統的であり，空間，エネルギー，角度を離散化した事に起因する。また，MCS による方法は，対象と設定した特定範囲（タリー）の線量を提供するが，LBTE の決定論的解法は，全空間の数値解を提供している事も挙げられる。

　MCS は，密封小線源治療に限らず，光子線や電子線，粒子線による広範囲の EBRT の線量計算全般で頻繁に利用されている[34]。密封小線源治療では，従来の線量計算で使用されている TG-43U1 計算式の放射状線量関数や非等方性関数等の線量計算に利用する媒介変数を導出するのに，大きな役割を果たしている[1,2]。それは，座標系に縛られる事のない体系のモデル化が可能であり，複雑な 3 次元形状の輸送計算を行えるからである。加えて，粒子の衝突，散乱等の物理現象の忠実なシミュレーションも可能であり，計算精度が高い事を意味している。しかしながら，MCS による方法を線量計算のアルゴリズムとして搭載している市販の RTPS は，密封小線源治療では未だ無い。これは，線量計算の計算効率に起因し，統計現象を数値的に取り扱う結果，解が必然的に統計誤差を伴うため，計算精度を上げるためには多くの粒子を発生させ計算する事が必要となり，付随して線量計算に要する時間を大幅に増加させる。現在では，計算機の並列処理や GPU（Graphics Processing Unit）を導入する事で，臨床上許容内の時間で線量計算を行う事が可能にはなってきている[34]。

　一般的には，MCS を一般目的で利用できるように，LANL（Los Alamos National Laboratory），

― 152 ―

付録4 モデルベース型線量計算アルゴリズムによる線量計算

NRC（National Research Council Canada），NEA（Nuclear Energy Agency），CERN（Conseil Européen pour la Recherche Nucléaire）等の施設のグループや共同研究によって MCS のパッケージが開発，維持されている。臨床で使用するために，密封小線源治療のための線量情報を含んだ物理データを取得するのならば，光子輸送の分野で実績のある PTRAN[35] や EGS[36]，MCNP[37] を推奨[2]し，GEANT[38] や PENELOPE[39] も幅広く密封小線源治療の線量計算に利用されている。MCS による方法をツールキットとして利用している報告もあり，代表的なものとして MCPI（Monte Carlo dose calculation for prostate implant)[40] や PTRAN_CT[41]，BrachyDose[42,43]，ALGEBRA（ALgorithm for heterogeneous dosimetry based on GEant4 for BRAchytherapy)[44] 等がある。

近年は，MCS による計算環境がグラフィカルユーザインタフェース（GUI）で整えられているため，ユーザに対する MCS への閾が低くなり，誰でも簡単に研究利用できる状況が構築されている。しかし，この安易的な環境が逆にユーザの MCS の本質的な部分の理解度低下を促し，不明確な目的，不純な動機によるシミュレーションになる恐れに繋がる。そのため，シミュレーションを行う上で，素粒子の素過程に関して基本的な部分の理解，最低でも光子輸送を取り扱う理由から電磁相互作用に関する基礎知識は必須である。また，測定器の振舞いに関して，その物理情報をスコアリングする意味で，測定器の原理，出力に寄与する素過程が何であるかを把握し，シミュレーションの目的が何かを考え，何をどう評価するのかを十分に考慮しなければならない。

5. モデルベース型線量計算アルゴリズムの臨床導入への問題点

現在，密封小線源治療の線量計算に MBDCAs を搭載した RTPS もある。しかし，治療計画や線量計算の状況によっては，従来の TG-43U1 計算式による線量計算値との相違が大きくなるため，臨床導入や運用の際には十二分の注意が必要である。MBDCAs による線量計算で検討が必要とされ

ている事項は，MBDCAs から算出した吸収線量の定義と計算対象の体積要素の相互作用断面積が挙げられる。これらについて，AAPM から 2012 年に TG-186 レポートで，MBDCAs の臨床導入や実施に対する詳細な勧告が報告されている[3]。

5.1 モデルベース型線量計算アルゴリズムから算出した吸収線量の定義

MBDCAs による線量計算で算出した線量（吸収線量）を検討する上で重要な事項の1つは，光子輸送の計算対象及び吸収線量の定義対象となる物質特定である。一般的には，任意物質（m）で光子輸送の計算を行い，任意物質（m）に対する吸収線量 $D_{m,m}$ を求める，又は任意物質（m）で光子輸送の計算を行い，基準物質（水，w）に対する吸収線量 $D_{w,m}$ を考える。通常は理由がない限り，計算対象となる物質の吸収線量を異なる物質に変換する必要性がないため，MBDCAs で線量計算を行えば $D_{m,m}$ が算出される。しかし，歴史的に放射線治療の臨床現場では，患者を水と仮定して線量計算を行い，水に対する吸収線量を処方していた経緯がある。高エネルギー X 線による EBRT の場合，軟部組織と水の相違（$D_{w,m}/D_{m,m}$）は約 2%[45,46] であるが，密封小線源治療の光子のエネルギーの領域は，EBRT との光子のエネルギーの領域と比較して低い領域にあるため，特に光子のエネルギーが 50 keV を下回る低エネルギー光子放出核種の場合では，両者の相違が大きくなる。

高エネルギー X 線による EBRT では，両者の物質に対する吸収線量の変換はブラッググレイの空洞理論（電子の飛程が空洞よりも大きい）の仮定のもと，質量衝突阻止能比を使用する。密封小線源治療では，空洞（体積要素）の大きさに依存し，密封小線源治療で利用されている線源核種の放出光子から生じる2次電子の飛程の大きさは，mm 単位のスコアリングする体積要素より数倍も小さい。これより放出光子のエネルギーにもよるが，一般的にはエネルギーの低い線源核種では，$D_{m,m}$ から $D_{w,m}$ への変換は質量エネルギー吸収係数 μ^{en}/ρ が利用されている。一般的に，図 A 4.1

— 153 —

付録4 モデルベース型線量計算アルゴリズムによる線量計算

で示したように，μ^{en}/ρ の組織と水の相違は低エネルギー光子放出核種（^{125}I，^{103}Pd，^{131}Cs や 50 kV で作動する電子系密封小線源治療）で軟部組織に対して約 70 - 80%，骨では約 7 倍に上るため重要となる[47,48]。一方の高エネルギー光子放出核種では，EBRT と同程度であり，軟部組織では 3 - 5%，骨では 15 - 25% 程度となる[48]。放射線に対する腫瘍や組織への線量反応を細胞核へのエネルギー付与と考える場合は，複雑性が増す。これは，2 次電子の飛程がスコアリングする体積要素の大きさより大幅に小さい場合である。人間（哺乳類）の細胞の大きさは，ブラッググレイの空洞理論が適応可能か，若しくは光子のエネルギーによって空洞理論の大きさを適宜考慮しなければならない事を意味する。つまり低エネルギーの光子を放出する線源核種では，$D_{m,m}$ から $D_{w,m}$ の変換は，μ^{en}/ρ の利用可否に対する疑問が生じ，密封小線源治療で利用されている光子のエネルギー全域に渡り，別の変換方法が必要となる事を意味している。加えて，水自体が種々の細胞核の代用になる最も適した材質か明らかではない[49]。これらの理由より，MBDCAs で線量計算を行う場合は，$D_{m,m}$ の利用が望ましいと報告されている[3]。

5.2 計算対象の体積要素の相互作用断面積

MBDCAs で線量計算を行う際，計算領域の各体積要素に物質を構成する元素や元素構成比，物理密度等を割り当てるのが通常である。前節で記述した通り，密封小線源治療では高エネルギー光子放出核種よりも，低エネルギー光子放出核種で

重要になる。それは，光電断面積は，物質特性を決定する因子として関連が深い原子番号や光子のエネルギーに対する依存性が重要であり，式A 4-2 からも分かる通り原子番号の 3-5 乗に比例するからである。物質の物理密度も線量分布を形成する因子の 1 つだが，対象とする腫瘍や臓器の CT 画像から導出したハウンスフィールドユニット（HU）と物理密度の関係性から，簡単に取得可能である。一方で，水と同程度の HU（-100，100）の範囲である各種異なる組織を人間は有しているため，物質を構成する元素や元素構成比を HU と関連付けるのは難しい。線量計算の際に，複数の体積要素を有する腫瘍や臓器に対して，均一な元素及び元素構成比を割り当てたとしても，その腫瘍や臓器の正確な数値は不明であり，その数値の正当性，信頼性に疑問が生じる。国際放射線単位測定委員会（ICRU）や国際放射線防護委員会（ICRP）等のレポートから報告されている組織構成元素を引用，又は従来の単一エネルギー CT から線形補間に基づき直接算出可能な方法等がある[50-54]。注意しなければならないのは，使用する物質特性の数値により線量計算の結果が変わってくるため，一貫性の無い臨床データにならないために，線量計算に際してどのような割当方法を採用したか，確認する事は重要である。

一般的に，体内の不均質性の幾何学的情報を線量計算に利用するには，肺や骨，軟部組織，体腔のように臓器別に境界の図形を入力し，その輪郭内の物理密度又は電子密度を数値で入力する方法と HU のマトリックスデータにより，各体積要素

表 A4.2 TG-186 レポートが推奨している各種様々な組織に対する元素構成と物理密度
（ Med. Phys. 2012; 39: 6208-6236，版元の許可を得て掲載）[7]

Tissue	%mass				Z>8					Mass density g cm^{-3}
	H	C	N	O						
Prostate	10.5	8.9	2.5	77.4	Na(0.2)	P(0.1)	S(0.2)	K(0.2)		1.04
Mean adipose	11.4	59.8	0.7	27.8	Na(0.1)	S(0.1)	Cl(0.1)			0.95
Mean gland	10.6	33.2	3.0	52.7	Na(0.1)	P(0.1)	S(0.2)	Cl(0.1)		1.02
Mean male soft tissue	10.5	25.6	2.7	60.2	Na(0.1)	P(0.2)	S(0.3)	Cl(0.2)	K(0.2)	1.03
Mean female soft tissue	10.6	31.5	2.4	54.7	Na(0.1)	P(0.2)	S(0.2)	Cl(0.1)	K(0.2)	1.02
Mean skin	10.0	20.4	4.2	64.5	Na(0.2)	P(0.1)	S(0.2)	Cl(0.3)	K(0.1)	1.09
Cortical bone	3.4	15.5	4.2	43.5	Na(0.1)	Mg(0.2)	P(10.3)	S(0.3)	Ca(22.5)	1.92
Eye lens	9.6	19.5	5.7	64.6	Na(0.1)	P(0.1)	S(0.3)	Cl(0.1)		1.07
Lung (inflated)	10.3	10.5	3.1	74.9	Na(0.2)	P(0.2)	S(0.3)	Cl(0.3)	K(0.2)	0.26
Liver	10.2	13.9	3.0	71.6	Na(0.2)	P(0.3)	S(0.3)	Cl(0.2)	K(0.3)	1.06
Heart	10.4	13.9	2.9	71.8	Na(0.1)	P(0.2)	S(0.2)	Cl(0.2)	K(0.3)	1.05
Water	11.2			88.8						1.00

付録4　モデルベース型線量計算アルゴリズムによる線量計算

に物理密度又は電子密度を割当する際に変換テーブルを利用して自動的に抽出する方法に区分けされる。後者は EBRT で一般的に利用されている方法である。密封小線源治療に関して TG-186 レポートでは，計算対象物質の構成元素（比）の決定と割当方法に関して，原材料の数は少なめにする事を推奨している[3]。

表 A 4.2 には，TG-186 レポートが推奨している各種様々な組織に対する元素構成と物理密度の定義を示している。線量計算に際して，線量計算の計算グリッドの大きさは，密封小線源治療では計算結果に大きく寄与する因子でもあるので，組織の描出能とは別に，アプリケータや線源の画像分解能を十分に確認する事が重要である。計算領域の各体積要素に物質を構成する元素や元素構成比，物理密度等の割当方法を TG-186 レポートの推奨を例[3]と挙げると，CT による医用画像が利用可能の場合，CT のマトリックスデータから算出した物理密度を均一な組織構成で使用し，輪郭の外側のボクセルは平均軟部組織としての組織構成，乳腺等の組織で腺と脂肪の区別が困難な場合は，両者を混合した均一な物質として利用する事等の事項が推奨されている。逆に，CT による医用画像が利用不可能の場合は，輪郭に対して一塊の組織として一様な元素や元素構成比，物理密度を割当てるのが望ましいと報告されている。利用する医用画像上に金属等何かしらのアーチファクトが存在する場合は，線量計算を行う前に除去する事が望ましく，手動で元素や元素構成比，物理密度を上書きするのが，簡単な方法である。別手法で行う場合でも，十分に注意し妥当性を確認する事が必要である。以上を，混乱を招かぬよう，方法論等を文書化し，後に確認できるよう管理する事も大切である。

参 考 文 献

1) Nath R, Anderson LL, Luxton G, et al: Dosimetry of interstitial brachytherapy sources: recommendations of the AAPM Radiation Therapy Committee Task Group No. 43. American Association of Physicists in Medicine, Med. Phys. 22: 209-234, 1995

2) Rivard MJ, Coursey BM, DeWerd LA, et al: Update of AAPM Task Group No. 43 Report: A revised AAPM protocol for brachytherapy dose calculations, Med. Phys. 31: 633-674, 2004

3) Beaulieu L, Carlsson Tedgren A, Carrier JF, et al: Report of the Task Group 186 on model-based dose calculation methods in brachytherapy beyond the TG-43 formalism: Current status and recommendations for clinical implementation, Med. Phys. 39: 6208-6236, 2012

4) Tsoulfanidis N: 放射線計測の理論と演習（上巻）基礎編, 1986, 現代工学社, 東京

5) Knoll GF: Radiation detection and measurement Third edition, 2000, John Wiley & Sons, Hoboken

6) Evans RD: The atomic nucleus, 1955, McGraw-Hill, NY

7) Melhus CSRivard MJ: Approaches to calculating AAPM TG-43 brachytherapy dosimetry parameters for ^{137}Cs, ^{125}I, ^{192}Ir, ^{103}Pd, and ^{169}Yb sources, Med. Phys. 33: 1729-1737, 2006

8) Perez-Calatayud J, Ballester F, Das RK, et al: Dose calculation for photon-emitting brachytherapy sources with average energy higher than 50 keV: report of the AAPM and ESTRO, Med. Phys. 39: 2904-2929, 2012

9) Venselaar J, Meigooni AS, Baltas D, et al: Comprehensive brachytherapy: physical and clinical aspects, 2012, CRC Press, Taylor & Francis Group, FL

10) Berger M, Coursey J, Zucker M, et al: ESTAR, PSTAR, and ASTAR: Computer programs for calculating stopping-power and range tables for electrons, protons, and helium ions (version 1.2.3), National Institute of Standards and Tech-

付録4　モデルベース型線量計算アルゴリズムによる線量計算

nology, Gaithersburg, MD, http://physics.nist. gov/Star (accessed February 27, 2016)

11) Papagiannis P, Pantelis EKaraiskos P: Current state of the art brachytherapy treatment planning dosimetry algorithms, Br. J. Radiol. 87: 20140163, 2014

12) Ahnesjo A: Collapsed cone convolution of radiant energy for photon dose calculation in heterogeneous media, Med. Phys. 16: 577-592, 1989

13) Ahnesjo AAspradakis MM: Dose calculations for external photon beams in radiotherapy, Phys. Med. Biol. 44: R99-155, 1999

14) Carlsson AKAhnesjo A: The collapsed cone superposition algorithm applied to scatter dose calculations in brachytherapy, Med. Phys. 27: 2320-2332, 2000

15) Carlsson AKAhnesjo A: Point kernels and superposition methods for scatter dose calculations in brachytherapy, Phys. Med. Biol. 45: 357-382, 2000

16) Tedgren AKAhnesjo A: Accounting for high Z shields in brachytherapy using collapsed cone superposition for scatter dose calculation, Med. Phys. 30: 2206-2217, 2003

17) Carlsson Tedgren AAhnesjo A: Optimization of the computational efficiency of a 3D, collapsed cone dose calculation algorithm for brachytherapy, Med. Phys. 35: 1611-1618, 2008

18) O'Connor JE: The variation of scattered x-rays with density in an irradiated body, Phys. Med. Biol. 1: 352-369, 1957

19) 日本医学物理学会タスクグループ02: X線線量計算の不均質補正法に関する医学物理ガイドライン, 2011, 日本医学物理学会, 東京

20) 小林啓祐: 原子炉物理, 1996, コロナ社, 東京

21) 小佐古敏荘 笹本宣雄: 放射線遮蔽, 2010, オーム社, 東京

22) 「遮蔽ハンドブック」研究専門委員会: 放射線遮蔽ハンドブック-基礎編-, 2015, 日本原子力学会, 東京

23) 中村尚司: 放射線物理と加速器安全の工学放射線物理と加速器安全の工学［第2版］, 2001,

地人書館, 東京

24) Lewis EEMiller WF: Computational methods of neutron transport, 1993, Amer Nuclear Society, IL

25) Daskalov GM, Baker RS, Rogers DW, et al: Dosimetric modeling of the microselectron high-dose rate ^{192}Ir source by the multigroup discrete ordinates method, Med. Phys. 27: 2307-2319, 2000

26) Daskalov GM, Baker RS, Rogers DW, et al: Multigroup discrete ordinates modeling of ^{125}I 6702 seed dose distributions using a broad energy-group cross section representation, Med. Phys. 29: 113-124, 2002

27) Gifford KA, Horton JL, Wareing TA, et al: Comparison of a finite-element multigroup discrete-ordinates code with Monte Carlo for radiotherapy calculations, Phys. Med. Biol. 51: 2253-2265, 2006

28) Vassiliev ON, Wareing TA, McGhee J, et al: Validation of a new grid-based Boltzmann equation solver for dose calculation in radiotherapy with photon beams, Phys. Med. Biol. 55: 581-598, 2010

29) Wareing TA, McGhee JM, Morel JE, et al: Discontinuous finite element Sn methods on three-dimensional unstructured grids, Nucl. Sci. Eng. 138: 256-268, 2001

30) Adams MLLarsen EW: Fast iterative methods for discrete-ordinates particle transport calculations, Prog. Nucl. Energ. 40: 3-159, 2002

31) Lorence L, Morel JValdez G: Physics guide to CEPXS: A multigroup coupled electron-photon cross section generating code, 1989, SAND89-1685, Sandia National Laboratory, NM

32) Wareing T, Morel JParsons D: A first collision source method for ATTILA, an unstructured tetrahedral mesh discrete ordinates code, 1998, Los Alamos National Laboratory, TN

33) Jenkins TM, Nelson WRRindi A: Monte Carlo transport of electrons and photons, 1988, Plenum Press, NY

34) Seco JVerhaegen F: Monte Carlo techniques in

付録4　モデルベース型線量計算アルゴリズムによる線量計算

radiation therapy, 2013, CRC Press, Taylor & Francis Group, FL

35) Williamson JF: Monte Carlo evaluation of kerma at a point for photon transport problems, Med. Phys. 14: 567-576, 1987

36) Kawrakow I, Mainegra-Hing E, Rogers DWO, et al: The EGSnrc code system: Monte Carlo Simulation of Electron and Photon Transport, 2016, NRC Report PIRS-701, National Research Council Canada, Canada

37) Briesmeister JF: MCNPTM-A general Monte Carlo N-particle transport code, 2000, Version 4C, Los Alamos National Laboratory

38) Agostinelli S, Allison J, Amako Ke, et al: GEANT4−a simulation toolkit, Nuclear instruments and methods in physics research section A: Accelerators, Spectrometers, Detectors and Associated Equipment 506: 250-303, 2003

39) Sempau J, Acosta E, Baro J, et al: An algorithm for Monte Carlo simulation of coupled electron-photon transport, Nucl Instrum Meth B 132: 377-390, 1997

40) Chibani OWilliamson JF: MCPI: a sub-minute Monte Carlo dose calculation engine for prostate implants, Med. Phys. 32: 3688-3698, 2005

41) Sampson A, Le YWilliamson JF: Fast patient-specific Monte Carlo brachytherapy dose calculations via the correlated sampling variance reduction technique, Med. Phys. 39: 1058-1068, 2012

42) Yegin G, Taylor RRogers D: BrachyDose: A new fast Monte Carlo Code for brachytherapy calculations, Med. Phys. 33: 2074-2075, 2006

43) Taylor RE, Yegin GRogers DW: Benchmarking brachydose: Voxel based EGSnrc Monte Carlo calculations of TG-43 dosimetry parameters, Med. Phys. 34: 445-457, 2007

44) Afsharpour H, Landry G, D'Amours M, et al: ALGEBRA: ALgorithm for the heterogeneous dosimetry based on GEANT4 for BRAchytherapy, Phys. Med. Biol. 57: 3273-3280, 2012

45) Siebers JV, Keall PJ, Nahum AE, et al: Convert-

ing absorbed dose to medium to absorbed dose to water for Monte Carlo based photon beam dose calculations, Phys. Med. Biol. 45: 983-995, 2000

46) Dogan N, Siebers JVKeall PJ: Clinical comparison of head and neck and prostate IMRT plans using absorbed dose to medium and absorbed dose to water, Phys. Med. Biol. 51: 4967-4980, 2006

47) Landry G, Reniers B, Pignol JP, et al: The difference of scoring dose to water or tissues in Monte Carlo dose calculations for low energy brachytherapy photon sources, Med. Phys. 38: 1526-1533, 2011

48) Rivard MJ, Beaulieu LMourtada F: Enhancements to commissioning techniques and quality assurance of brachytherapy treatment planning systems that use model-based dose calculation algorithms, Med. Phys. 37: 2645-2658, 2010

49) Enger SA, Ahnesjo A, Verhaegen F, et al: Dose to tissue medium or water cavities as surrogate for the dose to cell nuclei at brachytherapy photon energies, Phys. Med. Biol. 57: 4489-4500, 2012

50) Snyder W, Cook M, Nasset E, et al: Report of the task group on reference man, 1975, ICRP publication 23, International Commission of Radiological Protection, Oxford

51) Woodard HQWhite DR: The composition of body tissues, Br. J. Radiol. 59: 1209-1218, 1986

52) ICRU: Fundamental Quantities and Units for Ionizing Radiation, 2011, ICRU report 85, International Commission on Radiation Units and Measurements, Oxford

53) ICRU: Tissue Substitutes in Radiation Dosimetry and Measurement, 1989, ICRU report 44, International Commission on Radiation Units and Measurements, MD

54) Schneider W, Bortfeld TSchlegel W: Correlation between CT numbers and tissue parameters needed for Monte Carlo simulations of clinical dose distributions, Phys. Med. Biol. 45: 459-478, 2000

付録5　IGBT・3次元治療計画

1. はじめに

子宮頸がんに対する腔内照射は従来から正面，側面の2方向撮影を行い，2次元治療計画を立案するのが一般的であった。線量の評価はICRU 38レポート[1]にしたがって腫瘍に対する基準点としてA点，膀胱，直腸の基準点をそれぞれ定義していた。

2005 - 2006年にGEC-ESTROから，3次元画像誘導密封小線源治療（3D-IGBT）の推奨[2,3]が発表されている。これは，MRI画像を用いて精細に臨床標的体積（CTV）の輪郭を把握する。それを基に正確な腫瘍線量を評価することが可能となり，線量体積ヒストグラム（DVH）解析による線量評価が可能になるなど多くの利点を持っている。また膀胱，直腸など子宮周囲のリスク臓器（OAR）を描出し，これらの臓器に対する不必要な線量を減らすことにより，晩期障害を軽減することが期待できる。さらに画像誘導腔内照射治療計画に利用したMRIの画像所見と内診所見を合わせることで腫瘍進展度を考慮して治療計画を立てることが可能である[4]。

このように，高線量率密封小線源治療は，従来からのX線2方向撮影による2次元治療計画から，CT/MRによる3D-IGBTに発展した。

ここでは，2次元治療計画と治療時にアプリケータを挿入した状態で撮像したCT/MRI画像による，Manchester法に則った3次元治療計画の例を述べる。

2. 2次元治療計画

高線量率（HDR）遠隔操作式後装填法（RALS）の治療計画においては，当初より用いられていた方法として2方向撮影による投影画像を用いた治療計画がある（図A5.1）。初めはX線フィルムを用いていたが，フィルムレス化が進みDICOM画像を直接利用するようになった。しかし，たとえばX線シミュレータによる画像取得において，I.I.を用いた場合では，透視画像をそのまま利用できないため，CRカセッテを利用してDICOM

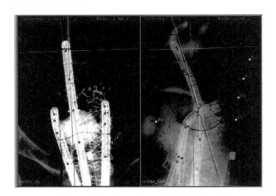

図A5.1　婦人科二次元画像治療計画例

CRとして運用するケースや，FPDを用いた場合ではDICOM RTとして扱うなど，RT Image, CT, X-Ray AngiograhyなどといったDICOM画像のモダリティの違いによる制約も発生してきている。カテーテルの空間的形状は座標を取得することによって再構成を行う。照射する領域はA点（子宮頸がん腔内照射における基準点）などの「点」として座標を取得する。処方線量は一つ以上の点に対して行われ，線源の空間的停止位置と停止時間によって計算される。また，これらを調整することによって最適な線量分布を作成する。

治療対象となる領域は主に体内の軟部組織となることから，水等価組織として計算が行われる。線量分布に対する評価としては任意点における線量値，また2D等線量曲線や3D等線量面による定性的なもの，及び治療対象の全空間である"ボリューム"を対象としたDVHによる方法も利用される。

最近では密封小線源治療においても外部照射同様，CT等を用いたTomographic Image Seriesによる3D治療計画が主流となりつつある。また，治療に用いるカテーテルも，あらかじめ登録されている3Dモデルを利用することにより再現性の向上や操作者間のばらつきをおさえることが可能になった。画像情報を基にカテーテルの材質の違いをハンスフィールド単位で2つの閾値を指定する自動識別機能によって，治療計画の時間短縮と精度が同時に向上した。さらには対象領域が空間的情報を持つようになったことから，外部照射と同

様の任意の DVH 評価が可能となり，線量分布の最適化においても IPSA (Inverse Planning Simulated Annealing)[5]，HIPO (Hybrid Inverse Planning Optimization)[6-8] といった Inverse Optimization が開発された。

3. 3次元治療計画

3.1 準備

画像誘導腔内照射治療計画に必要な画像は CT 画像と MR 画像であり，各モダリティから院内ネットワークを通じて画像を治療計画装置に転送する。現在，医用画像は共通規格の DICOM を使用することでメーカに依存しないネットワークの構築が可能である。機器接続時にあらかじめ Conformance Statement で接続したい装置の接続仕様を確認しネットワーク構築を行い，各モダリティから画像データが正常に転送され，治療計画装置で画像と患者基本情報，幾何学的情報が適切に表示されることを確認する[9]。

アプリケータは非磁性体の MRI 対応アプリケータが必要である。ただし，チタン製アプリケータを利用する場合は，磁化率アーチファクトによる画像歪の影響があるか，使用前に確認する。

また，高磁場 MRI では静磁場による吸引やラジオ波 (radio frequency: RF) による発熱等の危険性があるため，どのような非磁性体アプリケータであっても材質の確認と熱吸収比 (SAR)［W kg⁻¹］が小さくなるような撮像条件を検討し，発熱による危険性を低くする事が重要である[10,11]。次に，MRI を治療ごとに撮影できる環境を放射線診断医の協力の基に準備する[12]。

小線源治療のほとんどの事故は，スタッフ間の連絡ミスや機器の誤操作による人為的ミスである。治療計画や照射は複雑な作業であるため医師，医学物理士，診療放射線技師，及び看護師がお互いダブルチェックして手順の中から問題点やミスを発見できる協力関係の構築が必要である。

QA プログラムは（1）アプリケータに関する QA 項目，（2）治療計画装置に関する QA 項目，（3）治療装置の QA 項目などを整備しておく[12]。

3.2 使用線源

¹⁹²Ir RALS 用線源あるいは ⁶⁰Co 線源を用いる。

3.3 画像取得

アプリケータを挿入した状態で治療計画用 CT，MRI の撮影を行う。撮影時には撮影方向（Head First, Feet First）と撮影体位，（Supine, Prone）を CT と MRI で統一しておく。また FOV やスライス厚などを統一するとレジストレーションが容易である。

CT/MR 対応アプリケータを利用することでアーチファクトの少ない画像となるが，使用前にアプリケータのコミッショニングを行い先端から第一線源停留位置の確認，オフセット距離などを把握しておく。アプリケータをモデル化した機能を利用することで計画者間の差の少ない再現性の高い治療計画も可能である。アプリケータの挿入は Manchester 法に準拠して行う。基本的なアプリケータの挿入ができていないと，画像誘導法であっても最適化がうまくできないので，再挿入を検討する。

3.4 標的体積

肉眼的腫瘍体積（GTV）は腔内照射時の T2W MRI と内診，直腸診で認識される腫瘍の体積である。腫瘍径が 4 cm 未満の場合，ハイリスク CTV（HR-CTV）は腔内照射時の GTV ＋子宮頸部，腫瘍径が 4 cm 以上の場合は GTV ＋子宮頸部全体にミクロレベルで残存している浸潤範囲を加えた領域が HR-CTV としている[2-4]。

3.5 リスク臓器（OAR）

子宮に隣接する直腸，S 状結腸，膀胱，近接する小腸の外輪郭を囲む。

3.6 治療計画

腔内照射時の腫瘍線量評価体積を GTV ＋子宮頸部（HR-CTV）とし，まず，A 点処方を行う。次に HR-CTV が処方線量でカバーされ，OAR が線量制約を満たすように最適化を行う。最適化の手技は主に線量分布をマウスで変更する方法（Graphical optimization）と各線源停留位置での停

留時間を手動で調整する方法（Manual dwell weight/ time）などがある。グラフィカル法を多用すると思わぬところに高線量域ができることがあるので全体の線量分布を確認しながら慎重に最適化をする[4,13]。

　IGBT 治療計画によって HR-CTV の DVH を安定させることができ，OAR の D_{2cc} は低くすることができる[14]。HR-CTV 容積が 16 cc 以下の時に有意に OAR の線量を低くできたという報告[15]もあるが，OAR の線量に影響する因子は HR-CTV 容積だけでなく OAR の解剖学的な位置，アプリケータの挿入位置なども挙げられる。

3.7　確認事項

　治療計画装置で行う確認，照射前の確認，照射時の確認，治療終了後の処理などを行う。項目，内容については密封小線源治療 －診療・物理 QA マニュアルを参考とする[4]。

　平成 27 年 9 月 30 日に医療法施行規則の一部が改正された。診療用放射線照射装置又は診療用放射線照射器具（以下「密封線源」という）を患者の体内に挿入すべき部位を決定するため又は照射中の密封線源の位置を確認するためにエックス線装置を使用する場合，照射中の線源位置確認が可能となった[16]。線源移送用チューブとアプリケータをセットして長さを計測するが，誤って計測値を長く入力した場合は衝突エラーによって事故は回避できる。しかし短く入力した場合は，装置からエラーが出ない。照射中の線源位置を確認することによって短く入力した時の事故回避が可能である。3D-IGBT に使用するアプリケータは X 線透視で確認しにくい製品もあるので模擬線源などを使い十分なコミッショニングを実施することを推奨する。

参 考 文 献

1）International Commission on Radiation Units and Measurements: Dose and volume specification for reporting intracavitary therapy in gynecology. ICRU Report 38. ICRU, 1985.

2）Haie-Meder C, Pötter R, Van Limbergen E, et al.: Recommendations from Gynaecological (GYN) GEC-ESTRO　Working Group (I): concepts and terms in 3D image based 3D treatment planning in cervix cancer brachytherapy with emphasis on MRI assessment of GTV and CTV. Radiother Oncol 74:235-245, 2005

3）Pötter R, Haie-Meder C, Van Limbergen E, et al.: Recommendations from gynaecological (GYN) GEC ESTRO working group (II): Concepts and terms in 3D image-based treatment planning in cervix cancer brachytherapy-3D dose volume parameters and aspects of 3D image-based anatomy, radiation physics, radiobiology. Radiother Oncol .78: 67–77, 2006

4）日本放射線腫瘍学会小線源治療部会編：密封小線源治療　診療・物理QAマニュアル .83-91,2013, 金原出版, 東京

5）Karabis, S. Giannouli, D. Baltas. "HIPO: A non-linear mixed integer constrained optimization algorithm for treatment planning in brachytherapy", IMA Hot Topics Workshop "Mixed-Integer Nonlinear Optimization: Algorithmic Advances and Applications", Institute for Mathematics and its Applications, 2008,

6）Karabis, P. Belotti, D. Baltas. "Optimization of Catheter Position and Dwell Time in Prostate HDR Brachytherapy using HIPO and Linear Programming", World Congress in Med. Physics and Biomedical Engineering, Vol. 25/I, 612-615, 2009.

7）E. Lessard, J. Pouliot. "Inverse planning anatomy-based optimization for HDR-brachytherapy of the prostate using fast simulated annealing algorithm and dedicated objective function", Med. Phys. 28 (5), 773-779, 2001.

8）P. Trnkova, R. Potter, D. Baltas, A. et. Al., "New inverse planning technology for image guided cervical cancer brachytherapy: description and evaluation within a clinical frame", Radiotherapy & Oncology, vol. 93, Iss 3, 331-340, 2009.

9) JIRA DICOM 委員会編：逆引きDICOM Book. 13-19, 2014, 医療化学社, 東京

10) 日本磁気共鳴医学会　安全性評価委員会（監修）：MRI安全性の考え方　第2版　2014, 学研メディカル秀潤社, 東京

11) Frank G. Shellock: Reference Manual for Magnetic Resonance Safety, Implants, and Devices: 2012, Biomedical Research Publishing Company, 2012

12) 日本放射線腫瘍学会小線源治療部会ワーキンググループ：画像誘導密封小線源治療導入のためのガイドライン2017　略称：IGBT導入ガイドライン.
https://www.jastro.or.jp/medicalpersonnel/guideline/jastro/

13) 吉田　謙：子宮頸癌に対する三次元画像誘導小線源治療計画. 臨床放射線 58: 393-399 2013　金原出版, 東京

14) Takenaka T, Yoshida K, Tachiiri S, et al.:Comparison of dose–volume analysis between standard Manchester plan and magnetic resonance image-based plan of intracavitary brachytherapy for uterine cervical cancer , J. Radiat. Res. 53: 791–7, 2012

15) Zwahlen D, Jezioranski J, Chan P, et. al.: Magnetic resonance imaging-guided intracavitary brachytherapy for cancer of the cervix. IJROBP, 74:1157-1164, 2009

16) 医政発0930第6号「医療法施行規則の一部を改正する省令の施工について」の一部改正について　平成27年9月30日

付録6 ^{125}I 線源強度の代替測定法

1. はじめに

^{125}I 線源強度確認法に関する線源強度測定の実質的な標準法では，ウェル形電離箱式線量計を用いたシングルシードアッセイ方式を採用している。これは，日本放射線腫瘍学会 QA 委員会（^{125}I 永久挿入治療物理 QA ガイドライン検討専門小委員会）[1] の「^{125}I 永久挿入治療の物理的な品質保証に関するガイドライン」（平成 22 年 10 月策定）6.2 項の「試験項目と方法」 の治療前（日常の QA 項目）に行うべき QA 項目として示されている。この項では，本来，治療前の線源強度確認は QA 項目として行わなければならない，と明示し，さらに AAPM TG-56[2]，TG-64[3] では「治療に使用する全シード線源数の少なくとも 10% 相当数の線源強度測定を行い，理想的にはその全数の線源強度測定をしなければならない。」ということを説明している。それを受けて，先述の国内ガイドラインでは，将来的な線源強度確認に関する測定技術のイノベーションや，それに伴う人材の確保が重要であることを述べる一方，現在，国内で認可されている製造メーカのシード線源強度（一つのカートリッジに複数個，最大数で 20 個程度，のシードが装填され，シード線源 1 個当たりの線源強度種別は，11.0 MBq，13.1 MBq，15.3 MBq の 3 種類である。）は十分に保証されている現状も報告されている[4,5]。しかしながら，これまで欧米などの報告では製造メーカの線源校正ミスやデッドシードの混入，過剰被ばく事故などが報告されている現状を例示しつつ，現場の声から国内でも放射線科医の線源強度種別の発注ミスを，治療前における線源強度確認で発見できる有効性がある。また，製造メーカからの購入時に添付される放射性物質診療用器具（高度管理医療機器）取扱説明書に，個々のシードに対する線源強度値及びその保証値レベルが一切記載されていない状況のため，治療前の線源強度確認法による個々のシード線源の線源強度値を事前に与えることができるなら，正確な治療計画を立てられると同時に，患者個人の永久挿入後から体内留置された

シード線源による預託線量などの線量評価見積りを正確に行うことができる。

本書では，線源強度の個別測定法に使用する線量計に本文 3.2 で説明されたウェル形電離箱式線量計を推奨し，その性能基準（パフォーマンス）に保証値の許容値レベル（最適推奨値レベル）を ± 3%，介入レベル（治療に用いられる許容範囲レベル）を ± 5% として与えている[6]が，ここで後述するウェル形電離箱式線量計による個別測定法の困難さ（デメリット）から，この性能基準に縛られない簡易的な測定法，いわゆる測定技術のイノベーションを加えた新しい線源強度確認の個別測定法が必要であると述べている。ウェル形電離箱式線量計による線量強度確認の個別線量測定法では，製造メーカから供給されるシード線源の装填されているカートリッジから個別にシード線源を取り出して，線量強度測定した後，シード線源をカートリッジに戻し，再滅菌する必要性がある。その結果，紛失の危険性を伴う高度な測定手技を要すとともに，全数シード線源の測定にかかる長時間から，品質管理保証担当者（診療放射線技師や医学物理士など）の被ばくの危険性を高めてしまう作業負担の困難さが問題である。

2. 新しい自動計測システムの紹介

このようなウェル形電離箱式線量計における線量強度確認の問題点を解消するために，測定技術のイノベーションとして新しい個別測定法の一つを紹介する。それが，「ヨウ素 -^{125}I シード放射線強度測定システム BSQAS (Brachytherapy Seed Quality Assurance System) BS-2000」[7-9] である。この装置（現在，完全受注による販売機器が提供されている。）の外観及び，測定原理・システム構成を図 A6.1 に示している。

制御用 PC を除く筐体サイズは小型化を達成し，幅 330 mm × 奥 231 mm × 高 158 mm である。電源は家庭用 AC100 V のみ，重量は 9.5 kg であり両手で持ち運び可能で手術室への持ち運びが容易である。ヨウ素シード放射線強度品質管理測定システムにおける線源強度測定の基本（線源強度確認の原理根幹）は，極めて狭い空間内の

— 162 —

付録6 ^{125}I 線源強度の代替測定法

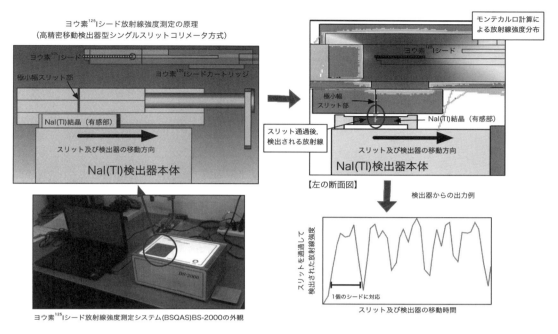

図 A6.1 ヨウ素 ^{125}I シード放射線強度測定システム (BSQAS)BS-2000 のシステム構成図

カートリッジに装填されている複数のシードに対して，そのカートリッジからシードを取り出すことなく，個々の線源強度を自動的に決定することである。この測定体系から個々のシード線源強度を決定するための測定原理に，高精密移動検出器型シングルスリットコリメータ方式を考案した。この原理は，検出器の検出面に設置された極小幅スリット1個をもつフィルタを設けて，それ自体が精密な極小移動距離を保ちながら稼動して，線源強度をプロファイルしていく技術である。カートリッジ内に装填されている全てのシード本数に対して，その線源強度プロファイルをデータ取得し，全測定を終えると，瞬時にデータ蓄積されたプロファイルから特殊なアルゴリズムを用いて，個々のシードの線源強度を算出する。図A6.2は，その解析結果の出力例である。

また，この装置内部には下限数量レベル以下の密封標準線源（長半減期 ^{129}I）が内蔵されており，毎回の測定時並びに装置立ち上げ時も含め，検出器動作の正常化を常時監視することができる。システム本体とは，USBケーブル経由にて制御PCと接続されており，専用のソフトウェアによって装置設定・制御からシード線源強度決定，毎回の手術で使用シードの個々の線源強度データ管理とプリントアウト出力が可能である。長期継続的なシステム利用が可能で，シード供給メーカ各社から今後変更するかもしれないシードカートリッジ形状や梱包方式に対して柔軟な対応を有し，供給形態の必然性からカートリッジの滅菌を破らなければならない状況にも対応できるよう，シードカートリッジを保持している部品（テンプレート）の取り外しが可能で，かつそれ自体を滅菌することができるリムーバブルテンプレート方式を採用している。

1つのシードカートリッジを測定するのに要する時間は約1分間であり，患者一人につき使用されるシードカートリッジの本数を考慮すると，治療前の約5分弱程度の所要時間で，本装置を用いたシード線源の線源強度確認ができる。このような短時間で，かつ簡便な新しい線源強度確認の個別測定法は，品質管理保証担当者の作業被ばくを最低限に抑え，個々のシード線源強度値として厳

付録6　^{125}I 線源強度の代替測定法

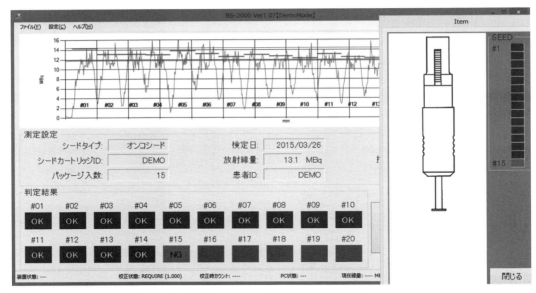

図A6.2　BS-2000 による解析結果の例

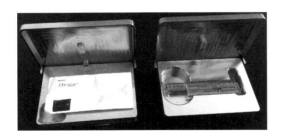

図A6.3　シードカートリッジを保持するリムーバブルテンプレート（左がオンコシード用，右がブラキソース用）

格な品質管理データの蓄積（QA の向上）が可能となる。

このような線源強度確認の個別測定法の開発では，測定原理である高精度移動検出器型シングルスリットコリメータ方式の特性や漏洩放射線の防護の観点から，MCS PHITS (Particle and Heavy Ion Transport code System) 計算コード[10]による評価や，さらにその計算に必要な体系設計で CAD ベースでの体系構築による MCAM (Monte Carlo Automatic Modeling system/interface program) コード[11]での開発が非常に有効的である。本開発では，ヨウ素 ^{125}I シード放射線強度測定システム全体図をコンピュータ支援設計（CAD）ソフトウェアによる精密な 3D CAD データ化から，そのデータを MCAM コードによる PHITS の体系記述変換を施した後，20 本の ^{125}I シード線源から放出されるγ線を NaI(Tl) 検出器で検出される状況や漏洩放射線分布を模擬する計算結果[10]を取得することができた。

線源強度確認の個別測定法に関するイノベーションは，まだ未開拓な領域であるので，今後 MCS による放射線輸送計算コードなどの数理科学的なアプローチの利用促進と，FA (Factory Automation) 設計に代表される CAD 利用などの医工連携技術を積極的に取り入れることで，その個別測定法がさらに容易になり，同時にガイドラインの許容レベルを十分に準拠できる高精度の新しいヨウ素 ^{125}I 放射線強度測定システム装置の開発が期待される。

3．カートリッジ計測

上述の通り，本来はユーザ自身が線量強度計測を行い品質を担保するべきである。しかし，国内で供給されているシード線源はカートリッジに挿入された状態で滅菌されており，シード毎の計測を行うためには，カートリッジから線源を取り出して，計測後にはカートリッジに線源を装填し，

付録6 ^{125}I 線源強度の代替測定法

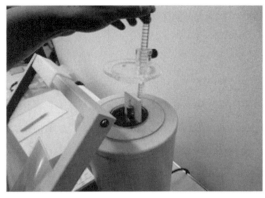
(a) 測定の様子

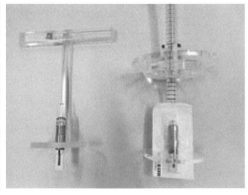
(b) カートリッジ固定用ホルダ
右は滅菌パッケージのままカートリッジを
固定用ホルダに取り付けた状態

図A6.4 ウェル形電離箱式線量計を用いる方法

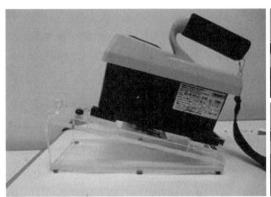
(a) 電離箱式サーベイメータとジグの位置関係

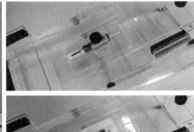
(b) カートリッジ固定用ジグ
上はカートリッジのみ固定，
下は滅菌パッケージのまま固定

図A6.5 電離箱式サーベイメータを用いる方法

再滅菌を行わなければならないため，作業負担が大きくあまり実施されていない。また再滅菌不可なものもあり，シード毎の線源強度計測を行うことは困難である。そこで，カートリッジに線源が装填された状態での線源強度計測を行うのが効率的である[13,14]。図 A6-4，A6-5 にカートリッジ毎の線源強度計測例を示す。ウェル形電離箱式線量計を用いた方法では，滅菌パッケージ又はカートリッジを固定できるホルダを利用して，計測位置精度を高める必要がある。また，ウェル形電離箱式線量計を所持してない場合は，シード患者の退出基準の一つである患者から 1 m の位置での 1 cm 線量当量率の計測に用いられる電離箱サーベイメータを用いることで，同等精度の計測が可能である。この方法でも滅菌パッケージ又はカートリッジとサーベイメータを固定できるジグを利用して，計測位置精度を向上させる必要がある。どちらもカートリッジでの計測値から相関する公称値を求めるものである。この方法では，ある程度異なる線量強度のシード線源が1つでも存在する

付録 6　^{125}I 線源強度の代替測定法

と検出可能である。

参　考　文　献

1) 日本放射線腫瘍学会QA委員会編: ^{125}I永久挿入治療の物理的品質管理保証に関するガイドライン. 2010

2) Nath R, Anderson LL, Meil, et al: Code of practice for brachytherapy physics: Report of Therapy Committee Task Group No. 56. Med. Phys. 24(10): 1557-1598, 1997

3) Yu Y, Anderson LL, Li Z, et al: Permanent prostate seed implant brachytherapy: Report of the American Association of Physicists in Medicine Task Group No. 64. Med. Phys. 26(10): 2054-2076, 1999

4) Sumida I, Koizumi M, Takahashi Y, et al.: Verification of air-kerma strength of ^{125}I seed for permanent prostate implants in Japan. Int J Clin Oncol., 14(6):525-8, 2009

5) Takahashi Y, Ito A, Sumida I, et al.: Dosimetric consideration of individual ^{125}I source strength measurement and a large-scale comparison of that measured with a nominal value in permanent prostate implant brachytherapy. Radiat Med., 24(10):675-9, 2006.

6) 公益社団法人日本アイソトープ協会：第17回ヨウ素125シード線源による前立腺癌永久挿入密封小線源治療の安全講習会要旨集. シード治療総論. 1-6, 2013, 東京

7) 阪間稔, 安野卓, 山田隆治, 他: 前立腺癌治療用ヨウ素(^{125}I)シード放射線強度品質管理測定システムの開発と製品化. Isotope News, 8(736):18-21, 2015

8) Kitajima T, Kuwahara A, Yasuno T, et al.: Qualtiy Assurance Algorithm of Brachytherapy of Iodine-125 for automatic instrument device BSQAS. Proceedings of 2015 RISP International Workshop on Nonlinear Circuits, Communications and Signal Processing (NCSP'15):242-245, 2015

9) Sakama M, Ikushima H, Saze T, et al.: Development of automated measurement system for radioactive intensities of sealed small radiation sources (iodine-125) for brachytherapy, Abstract Book 25-RPP-05, APSORC'13-5th Asia-Pacific Symposium on Radiochemistry:337, 2013, Kanazawa

10) Sato T, Niita K, Mastuda N, et al.: Particle and Heavy Ion Transport code System, PHITS, vesion 2.52, Nucl. Sci. Technol. 50(9):913-923, 2013

11) Wu Y and FDS Team: CAD-based interface programs for fusion neutron transport simulation, Fusion Engineering and Design 84:1987-1992, 2009

12) Sakama M: Introduction of nuclear and radiochemistry -from heavy and superheavy elemental science toward radiochemistry in the environment, inorganic analytical chemistry and the application of scientific technology to development of medical device-, SHIKOKU ACTA MEDICA 70(5,6):127-138, 2014

13) Brame RS, Cohen GN and Zaider M: Calibration procedures for seeds preloaded in cartridges. Med. Phys. 33(8):2765-2772

14) Otani Y, Yamada T, Kato S, et al: Source strength assay of iodine-125 seeds sealed within sterile packaging. J. Appl. Clin. Med. Phys. 14(2):253-263, 2013

付録7　放射線防護に係る測定

放射線防護のための量には，放射線による人体影響の評価に主眼をおいた「防護量（Protection Quantity）」と，測定に主眼をおいた「実用量（Operational Quantity）」とがある。防護量は測定に適さない量であるため，放射線防護に係る測定は実用量が用いられ，図A7.1に示すように「場」と「個人」のモニタリングに大別される。

本項では，医療法で定める診療用放射線照射器具（以下，永久挿入線源）を用いた永久挿入密封小線源治療を施行した場合の周辺線量当量（率）測定を中心に説明する。

1. 介護者等の放射線防護に係る測定
1.1　背景

永久挿入密封小線源治療はがんの根治的治療の一つであり，体内への線源挿入後は早期に日常生活・社会復帰が可能である。我が国では従来から実施されてきた^{198}Auグレイン線源に加えて，前立腺がんに対しての^{125}Iシード線源の使用が認可されている。これらの線源を取り扱う際には，放射線防護のための適切な線源管理・安全管理が求められ，体内挿入前は放射線障害防止法，挿入後は医療法によって規制されている。線源挿入後も本治療の実施に伴い，永久挿入線源保持患者による介護者や一般公衆等の第三者に対しての無秩序な被ばくが発生する恐れがあることから[1]，線源側で線量を規制する必要があり，その対応が定められている。

我が国では，厚生労働省より「診療用放射線照射器具を永久的に挿入された患者の退出について」（医薬安第0313001号通知），及び同事務連絡（平成15年3月13日事務連絡）にて，退出基準を定め規制している。これには介護者等への永久挿入線源保持患者からの放射線被ばくを抑制すべき線量として，一般公衆の被ばく線量限度である1年間につき1 mSv，介護者及び患者を訪問する子供について抑制すべき線量を1行為当たりそれぞれ5 mSv及び1 mSvとし，医療法に基づき診療用放射線照射器具（永久挿入線源）を挿入された患者が診療用放射線照射器具使用室あるいは放射線治療病室などから退出する場合に適用するこ

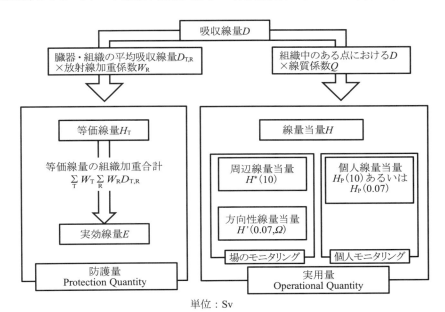

図A7.1　放射線関連量

付録7　放射線防護に係る測定

表A7.1　永久挿入密封小線源治療に関わる退出基準

診療用放射線照射器具	放射能および線量率による基準*1	入院させる施設条件	挿入後の最低入院期間
^{125}Iシード （前立腺に適用した場合）	1,300 MBq 1.8 µSv h^{-1}	管理区域とした一般病室*2	1日間
^{198}Auグレイン	700 MBq 40.3 µSv h^{-1}	放射線治療病室	3日間

*1　適用量または体内残存放射能：患者の体表面から1m離れた地点における1cm線量当量率
*2　他の患者が被曝する線量が3月間につき1.3 mSvを超えるおそれのあるときは、放射線治療病室に入院させること

とが記載されている。その退出基準は①放射能及び線量率による基準②診療用放射線照射器具を挿入された後の脱落線源対策③患者への注意及び指導事項の3項目よりなる（表A7.1）。また、^{125}Iシード線源を前立腺に用いたときは、永久挿入線源保持患者が1年以内に死亡した場合の対応マニュアルも整備され線源管理が徹底されている[2]。

永久挿入線源保持患者から介護者等が受ける線量は、患者の体内に挿入された線源数と強度、関心のある点の位置に関係する線源の幾何学的分布、放射線を減衰させる組織の厚さ及び組成に依存する。この線量の評価は、患者からの線量の直接測定、距離・時間・線源全体の放射能・挿入の深さなどの関連するパラメータを考慮した理論的計算、家族と世帯の構成員について行われる直接的な線量モニタリングなどで実施される。多くは患者からの線量の直接測定あるいは適用量による理論計算によって評価されている。以下、前立腺がんに^{125}Iシード線源を用いた場合について説明する。

1.2　介護者等が受ける線量の測定（前立腺がんに^{125}Iシード線源を用いた場合）

1.2.1　周辺線量当量率（1cm線量当量率）の測定

1) 線源

前立腺に挿入された線源群はある程度の大きさを持つ。前立腺サイズの3倍を超える距離（通常は、シードの平均的位置から15 cm）では、線量率は挿入された放射能の総量と等しい放射能（強度）を持ち、挿入の幾何学的共通重心に置かれた1個の点状線源から与えられる線量率に等しいと考えられている。

2) 測定器

X線及びγ線用線量当量率サーベイメータは、JISのZ番号（以下、JISZ）4333に規定されており[3]、測定の目的、性能、線量率の範囲、信頼性などを考慮して機器を選択し、適切な校正がされなければならない。測定に使用するサーベイメータは、低エネルギー光子の測定が可能なもので、国家標準とのトレーサビリティが確保され、1年以内に校正を受けたものを用いる[4,5]。一般的に^{125}Iの光子のエネルギー範囲に対応した線量当量率を測定できるサーベイメータは電離箱式のみであり、^{125}I用シンチレーション式サーベイメータやGM計数管式サーベイメータは線源紛失やトラブルによる汚染の有無等を確認するために用いられる。

電離箱式サーベイメータは、主にX線及びγ線と壁の相互作用によって放出される2次電子による空気の電離を、電流値として測定する測定器で、周辺線量当量率（1cm線量当量率）を測定するものが一般的である。電離箱は照射線量（C kg^{-1}）を直接測定するため、W値を用いて吸収線量（J kg^{-1} = Gy）に変換でき、原理的に線量測定に適している。市販の測定器は、周辺線量当量（Sv）が直読できるようにエネルギー特性が調整されている。X線及びγ線による吸収線量を広いエネルギー範囲にわたって正確に測定できるが、一般的に感度がNaI(Tl)シンチレーション式サーベイメータより低い。電離箱式サーベイメータの中に

— 168 —

付録 7　放射線防護に係る測定

は，電離箱内圧を 6 - 8 気圧に加圧し感度を上げた
ものもあるが，30 keV を下回るエネルギー範囲で
は，エネルギー特性が良好ではない。また，着脱
式のキャップを外したり，窓をスライドさせて低
エネルギー光子（β 線含む）用の薄い窓での測定
が可能な測定器もあるが，エネルギー特性が変わ
り，感度があっても方向性線量当量に対して補償
がない測定器もあるため，注意が必要である。

3) 校正

　X 線及びγ 線用線量当量率サーベイメータの校
正には，JISZ4511 に規定された線量標準とのトレー
サビリティが明確な校正装置（校正場）を使用す
る[6]。使用者が校正場を構築することは困難なた
め，JCSS 校正事業者等に機器校正を依頼すること
が望ましい。電離箱式サーベイメータは原則 1 cm
線量当量率で校正を受ける。20 keV と 30 keV で校
正を受けた場合，該当する線源モデルの平均エネ
ルギー（Model6711 ; 27.3 keV　STM1251; 28.5 keV）
に対する校正定数を補間法によって求める。キャッ
プを外したり窓をスライドさせた状態で用いる場
合は，この状態で校正を行う必要がある。

4) 測定方法

　前述したサーベイメータを用いて，表面から 1
m 離れた点（前立腺部と同一面上（Axial 面）の
腹側前面）における周辺線量当量率（1 cm 線量
当量率）を測定する。予め測定する場所のバック
グラウンドを測定しておく。次に体表面とサーベ
イメータの距離を変えて感度変化を確認する。体
表面から 1 m 離れた点にサーベイメータを設置
し，時定数の 3 倍以上の時間をかけて複数回測定
する。測定者等からの散乱線の影響がないよう
サーベイメータ周囲の環境に配慮する。サーベイ
メータの表示値と校正定数を考慮した周辺線量当
量率（1 cm 線量当量率）から事前に測定した
バックグラウンド値を差し引いてこれを測定値と
して，バックグラウンド値と共に記録する。

1.2.2　周辺線量当量率（1 cm 線量当量率）の理論的計算

　ICRP 98 では，周辺線量当量率（1 cm 線量当量率）
は以下のような計算によって推定可能としている。

　永久挿入線源保持患者から介護者等が受ける線
量は，おおまかに空中 1 m における線量率である
空気カーマ強度（μGy m² h⁻¹）を基準とし，逆二
乗則に従った距離と組織通過の補正を行うことで
求められる。

$$\dot{D} = S_k \cdot T(t) \cdot \left(\frac{100}{d}\right)^2 \cdot f \qquad (A7\text{-}1)$$

$$T(t) = 2^{0.5 \cdot t} \qquad (A7\text{-}2)$$

$\dot{D}$：μGy h⁻¹（又は μSv h⁻¹）で表される線量率

S_K：μGy m² h⁻¹（又は U）で表されるすべての
　　　シード線源の全強度

$T(t)$：厚さ t に対する組織透過率 *

d：関心点から挿入の中心までの距離 (cm)

f：空気カーマから組織（又は水）の線量への
　　変換係数 **

* 実用量の測定において，水等価の組織 2 cm
　に対して 50% 減衰するという近似値から導き
　出されている。

** f はシードの線量率定数 Λ に等しいが，¹²⁵I
　に対して 1，¹⁰³Pd に対しては 0.7 としている。

1.2.3　直接的な線量モニタリング

　生活環境における直接的な線量モニタリングと
して，患者及び介護者が光刺激ルミネセンス
（OSL: Optically Stimulated Luminescence）個人線
量計を装着し個人線量当量 $H_p(10)$ 積算値を測定
する方法がある[7-9]。OSL 線量計のエネルギー特
性，方向特性，経時変化特性等をも考慮した安全
側での評価は，前立腺体積が大きい本治療適用例
でも介護者等の積算線量が 1 mSv を超えること
はなく，国際的な勧告による線量拘束値を十分に
下回っていることが示されている。

1.3　永久挿入線源保持患者からの一定距離における介護者等の生涯被ばくの理論的計算

a) 測定値から求める計算

　ICRP 98 では，一般に永久挿入線源保持患者か
らの一定距離における生涯被ばくは，以下の式を
使って推定できるとしている。（ICRP 98 の掲載
表記，国内のガイドライン等とは異なる）

$$D(t) = 34.6 \cdot T \cdot \dot{D}(t_0) \cdot E \left[1 - e^{0.693 \cdot t/T}\right] \quad (A7\text{-}3)$$

— 169 —

付録 7　放射線防護に係る測定

$D(t)$: 一定の時間間隔（t_0 から t まで）に渡る総線量 µSv

T : 日で表した物理学的半減期

$\dot{D}$: 時間 t_0 における線源挿入後のある一定距離での線量率（µSv h^{-1}）

E : 線源を挿入された患者の周辺に滞在できる時間の割合（距離は一定と仮定）に基づく占有係数

b）適用量から求める実効線量計算

$$E = A \cdot \int_0^\infty \left(\frac{1}{2}\right)^{\frac{t}{T}} dt \cdot \Gamma \cdot f_0 \qquad (A7\text{-}4)$$

E : 核種が全て崩壊するまでに人が受ける実効線量（µSv）

A : 放射能（MBq）

Γ : 見掛けの実効線量率定数　0.0014（µSv m^2 MBq^{-1} h^{-1}）

T : ^{125}I の物理的半減期　1,425.6（h）

f_0 : 占有係数（介護者：0.5，介護者以外の家族及び一般公衆：0.25）*

* 占有係数 0.5，0.25 は各々 1 m 離れた地点で1 日当たり 12 時間又は 6 時間接触に相当

退出時を起点として，より具体的に患者との距離・接触時間・防護着着用の有無を加味した介護者等の実効線量は式 A7-5 で算出できる。

$$E = A \cdot \left\{ \int_{t_0}^{s+t_0} \left(\frac{1}{2}\right)^{\frac{t}{T}} dt \cdot F_a + \int_{s+t_0}^{t_e} \left(\frac{1}{2}\right)^{\frac{t}{T}} dt \right\}$$

$$\Gamma \cdot \left(\frac{1}{L}\right)^2 \cdot \frac{C_t}{24} \cdot \frac{D}{7} \qquad (A7\text{-}5)$$

E : 人が受ける実効線量（µSv）

A : 退出時の体内残存放射能（MBq）

t_0 : 退出時から評価開始（退出時，職場復帰など）までの時間（h）

s : 評価開始時から患者が防護具を装着する期間（h）

t_e : 退出時から評価終了までの時間（h）

F_a : 防護具の透過率

Γ : 見掛けの実効線量率定数 0.0014（µSv m^2 MBq^{-1} h^{-1}）

T : ^{125}I の物理的半減期（h）　1,425.6（h）

L : 永久挿入線源保持患者から評価する人までの距離（m）

C_t : 永久挿入線源保持患者と 1 日当たり接触時間（h d^{-1}）

D : 永久挿入線源保持患者と 1 週間当たりの接触する日数

参 考 文 献

1)　The International Commission on Radiation Protection(ICRP): Radiation Safety Aspects of Brachytherapy for Prostate Cancer using Permanently Implanted Sources.ICRP Publication 98, Annals of the ICRP35, 2005

2)　日本放射線腫瘍学会，日本泌尿器科学会，日本医学放射線学会：シード線源による前立腺永久挿入密封小線源治療の安全管理に関するガイドライン第五版. 2011

3)　日本工業規格(JIS)：JIS Z 4333: 2014．X線，γ線及びβ線用線量等量（率）サーベイメータ

4)　日本放射線腫瘍学会：^{125}I永久挿入治療の物理的品質保証に関するガイドライン2010

5)　I-125永久挿入治療物理QAマニュアル：厚生労働省がん研究開発費（指定研究21分指8②）HDR組織内照射等の標準化の研究（主任研究者　小口正彦),2011

6)　日本工業規格(JIS)：JIS Z 4511: 2005．照射線量測定器，空気カーマ測定器，空気吸収線量測定器及び線量当量測定器の校正方法

7)　Michalski J, et al.: Radiation exposure to family and househeld members after prostate brachytherapy. Int. J. Radiat. Oncol. Biol. Phys. 56: 764-768, 2003

8)　Hanada T,Yorozu A,Kikumura R,et al.: Assessing protection against radiation exposure after prostate ^{125}I brachytherapy. Brachytherapy. 13:311-318, 2014

9)　Hanada T, Yorozu A, Shinya Y,et al.:Prospective study of direct radiation exposure measurements for family members living with patients with prostate ^{125}I seed implantation: Evidence of radiation safety.Brachytherapy 15:412-419,2016

付録8　密封小線源治療装置

1. マイクロセレクトロンHDR－V3（Elekta）
1.1　装置安全機構・装置特長

マイクロセレクトロンHDR（図A8.1）は「^{192}Ir線源」を使用した，密封小線源治療装置であり，放射線源を腫瘍部近傍に移送することによって，腫瘍部のみを局所的に照射できる画期的な治療装置である。線源はステンレスカプセルに密封され，ケーブルの先端にレーザー溶接されている。優れた柔軟性を持つウルトラフレキシブルケーブルによって，半径15 mmの曲率さえ線源移送が可能である。（図A8.2）
代表的な安全機構を下記に示す。

・ハードウェア検知
　システムの電源をいれるとセルフテストを行い，各システムが正しく機能しているかチェックされる。

・線源ケーブルドライブロック
　トリートメントユニットのヘッド上端部のアクセスパネルの下に，線源ケーブルドライブロック（図A8.3(1)）があり，これがロックされているときには線源ケーブルのドライブ機構がブロックされる。これは，線源が貯蔵容器中央にあるときのみ行える。

・線源輸送容器のキーロック
　線源輸送容器は，線源交換時に使用される。線源輸送容器にはキーロックが付属し正しいキーを持っている担当者だけが，これを取り扱うことができる。

・線源強度分類
　線源交換の後，電離箱式放射線検出器が±74 GBq（2 Ci）の精度で線源放射能を測定する。これは，ロードされた線源が，ソフトウェア中に入力された線源強度（線源確認書上に記された値）及び治療モード（HDR/PDR）にしたがっているか否かを確認する手段となる。

・インデクサロッキングリング
　インデクサロッキングリングは，（移送チューブやアダプタの先にある）アプリケータをインデクサ内に挿入されたときの位置に固定するよう設

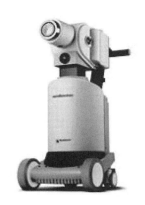

図A8.1　マイクロセレクトロン

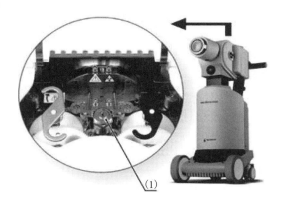

図A8.3　マイクロセレクトロンHDR本体及びヘッド上端部のドライブロック位置

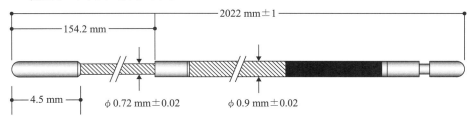

図A8.2　線源の寸法（線源ペレットのサイズ：φ0.60 mm×3.50 mm）

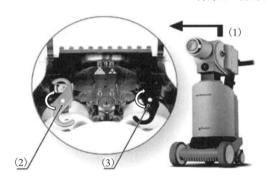

図A8.4 マイクロセレクトロンHDR
(1)マイクロセレクトロンHDR本体
(2)線源ハンドクランク
(3)チェックケーブルハンドクランク

計されている。これは、ロッキングリングをわずかに時計回りに回すことで行える。

・移送チューブ／アダプタオプトペア

移送チューブ／アダプタオプトペアは、インデクサ内に組み込まれていて、使用予定のチャンネル内に移送チューブ又はアダプタがあることを検知する。Startボタン押下時に、移送チューブ又はアダプタが無ければ、その原因を識別するステータスコードが表示される。

・線源及びチェックケーブルの手動格納

非常停止モータが故障の場合、線源を格納容器へと手動で引き戻す必要がある。この目的や類似状況のための非常手順（「線源を貯蔵容器に戻せない場合の非常手順」）が設けられている。

図A8.4にマイクロセレクトロン本体及びヘッド上部の線源とチェックケーブルハンドクランク位置を示す。

トリートメントユニットのヘッド上、アクセスパネルの下に、金色のハンドクランク（2）及び黒色のハンドクランク（3）がある。金色のハンドクランクは、貯蔵容器内へと線源を格納するためのものである。黒色のハンドクランクは、チェックケーブルを格納するためのものであり、チェックケーブルの先端も貯蔵容器内に保管される。どちらの場合も、ハンドクランクを矢印の向きに回す。

1.2 アプリケータの構造（アプリケータモデリング）

アプリケータは、予め決められた線量を治療サイトへと照射するために必要になる。各種身体部位に対し、広範囲のアプリケータが用意されている。代表的な婦人科用アプリケータを図A8.5に示す。このアプリケータはCT及びMR画像にて、歪みが起こらない特別な材質でつくられている。このことよりアプリケータ挿入後の腫瘍位置を正確に把握した治療計画を作成することができる。また、通常の低線量率（LDR）婦人科治療で使用されるマンチェスタ法、フレッチャー法の線量分布が得られるよう設計されている。

アプリケータモデリングは予め登録しておいたアプリケータモデルをイメージ（CR,CT等）のいくつかのポイントを基に合わせこむ機能である（図A8.6）。本機能のメリットは操作者間で再構成したアプリケータ形状に差が無いことやオフセットの入力が不要になること等が挙げられ、デメリットとしては機能のクセに慣れて使用しないと再構成に時間がかかってしまうことが挙げられる。

1.3 線源データの管理

線源登録情報を誤ると、その線源を用いる全ての治療計画が過誤照射となるため、細心の注意が必要である。線源情報の登録は十分な経験を持つ者が行い、複数人による確認を欠かしてはならない。

治療計画装置Oncentra Brachyへの線源情報の登録と修正は、Radiation Data Storage（RDStore）と呼ばれるプログラムを使用してデータベースを操作して行う。RDStoreへのアクセスは管理者権限を持つ者のみがアクセスできる様に設定が可能である。マイクロセレクトロンHDR用操作卓Oncentra TCSへの登録と修正は、SmoothBaseと呼ばれるデータベースを操作し、同じく管理者権限による操作を行う。

1.4 装置の保守管理

品質管理プログラムの作成は、患者の安全を守

付録8　密封小線源治療装置

フレッチャーCT/MRアプリケータセット	
1. アジャスタブル固定具 2. オボイドチューブ2本とタンデムチューブを固定するためのネジ 3. オボイドチューブ 4. タンデムチューブのアジャスタブル子宮頸ストッパー 5. オボイドキャップ 6. 直腸リトラクタ	7. タンデムチューブ（アジャスタブル固定具を用い調節可能。矢印指示部を参照。） 8. 直腸リトラクタ固定ネジ 9. スクリュードライバー 10. クリップ 11. 滅菌キャップ

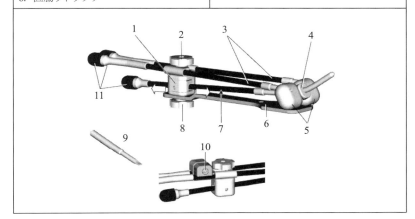

図A8.5　フレッチャーCT/MRアプリケータ

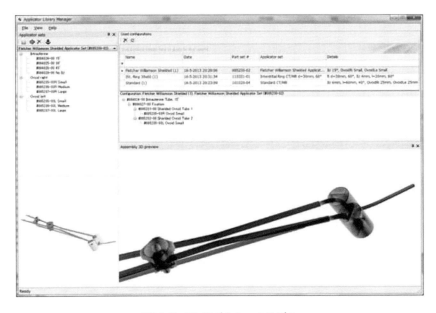

図A8.6　3Dアプリケータモデル

るため，質の高い治療を実施するため，装置の故障によって生じる不利益を最小限に抑えるために必須である．小線源治療では，患者にアプリケータを挿入するので，装置の不具合による治療の中止や延期は，患者の負担が大きく許されない．

施設によって mHDR の使用頻度，付属物品等が異なるため，各施設における最適な品質管理プログラムを作成し，その結果は記帳して保存すべきである．過去の品質管理の結果と比較することで，現在の装置の状態を確認することができる．

1.5 停電時のバックアップ機構

治療中に停電が発生した場合，線源ケーブルは引き戻され，治療中のデータは保存される．

2. バリソースiX
2.1 装置安全機構・装置特徴

我が国で設置稼働しているバリソースiXは全体的に見ると少ないが，^{192}Ir 密封小線源を使用した遠隔操作式後装填法（RALS）としては比較的早い時期から導入されており，初めて我が国に導入されたのは 1995 年に関西の施設であった．現在，新タイプのバリソースiX が 8 施設で稼働している（図 A8.7）．旧タイプのバリソースでも様々な安全機構が搭載されていたが，バリソースiX においてはシステム全般に渡って改良が行われさらに安全性が向上した．バリソースiX は安全機構も含め線源及びワイヤ，装置本体とガイド

線　源
型　式：VS2000
サイズ：0.34 mmφ×2.5 mm×2
ワイヤー：0.59 mmφ
ワイヤー長：2582 mm
ワイヤー先端に直接埋め込み

VariSource VS2000 (VS)

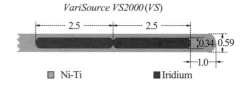

図A8.8　線源形状

チューブの接続をする部分のターレットに特徴がある．線源ワイヤは，均一なニッケルチタン合金製で直径 0.59 mm．線源は，直径 0.34 mm，長さ 2.5 mm が 2 個，ワイヤ先端から 1 mm の所に総放射能 370 GBq の ^{192}Ir が封入されている（図 A8.8）．

極小直径のワイヤは，21 G（0.81 mm）針，又は 4.7 Fr（1.6 mm）カテーテルを使用することができ，侵襲性を軽減するという有用性がある．線源駆動系は多くの安全機構があり，この装置の特徴となっている．線源ワイヤの駆動方式はアプリケータ先端より引き戻し方式，駆動速度は最大 60 cm s^{-1}，ワイヤに付加される外部圧力によって駆動速度が増減する．また，線源ワイヤが異常に遠くに送り出されたならば，自動的に治療は中断され線源は引き戻される．また，商用電源及び無停電電源の故障の場合には，内蔵バッテリでバックアップされた緊急引き戻しシステムが線源を引き戻す機構となっている．この内蔵バッテリの状態は，治療の開始前に自己点検されるようになっている．さらに通常用引き戻し及び緊急引き戻しモータが故障した場合，手動引き戻しハンドルで線源を引き戻すことができる．毎回の治療時には，ガイドチューブ経路の閉塞やねじれが無いことを確認するために，線源ワイヤと同材質のダミーワイヤによるルートチェックが行われ，治療終了後には，ワイヤ全体が断線なしで回収されたことを保証するため，ワイヤの長さが測定されるようになっている．線源の位置精度は，独立した位置センサーとエンコーダの監視により±1 mm 以内，線源停留ステップサイズは 2 mm - 99 mm

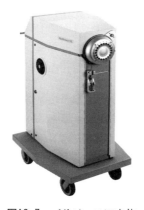

図A8.7　バリソースiX本体

付録8　密封小線源治療装置

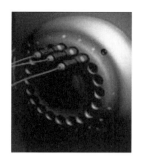

図A8.9　ターレット

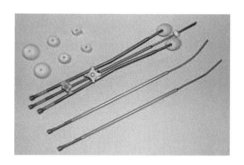

図A8.10　CTとMRI対応チタン製子宮用フレッチャーシートデルクロスタイプ

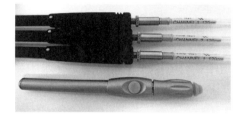

図A8.11　上：トランスファーガイドチューブ
　　　　　下：クイックコネクト

の間にて1mm間隔で，1チャンネル当たり60ポイントまで設定可能である。そしてこの装置最大の安全機構は，独立したバッテリ駆動のGM検出器を，治療装置本体内に有し常時線源を監視していることである。ターレットは治療装置とガイドチューブの接続部で最大20チャンネルが正しく接続され，カテーテルが自動ロックされていることを，機械的，電気的に照合し緑と赤のLEDで確認できるものである。（図A8.9）また，ガイドチューブとターレットは，1つのチャンネルの計画した治療が終わり，次のチャンネルへ移っても，絡まないように内部で回転する構造となっている。治療計画システムはBrachy Visionという，画像誘導密封小線源治療（IGBT）を念頭においたCTを用いた3次元治療計画も可能なもので，最適化手法も体積又は幾何学的手法を選択して使用可能である。

2.2　アプリケータの構造

バリソースiXで使用できる薬事承認されたアプリケータは全部で10種類あるが，バリアン社は米国でガンマメドのRALSを併売しており，バリソースiXはそのアプリケータも使用している。一般的に多用されるものとしては，単回使用の先端が盲端で直径約1.6mm，長さ150cmのスタンダードカテーテル，CTとMRI対応チタン製子宮用フレッチャーシートデルクロスタイプ（以降FSD，図A8.10），これは滅菌操作により複数回使用できる。FSDは磁場勾配に多少の条件は付くものの3テスラまでのMRI対応であり，IGBTを行うために有用である。アプリケータと治療装置本体を接続するために，スタンダードカテーテル等はクイックコネクト（図A8.11の下），また，子宮用にはトランスファーガイドチューブと呼ばれる，クイックコネクトとガイドチューブの一体型が使用される。（図A8.11の黒3本）バリソースiXは，治療装置本体とアプリケータを接続する際に，多用する1-4チャンネルを間違って接続しないための認識機能を，ターレットとクイックコネクトの両方に持たせている。

2.3　線源データの管理（^{192}Ir）

線源データは，治療計画装置と治療装置本体制御ソフトウェアの両方に，線源強度を付属のウェル形電離箱式線量計で計測後入力し管理を行う。減衰計算は1日に1，2，4回の計算を行うように任意に設定可能であり，計測時の線源強度と線源出荷時の証明書に記された値から減衰計算された値が，5％ずれた場合は警告が発せられ，さらに10％を超えた場合，その線源は治療装置本体制御ソフトウェアに登録できずメーカへの連絡を促

付録 8 密封小線源治療装置

すようになっている。

2.4 装置の保守管理

バリソース iX には様々な保守管理項目があり，施設の術者が行うものとバリアンの技術者が行うものがある。施設の術者が行う管理項目は，日々，定期，線源交換時などがあり，多くのものが治療装置本体制御ソフトウェアで管理できる。中でも特徴的なのはワイヤ伸張に関する点検を，独自のシステムで簡単に行える統合カムスケールという装置が搭載されている点である（図A8.12）。これは治療装置本体内に専用のカテーテル，照明付きスケールとビデオカメラで構成されており，線源ワイヤとダミーワイヤの停止位置精度を検証することで各ワイヤの伸張を点検できる装置である。治療装置本体よりワイヤを予め計画した位置まで送り出して（80 cm，140 cm の 2 点で）停止し，計画位置と実際の停止位置の誤差を検証する（図 A8.13）。バリソース iX は，この他にも予め QA を行う項目を計画して治療装置本体制御ソフトウェアに登録し，点検周期に応じ組み合わせて管理を行う事が可能である。

3. マルチソース

3.1 装置概要・新型コバルト線源の特徴

最初のリモートアフターローディングシステムは，1962 年に ^{60}Co を搭載した装置として導入された。我が国においても ^{60}Co-HDR リモートアフターローダとして，島津・東芝の 2 社より製造・販売される治療機が存在したが国内需要が少なくなり受注生産体制へと移行することとなった。加えて ^{60}Co 密封小線源を製造していた AECL（カナダ原子力公社）が閉鎖され，線源供給が停止される様になったため国産の RALS 装置は事実上の販売終了となった経緯がある。

同時期に小型化された ^{192}Ir を採用する海外の

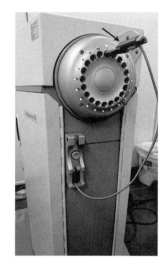

図A8.12 統合カムスケール
（矢印部分）

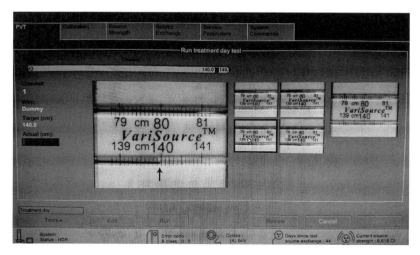

図A8.13 線源停止位置を検証する画面

付録8　密封小線源治療装置

リモートアフターローディングシステムを導入する施設が多くなり，国内でのHDR線源は^{192}Irの使用へと転換することとなった。

　その様な中，2003年に現在のE&Z BEBIG社から新型^{60}Coの製造・販売が開始された。同社が販売するマルチソースは，この新型^{60}Coを搭載することが可能であり^{60}Coを用いた密封小線源治療装置としては唯一の装置となっている。なお，マルチソースの後継機種として国内医薬品，医療機器等の品質，有効性及び安全性の確保等に関する法律の承認を受けたSagiNova®システムが2017年4月より販売されている。本体形状変更や操作システムの改良を行っているが，臨床上での大きな違いは無いため，この章ではマルチソースについて記載する。

　国内においては^{192}Irを搭載した治療機を保有する施設が多くを占めるが，^{60}Coを望む施設も徐々に増えつつある。^{192}Irの73.83日という半減期に対して^{60}Coは5.27年という長半減期であり，その線源管理が煩雑でなくなるという大きなメリットがある。マルチソースの特徴としては，その名前の由来通り異なる線源を搭載することに対応したことである。^{60}Co線源だけではなく^{192}Irを搭載することも可能な仕様となっている。ただし搭載できる線源は一種類であるため，導入時にどちらかの線源を選択することとなる。また過去の国産機の様に複数の線源を搭載するのではなく，一種一個の線源のみ搭載される。（図A8.14）

　国産機に採用されていた旧型の^{60}Coは点状線源を模した設計となっており，内部の線源カプセルがほぼ正方形に近い形状をしていた。このため，線源ワイヤを含めた形状が大きくなってしま

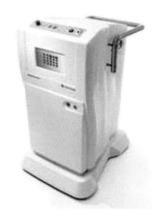

図A8.14　マルチソース本体

うという欠点があった。これに対して新型^{60}Coは，比放射能はそのままに内部カプセルの形状を細長い線状線源にすることで外形直径が半分（1 mm）の小型化に成功している。^{192}Irとほぼ同様のサイズであり，利便性は高いものとなった。（図A8.15）

　加えて^{192}Irで使用されている線源‐ワイヤ間の溶接技術が用いられたため，^{192}Irの両者を搭載可能な装置として開発することが可能となった。他に照射中の体内線量を測定するため，2系統の半導体検出器（1チャンネル及び5チャンネル）を接続することが可能である。

3.2　線源送出機構（リモートアフターローダの構造）

　マルチソースには，2チャンネルの送出系統が搭載されている。このうちひとつのチャンネルには模擬線源が取りつけられたワイヤがつながり，

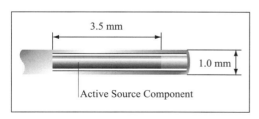

Miniaturized ^{60}Co Source

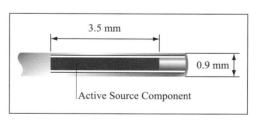

^{192}Ir Source

図A8.15　^{60}Coと^{192}Irの線源形状

付録8 密封小線源治療装置

他方のチャンネルには本線源が接続されたワイヤがつながっている。本線源はタングステン合金でつくられた遮蔽庫に格納されている。

格納庫からの非照射時の漏れ線量は1mの距離において ^{60}Co - 74 GBq 装填時で 0.0032 μSv h^{-1}, ^{192}Ir - 370 GBq 装填時で 0.000001 μSv h^{-1} とされており安全に管理されている。

両者とも同一の高精度なステッピングモータで構成された送出機構で制御される。使用時にはワイヤが本体両側下部より上方へ送られ、270度の送出口より搬送されることとなる。尚,線源の送出し,引き戻し時間は 6 秒 ± 10% となっている(図A8.16)。装置内部のワイヤ送出口は一か所であり,模擬線源と本線源は同じ送出口を通り外部に送られる。

装置外部のアプリケータ接続口は最大20チャンネルまで用意されており,多数のアプリケータに線源を送出できる構造となっている。この送出先アプリケータの切り替えには,チャンネルマルチプライヤと呼ばれる機構により実現されている(図A8.17)。

すべてのアプリケータにおいて,まず模擬線源がアプリケータの最先端まで線源が送出され,その距離を計測することになる。このときアプリケータ内に無理な湾曲や線源走行時の過度な物理抵抗が無いかの確認が行われる。模擬線源によるチェックが終了した後,同様に線源が送出され,最先端部から引き戻しながら照射することになる。

3.3 アプリケータの構造とアプリケータモデリング

装置の送出口に接続されるアプリケータはプラスチック製のガイドチューブであり,模擬線源・本線源はこの中を通ることになる。このガイドチューブには腔内照射用と組織内照射用の2種類があり,腔内照射用は先端が閉じられ組織内照射用は解放されている。

腔内照射時にはガイドチューブが金属製のマンチェスターアプリケータや,腟アプリケータ,直腸用アプリケータなどに挿入して使用される2重構造となっている。組織内照射時には接続管を介して,プラスチックニードル内に送り出されることになる。なお,2016年4月より新たに提供されているCT/MRIでの撮像に対応したアプリケータについては,開放型のガイドチューブと直接接続する構造となっている。

また治療計画装置(HDRplus®)ではアプリケータモデリングが採用されている。マルチソースに接続できるすべてのアプリケータの形状がモデリングデータとして登録されており,X線ステレオ画像やCT画像上にアプリケータを配置することで治療計画は行われる。当然ながら装置本体にもアプリケータの種類と形状が登録されており,治療時には接続アプリケータの照合が行われることになる。このため線源の第一停留点はアプリケータごとに決められており,ユーザによる指定は不要となっている。

3.4 線源データの管理(^{60}Coと^{192}Ir)

線源データはHDRplus®,マルチソース本体共に管理者権限によってのみ編集可能なファイルとして保存されている。2種類の線源が選択的に搭載可能となるが,管理ファイルは唯一のものとなっている。線源データファイルには距離による

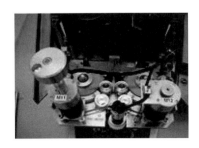

図A8.16 線源送出機構

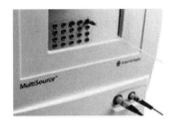

図A8.17 チャンネルマルチプライヤ

付録8　密封小線源治療装置

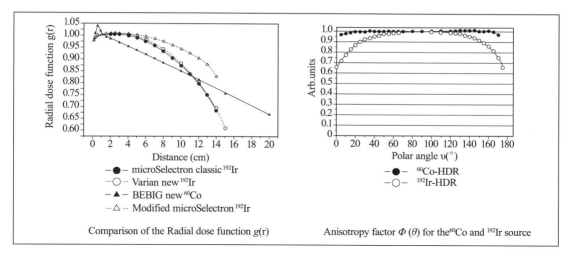

図A8.18　放射状線量関数の違い（左）と^{60}Coと^{192}Irの非等方性関数（右）

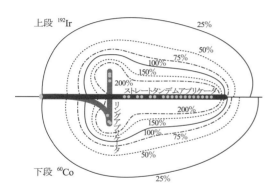

図A8.19　^{192}Ir（上段）と^{60}Co（下段）の線量分布の違い

水中線量の減衰テーブルである放射状線量関数と線源形状や線源容器の影響によりおきる方向特性を補正するための非等方性関数[1,2,3]（図A8.18）が含まれており，測定により得られた線源強度（空気カーマ強度）と測定日時を入力することで使用が可能となる。また^{60}Coと^{192}Irでは放出されるγ線エネルギーが違うため，このファイルは線種ごとに用意されている。

治療データをマルチソースに登録する際には両者の間で線源データ管理ファイルの照合が行われる。計画時と照射時で異なる線源が用いられることを防ぐシステムとなっており，線源自体もユニークな番号で管理されている。通常この管理ファイルは線源交換時にのみ操作するものである。

両線源ともに物理的な線量分布は，ほぼ同一のものとなっており，線源ケースの軸方向及びワイヤ近傍において僅かながら線量分布に違いがある程度となっている[3]。（図A8.19）

しかし，この線量分布の違いによる生物学的な差異は報告されておらず，臨床的な有意差も示されていない。どちらの線源を用いるかは施設ごとの判断となっている。

3.5　インターロック

マルチソースシステムには多数のインターロックが採用されている。まず照射データの登録では前述した通り線源データの照合が行われ，異なる線源データでの照射は行えない機構となっている。アプリケータ接続時には本体接続口にアプリケータ種別を検出する機構があり，計画と異なるアプリケータやチャンネルに接続した場合は動作しない様に設計されている。

前項で記述した様に，本線源の送出前には模擬線源による決められた第一停留点までの搬送距離と導通のチェックが行われる。これにより本線源が正しくアプリケータ内部を通過して第一停留点に到達できることを確認した後，照射は行われ

る。ガイドチューブに損傷等のトラブルや過度な屈曲により搬送が不可能な場合には，模擬線源の段階で未然に事故を防ぐことができる機構となっているのである。また照射中は本体とコントロールPC間で線源停止時間のダブルチェックを行っており，両者のタイマが1秒以上異なると即座に線源が回収される。タイマの誤動作による過剰照射を防止する構造になっており，通信自体が阻害されることでもインターロックが作動する機構を備えている。また照射中に半導体検出器の測定値のモニタリングを行い，過剰な測定値が検出された場合にも即座に照射が中止される。

3.6 装置の保守管理

唯一^{60}Co密封小線源を搭載できる装置でもあるため，導入した多くの施設では^{60}Co線源が選択されている。長半減期核種の恩恵は，その線源交換による管理頻度の少なさにあると言える。

しかし稼働部品が存在することにはかかわりなく，ドライブモータやエンコーダのトラブル，ワイヤの劣化による実効長とモデリングデータとの違いが起きえることに配慮しなければならない。

定期的なメンテナンス契約による検査を受けていても第一停留点に正しく搬送されていることや，タイマの精度については精度管理を別途行う必要があると言える。

また本体ではないが，アプリケータモデリングを行うゆえの欠点もある。特に滅菌処理により繰り返し使用される婦人科系の金属アプリケータは劣化が伴う。使用を繰り返す度に形状が僅かに変形するなどの可能性が存在する。治療計画時にアプリケータ形状の微調整は可能であるが，本体と併せてアプリケータの状態を確認することは重要である。

二重構造のアプリケータは線源回収不可能な場合に陥った際，アプリケータからガイドチューブを引き抜くことで素早く・容易に線源を回収できるというメリットがある。しかしアプリケータにガイドチューブを接続・挿入する時はユーザが手作業で行うことになる。正しく先端まで挿入されているかどうかはガイドチューブのマーキング位置の確認のみとなるため，接続先のとり違いが常に起こりえる。目視作業になるため，必ず二人以上の目でダブルチェックを行うことが推奨される。

参　考　文　献

1) Ballester F, Granero D, Perez-Calatayud J, et al.: Monte Carlo dosimetric study of the BEBIG Co-60 HDR source. Phys. Med. Biol. 50: N309-316, 2005

2) Guerrero R, Almansa JF, Torres J, et al.: Dosimetric characterization of the ^{60}Co BEBIG Co0.A86 high dose rate brachytherapy source using PENELOPE. Phys. Med. 30(8):960-967, 2014

3) Strohmaier S and Zwierzchowski G: Comparison of ^{60}Co and ^{192}Ir sources in HDR brachytherapy. J Contemp Brachytherapy. 3(4):199-208, 2011

付録9　品質保証 / 品質管理（QA/QC）

低線量率（LDR）密封小線源のQA/QC

1.　^{125}I 永久挿入治療のQA/QC

^{125}I 永久挿入治療は 2003 年に認可され，急速に普及してきた。本治療は図 A9.1 に示すような流れで行われ，QA/QC が必要となる対象となる機器類は，ステッパやテンプレート，超音波装置などのハード，治療計画装置に代表されるソフト，線源及びその測定器など多岐にわたる。アクセプタンステストから定期的な QC までを網羅したより包括的な内容は密封小線源治療診療・物理 QA マニュアル[1]，^{125}I 永久挿入治療の物理的品質保証に関するガイドライン 2010[2]，さらに具体的な手順を含む詳細な内容の記載は ^{125}I 永久挿入治療物理 QA マニュアル：厚生労働省がん研究開発費（主任研究者 小口正彦）[3]を参照されたい。本項では業者とユーザで行う，主にハードを中心としたアクセプタンステスト，ユーザの責任の下で行うコミッショニング，定期的な QC について概説する。

1.1　アクセプタンステスト

アクセプタンステストはベンダー主体で行われるハード，ソフトが仕様を満たすことを確認するためのテストである。しかし，ユーザはそれらの機器の使用法を習熟する機会でもあり，仕様を満たすことを確認するために必ず立ち会わなければならない。

また，図 A9.2 に示すように，ステッパ，患者に針を刺入する際にガイドとして使用するテンプレート，経直腸超音波（TRUS）装置，治療計画装置の単体試験だけでなく，テンプレートグリッドが実寸と等しく，かつ，TRUS 装置のグリッドと治療計画装置上のグリッドが一致していることを確認する等のソフト・ハード間の複

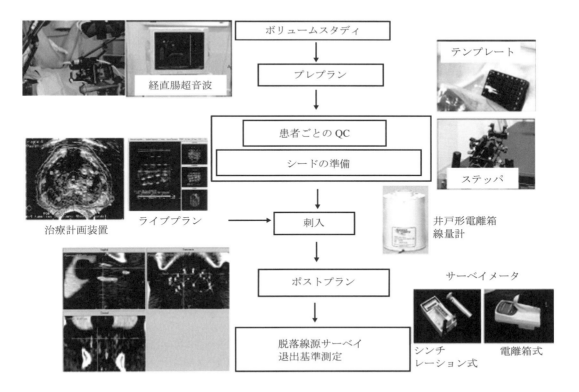

図A9.1　^{125}I 永久挿入治療における治療の流れとQA/QCの対象となる機器

付録9　品質保証/品質管理（QA/QC）

合試験が必要である。そのような複合試験は，例えば図A9.2に示すように，水槽とステッパ，針を数本用いることで容易にチェックが可能であり，定期的なQAにも使用できる。それらの項目と重要度を表A9.1に示した。具体的な方法は文献[1-3]を参照されたい。

1.2　コミッショニング

コミッショニングは全ての関連機器に対して導入時及びバージョンアップ時にユーザによって行われる試験であり，システムの妥当性，効率的に活用するための指針の決定，定期的なQCプログラムの基準の確立のために行われるものである。

表A9.2に重要度別のコミッショニング項目を示す。重要度Aは事故防止の観点から必ず実施すべき項目，Bは精度向上のために推奨される項目である。ただし，機種依存で該当しない場合には省略できる。詳細な項目は文献[1-3]を参照されたい。

1.3　定期的なQC

システムが導入時に近い状態で維持できていることを確認するために，定期的なQCが不可欠である。頻度は，治療毎，1カ月毎，6カ月毎，1年毎又は2年毎に分類される。特に^{125}I永久挿入治療は1回で完結する治療であり，治療ごとのQCは不可欠なものである。表A9.3に項目とパフォーマンスの許容基準及び重要度を示す。

許容基準を超え，介入レベル以内であれば臨床に使用するか否かは施設判断にゆだねられるが，医学物理士等は誤差原因の解明などの何らかの対応をしなければならない。介入レベルを超えた場合には治療を行わず，修理等の適切な介入が必要である。詳細な方法は文献[1-3]を参照されたい。

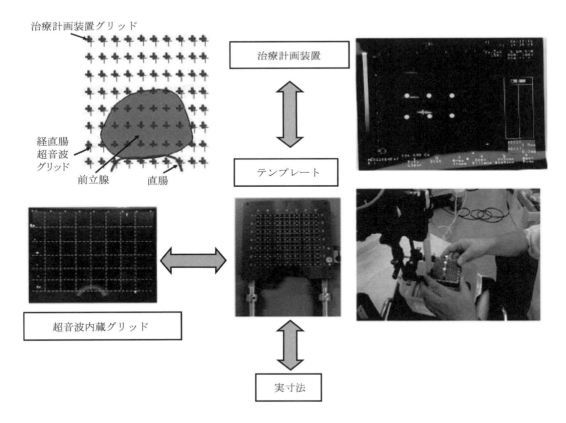

図A9.2　^{125}I永久挿入治療のQA/QCにおける単体試験と複合試験

付録 9　品質保証 / 品質管理（QA/QC）

表A9.1　アクセプタンステスト項目と重要度[1-3]

項目		重要度
AT 1	テンプレート単体試験	
AT 1.1	テンプレート種類と超音波種類の整合	A
AT 1.2	グリッド間隔	A
AT 1.3	グリッドの平行性	A
AT 1.4	滅菌法と滅菌後の特性	A
AT 2	超音波装置単体試験	
AT 2.1	製造業者仕様確認	A
AT 2.2	画像表示	A
AT 2.3	グリッド表示	A
AT 3	ステッパ単体試験	
AT 3.1	動作確認	A
AT 3.2	位置トランスジューサー付きの場合の追加確認	A
AT 3.3	自動駆動装置付きの場合の追加試験	A
AT 4	治療計画装置単体試験（線量に関する部分）	
AT 4.1	線源データの確認	A
AT 4.2	線量計算法	A
AT 4.3	線量計算グリッドサイズ	A
AT 4.4	Dose volume histogram計算	A
AT 4.5	Volume index（任意設定の可否）	A
AT 4.6	線源同定法	A
AT 4.7	Inverse optimizationの種類	A
AT 5	治療計画装置単体試験（データベースシステム）	
AT 5.1	患者基本登録	A
AT 5.2	2人の同姓患者の登録	A
AT 5.3	2人の同IDの患者の登録	A
AT 5.4	同じ患者の2度目の登録	A
AT 5.5	患者の削除	A
AT 5.6	ディレクトリ移動、コピー	A
AT 5.7	患者データのバックアップ	A
AT 6	治療計画装置単体試験（画像入力とその利用）	
AT 6.1	画像入力（Video capture, DICOM Import）	A
AT 6.2	テンプレートレジストレーション	A
AT 6.3	スライス厚の異なるCTセットの利用可否	B
AT 6.4	インポート可能なCTスライス数	B
AT 6.5	輪郭の重なりによる警告の有無	B
AT 6.6	画像のフュージョン（MRI, CT）	B
AT 7	超音波装置とテンプレートの複合整合性試験	A
AT 7.1	アキシャル面での位置整合性試験	A
AT 7.2	サジタル面での検出角度試験	A
AT 8	超音波装置－テンプレート－治療計画装置の複合整合性試験	
AT 8.1	アキシャル面での超音波装置グリッドと治療計画装置グリッドの重ね合わせ	A
AT 8.2	超音波装置サジタルモードでの刺入針検出角と計画装置指示角の一致	A

— 183 —

付録 9　品質保証 / 品質管理（QA/QC）

表A9.2　治療計画装置のコミッショニング項目[1-3)]

Test #	項目	重要度
C1	線量に関する項目	
C 1.1	点線量計算	A
C 1.2	Isodose lineテスト	A
C 1.3	計算グリッドサイズ	A
C 1.4	Dose volume histogram計算	B
C 1.5	Volume index と体積	B
C2	線源同定法と精度	
C 2.1	自動線源同定の精度	A
C 2.2	CT撮影法と線源同定	A
C3	画像の使用	B
C 3.1	再構成画像のジオメトリ（2D表示検証）	B
C 4	解剖学的構造	
C 4.1	輪郭描出の方向による体積の変化	B
C 4.2	自動マージン	B
C 4.3	3次元構造への拡張精度	B
C 4.4	輪郭の重なりの定義	B
C 5	体積の構成	
C 5.1	体積計算（TRUS vs CT vs 理論値）	B
C 5.2	不規則スペーシングのCTスライスのセットからのVolumeの構成	B
C 5.3	非連続な順のCTスライスのセットからの体積構成とその精度	B
C 6	リアルタイム術中計画	
C 6.1	治療計画装置とステッパ間の超音波画像装置の長軸方向および回転動作に伴う位置精度及び追従	A
C 6.2	任意位置における，ステッパと治療計画装置間の長軸および回転精度の確認	A

付録9　品質保証/品質管理（QA/QC）

表A9.3　定期的なQC項目[1-3]

テスト項目	パフォーマンス		重要度
	許容	介入	
P1	治療毎		
P1.1　サーベイメータ	機能する		A
P1.2　線源強度確認（ウェル形電離箱その他）	3%	5%	A
P1.3　超音波システム/プローブ	機能する		A
P1.4　治療計画の物理面のクイックチェック	正常		A
・Template registrationの確認			A
・線源モデル			A
・線源強度減衰補正			A
・線量計算方法			A
・計算グリッド			B
P1.5　コンソールディスプレイ	機能する		A
P1.6　出庫確認，記録	実施		A
P2	1カ月毎		
P2.1　超音波グリッドと実寸の整合性	1 mm	2 mm	B
P2.2　超音波グリッドとテンプレートの位置	1 mm	2 mm	A
P2.3　体積計算精度	5%	7%	B
P2.4　ステッパ：引き戻し位置精度	1 mm	2 mm	B
P3	6カ月毎		
P3.1　ウェル形電離箱線量計の感度校正	3%	3%	B
P4	毎年		
P4.1　緊急時の線源取り扱い手順の確認	実施		A
P4.2　個々のQCレビュー	実施		
P5	2年毎		
P5.1　ウェル形電離箱線量計の校正	1%	2%	A

A：事故防止の観点から必ず実施すべき項目，B：精度向上のために推奨される項目

— 185 —

付録9　品質保証 / 品質管理（QA/QC）

高線量率（HDR）密封小線源のQA/QC

1. 装置の頻度別点検項目

　2013 年に日本放射線腫瘍学会 小線源治療部会から，密封小線源治療－診療・物理 QA ガイドライン－（以下，JASTRO ガイドライン）が刊行された[4]。 表 A9.4 と A9.5 に，JASTRO ガイドラインが推奨する HDR 密封小線源治療装置の頻度別点検項目及び許容・介入レベルを示す。点検の重要度については，高い順から A と B の 2 段階で示されている。これらの決定においては，日本医学物理学会[5]や日本放射線腫瘍学会[6]のガイドラインを参考に，さらに欧州放射線腫瘍学会（ESTRO）[7]や米国医学物理士会（AAPM）[8]の報告書も取り入れている。また，各装置に共通の項目や精度管理の許容値などを採用している。各項目の詳細な点検方法については，診療・物理 QA マニュアル[9]に記載されているため本書では割愛する。

表A9.4　治療装置の日常点検

試験内容	許容値	介入レベル	重要度
QC1.　電源導入時			
QC1.1.　セルフテストの正常終了	正常動作	同左	A
QC1.2.　時刻や線源強度などの表示項目	正常動作	同左	A
QC1.3.　電子カルテやRISなどのネットワーク関連機器との接続	正常動作	同左	A
QC1.4.　患者監視カメラと通話装置の動作	正常動作	同左	A
QC1.5.　工具などの緊急用備品の有無とサーベイメータの動作	正常動作	同左	A
QC1.6.　照射室の使用中ランプの点灯	正常動作	同左	A
QC2.　テスト照射設定時			
QC2.1.　HDR 装置の破損有無	異常なし	同左	A
QC2.2.　移送チューブの捻れ，破損有無	異常なし	同左	A
QC3.　テスト照射時			
QC3.1.　ドアインターロック	正常動作	同左	A
QC3.2.　エリアモニタの動作	正常動作	同左	A
QC3.3.　簡易的な線源停止位置精度	≦1 mm	≦2 mm	A
QC3.4.　照射室と操作卓の照射中ランプの点灯	正常動作	同左	A
QC3.5.　タイマによる照射終了	正常動作	同左	A
QC4.　テスト照射終了後			
QC4.1.　照射室と操作卓の照射中ランプの消灯，線源収納	正常動作	同左	A
QC4.2.　治療システムの異常有無	正常動作	同左	A

付録 9　品質保証 / 品質管理（QA/QC）

表A9.5　治療装置の定期的品質管理（注）：機器の故障や重大な事故に繋がることがあるため，実施の可否や方法について，あらかじめメーカと協議を必要とする。

試験内容	許容値	介入レベル	重要度
QC5.　3か月ごと			
QC5.1.　非常用バッテリの動作	正常動作	同左	A
QC5.2.　HDR 装置と移送チューブ間の接続インターロックの動作	正常動作	同左	A
QC5.3.　治療中断ボタンの作動と再開	正常動作	同左	A
QC5.4.　緊急停止ボタンの作動と再開（注）	正常動作	同左	A
QC5.5.　アプリケータの閉塞による線源引き戻し試験（注）	正常動作	同左	A
QC5.6.　水没試験によるアプリケータの気密性	異常なし	同左	B
QC6.　線源交換ごと又は6か月ごと（いずれか短い期間）			
QC6.1.　電離箱による線源強度測定（線源仕様書との相違）	≦3.0%	>5%	A
QC6.2.　簡易的な HDR 装置からの漏れ線量測定	異常なし	同左	A
QC6.3.　線源停止位置精度の詳細な評価	≦1 mm	>2 mm	A
QC6.4.　手動線源引き戻し機構の動作	正常動作	同左	A
QC6.5.　線源位置移動時間の不変性（タイマの端効果）	≦10%	≧20%	A
QC6.6.　タイマの時間精度	≦1%	同左	A
QC7.　6か月ごと			
QC7.1.　直腸，膀胱用線量計の校正と記録	-	-	B
QC8.　1年ごと			
QC8.1.　緊急時対応のスタッフトレーニング	-	-	A
QC8.2.　詳細な HDR 装置からの漏れ線量測定	異常なし	-	A
QC8.3.　移送チューブの寸法測定	≦1 mm	>1 mm	A
QC8.4.　チェックケーブルやアプリケータなどの放射能汚染検査	汚染なし	同左	A
QC8.5.　線源駆動部やセンサなどの異常の有無（注）	異常なし	同左	A
QC8.6.　システムの配線，コネクタの緩みや亀裂などの異常の有無	異常なし	同左	A
QC8.7.　コンピュータウイルスのチェック（注）	異常なし	同左	A
QC8.8.　エラーのログ解析	異常なし	同左	A

2. アプリケータ・カテーテル・移送チューブのQC

アプリケータ・カテーテル及び移送チューブにはメーカが推奨する耐用年数が定められており，ユーザは耐用年数の範囲内で使用することが望ましい。また日常点検を通して，目視による表面上の損傷や傷，移送チューブに捻じれが生じていないことを確認する。図A9.3に示すように，移送チューブやX線カテーテルを保管する際には，形状が変形しないように真っ直ぐにした状態にする。

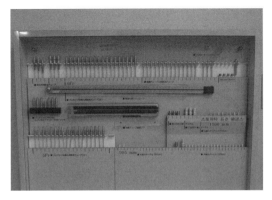

図A9.3 線源移送チューブとX線カテーテルの保管

3. アプリケータにおける線源停留点の評価

近年，密封小線源治療においては，従来の直交2方向撮影法を基にしたフィルムベースの治療計画からCT画像を利用した治療計画に代わってきており，CT画像上でアプリケータをプロットすることにより，アプリケータ形状を3次元的に再構成している。この一連の作業をアプリケータ再構成と呼ぶ。CT画像から幾何学的な情報を得るため，従来の直角2方向撮影法に比べ再構成時の位置精度が高い。さらに，CT画像を利用することにより，直角2方向撮影法で起きていた撮影間の患者位置ずれや拡大率の誤りなどの幾何学的誤差を回避できる[10]。しかし，画像上のアーチファクト，撮影条件（管電圧，スライス厚など），階調処理など，画質に関連した新たな不確かさ要因が生まれた。不正確なアプリケータのプロットは，計画上誤った位置で線源を停留することになる。正確にアプリケータ再構成を行うためには，画質の条件が決定的となる。現状のアプリケータ再構成の精度を調査するため，我が国において12施設に対して婦人科用アプリケータでのフィルムばく射試験を実施し，CT画像を使った治療計画の線源停留位置精度を評価した[11]。その結果，線源移送方向でConfidence limit（|Mean|+2σ）2.1 mmの位置ずれがあった。リングアプリケータではさらに位置ずれが大きく，2.5 - 4.5 mmの範囲内であったと報告されている[12]。最終的な線源位置確認はフィルムばく射試験を通して，治療計画上の線源停留位置と比較する。近年起きた我が国での照射事故を鑑みれば，これらの確認はコミッショニング時に行い，臨床で用いるアプリケータで検証すべきである（付録10を参照）。

アプリケータ先端（第1停留点）の決定方法には，X線カテーテルを参照する方法とオフセット値を用いる方法がある。オフセット法は視認可能なアプリケータ先端やその内壁を第一停留点として登録し，オフセット値を入力することにより第一停留点の位置を修正する。このオフセット値は，X線カテーテルの第一停留点あるいはフィルム上の線量分布の位置を基準に決定する。またコミッショニング時にすべてのアプリケータ・カテーテルのオフセット値を計測し，定期的にオフセット値の確認を行う。

CT画像上でアプリケータをプロットする場合，金属アーチファクトなどの視覚的な影響を受け不正確なプロットを招く。そのため，図A9.4に示すように，金属アーチファクトが視覚的に抑制されるように階調処理を施す。アプリケータのプロットは，X線カテーテル，あるいはアプリケータ内腔の空気を参照する。最近では，アプリケータ形状がモデル化され，画像上でモデルの形状を合わせる方法も利用可能となっている（アプリケータモデリング）。X線カテーテルを参照する場合，図A9.5に示すように曲率のあるアプリケータ（リングやオボイド）で，X線カテーテルのマーカ位置と実際の線源位置が異なるため注意が必要である[11,12]。線源は移送ケーブルの張力

付録9 品質保証/品質管理（QA/QC）

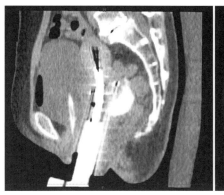
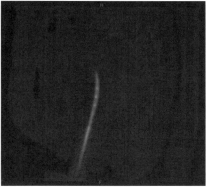

図A9.4 婦人科用の金属アプリケータ
左：軟組織を強調した階調処理，右：金属を強調した階調処理

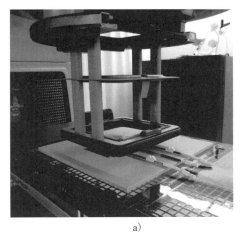
a)
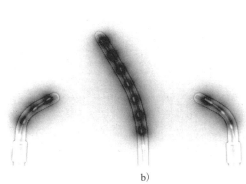
b)

図A9.5 ラジオクロミックフィルム（EBT3）を用いてX線カテーテルと線源停留点位置の確認

により，アプリケータの内径幅の範囲内で線源位置が変化する（Nucletron社製の婦人科用CT/MRアプリケータの場合には3 mmの内径）。この線源の位置変化をX線カテーテルでは再現できない。MR画像を用いる場合はMR用のラインマーカ（水，オイルが充填されているラインマーカ）やアプリケータモデリングを用いる。MR画像ではアプリケータ自体の信号が低く，CT画像よりアプリケータのプロットが容易でない[13]。また装置のアイソセンタ（画像中心）から離れると磁場の空間的一様性が崩れるため画像に歪みが生じる[14]。プロット後，多断面でプロット精度を確認し，同一面のみでのアプリケータ再構成は避けるべきである。

GEC-ESTROでは，輪郭描出用の画像とアプリケータプロット用の画像は同一にすべきとしている[15]。これは異なる画像間の場合には，画像レジストレーションの不確かさが問題になるためである。

アプリケータ再構成の精度を評価するためには，イメージングプレートやフィルムに対して複数の停留点で曝しゃ試験を実施し，得られる黒化度分布の位置とX線カテーテルのマーカ位置を比較する。①イメージングプレートを用いる場合には，感度が高いためばく射後シャウカステンなどで露光させ信号を減らす処理が報告されてい

付録 9　品質保証 / 品質管理（QA/QC）

る．また X 線カテーテルを投影させるためにはキロボルト X 線を用いる．②ラジオクロミックフィルム（RCF）などを用いる場合には，X 線カテーテル位置を投影させるため外部放射線治療装置（電子線など）を用いる．例として図 A9.5 にRCF（EBT3）を用いた結果を示す．線源強度 10 Ci で約 5 秒の停留時間で複数の停留点で照射し，その後 X 線カテーテルを挿入した状態で電子線 12 MeV を 500 MU 照射した．

　密封小線源治療は，リニアックグラフィのように実際の照射領域を確認ができないことや同日に治療計画立案から治療実施までを迅速に行う必要があることなどから，安全面においては外照射とは異なるリスクが存在している．近年，約 6 年にわたって 100 名の婦人科がんの患者の腔内照射で，計画された位置とは異なった位置にイリジウム線源が挿入された．そのため，導入時のコミッショニングにおいては，治療アプリケータでの線源移送の確認手法や，職種間での相互チェックに基づいた品質管理体制を構築しておく必要がある．2015 年には，医療法施行規則が一部改正され，照射中の線源位置を確認するためにエックス線装置を使用することが認められた．図 A9.6 には頭頸部がんの組織内照射治療時の ^{192}Ir 密封小線源を透視で確認した結果を示す[16]．秒間 7.5 フレームの画像を撮影しリアルタイムに線源位置をモニタリングできる（図中の矢印が実線源）．照射中の線源位置を確認する方法として，透視撮影装置の他に，ピンホールカメラ[17,18,19]，ダイヤモンド検出器[20]，フラットパネル[21]，EPID[22]，フィルム[23]，ダイオード[23]，配列型検出器[24]が挙げられる．図 A9.7 に婦人科がんの腔内照射治療時に取得したピンホールカメラとその画像を示す[19]．ピンホール径は 0.5 mm で，患者体内からの散乱線を除去するために鉛で覆われたシールド内にイメージングプレートが設けられている．

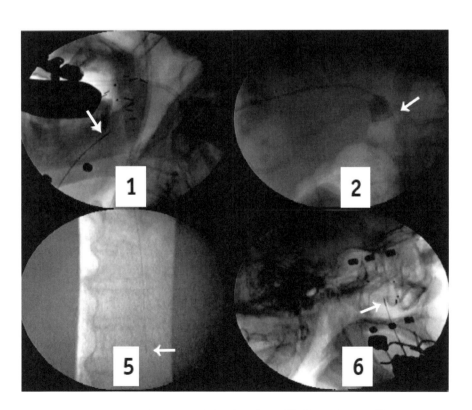

図A9.6 頭頸部がんの組織内照射治療時の ^{192}Ir 線源の透視画像[16]

付録 9　品質保証/品質管理（QA/QC）

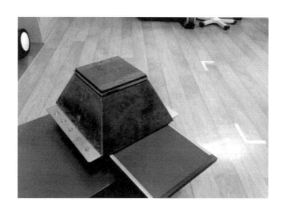
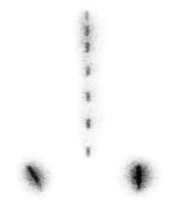

図A9.7　婦人科がんの腔内照射治療時のピンホールカメラとその画像[19]

4. フィルムを用いた線量分布計測

　密封小線源治療の線量分布測定においては，分解能の点で優れているフィルムが有用である。2次元検出器の利用も報告されているが，密封小線源の特徴的な線量特性：線量勾配が急峻で線源近傍の狭い範囲を測定すること，などから2次元検出器では検出素子の体積平均効果，分解能が問題となり，線量分布の測定より線源位置の決定に利用されている[25-27]。フィルムには，ラジオグラフィックフィルム（RGF）とRCFの2種類がある。前者のRGFは，銀粒子を多く含むため光電効果により低エネルギー領域で感度が高くなる。後者のRCFは，照射することにより放射線感受性単量体が化学的な反応を起こし青色に変色する。RGFのような金属元素を含まないため，エネルギー特性が少なく水等価性が良い。

　線量分布測定を行うにあたってはフィルムのエネルギー特性を把握し，密封小線源から放出される線種とそのエネルギーを把握しておく必要がある。図A9.8にRGFとRCFの質量エネルギー吸収係数比と制限質量衝突阻止能比を示す[28]。RGFに比べてRCF（図中ではEBT）で変化が少ない。図A9.9はRCF（EBT, Ashland社）の6 MV X線，^{125}I，^{192}Ir，^{103}Pdに対する黒化度-線量変換テーブルであり，線質間で相違は見られない[29]。

　フィルムの線量不確かさの因子としては，線量率特性，温度特性，エネルギー特性，方向特性，潜像効果，スキャナー特性，特性曲線の回帰精度，フィルムの設置精度が挙げられる。複数のチャンネル（レッド，グリーン，ブルー成分）を

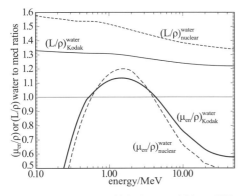
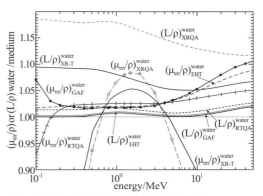

図A9.8　RGF（左）とRCF（右）の質量エネルギー吸収係数比と制限質量衝突阻止能比[28]

付録9 品質保証/品質管理（QA/QC）

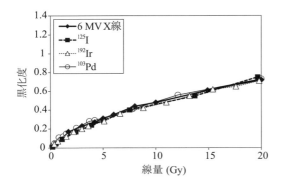

図A9.9 EBTの6 MV, ^{125}I, ^{192}Ir, ^{103}Pdに対する黒化度-線量変換テーブル[29]

用いて，線量に由来しない不確かさを除去する方法が提案されている[30,31]。図A9.10に示すように，密封小線源治療においてもシングルチャンネルとトリプルチャンネルでの線量分布の比較が行われ，トリプルチャンネルで高い線量測定精度を示したと報告されている[32]。

5. 密封小線源治療における独立検証とin vivo dosimetry

外部放射線治療では治療準備段階において，線量測定や簡易的なMU計算式を通して照射MUを独立に検証することが一般的となっている[33]。しかし，密封小線源治療においては，確立された検証システムが構築されていないため，治療時間の独立検証が十分に実施されていないのが現状である。また，密封小線源治療は小分割照射で1回線量が高く，腫瘍に高線量を集中させた高度な放射線治療である。1回での過誤照射が重篤な有害事象に繋がる可能性があるため，治療時間の独立検証実施が推奨されている。Dasらは照射体積V_{100}と照射時間との関係を数学的に示し，停留時間を独立に計算する方法を提案した[34]（次ページ項目6参照）。また高橋らは基準となる治療計画から，アプリケータの幾何学的な配置と全治療時間の関係性を示し，簡易的な独立検証法を提案した[35]。一方で，密封小線源治療では早くからin vivo dosimetryが導入されてきた。in vivo dosimetry用の線量計を直腸などのリスク臓器(OAR)に挿入し，線量を直接計測する。IAEAの報告書では，2・3次元治療計画の双方で，このin vivo dosimetry[36]の実施を推奨している。しかし，密封小線源の急峻な線源勾配により，測定線量は検出器の位置変化の影響を受けやすく，計算値との乖離が生じることが少なくない。また測定

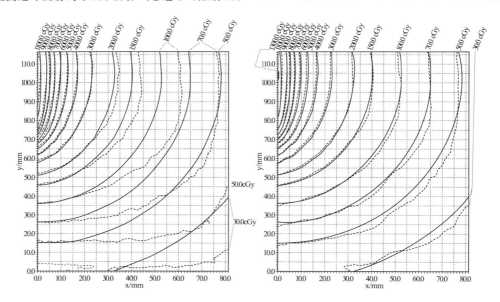

図A9.10 シングルチャンネル(左)とトリプルチャンネルを用いた手法(右)
実線は治療計画装置の線量分布，点線はフィルムで測定した線量分布[32]

付録9　品質保証/品質管理（QA/QC）

表A9.6　直腸線量計の測定値と治療計画装置の計算値の比較（基準値は計算値）
施設A：国立がん研究センター中央病院，施設B：埼玉県立がんセンター

	患者人数	データ数	相関係数	平均相違(%)	標準偏差(%)
施設A	31人	441	0.950	-2.8%	15.7%
施設B	11人	180	0.883	-6.4%	16.1%

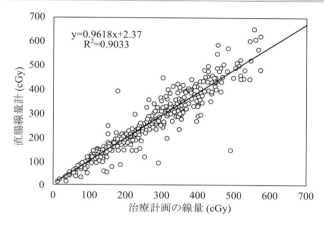

図A9.11　施設Aの直腸線量計の測定値と計算値
実線は回帰直線

線量はICRU関心点（直腸，膀胱）に比べて低い傾向を示すとの報告もある[37,38]。大きな線源位置ずれや投与線量の誤りを検出するためにはin vivo dosimetryは有効であるが，あらかじめ測定の不確かさを見積もり，どの程度の検出能が期待できるかを検討しておく必要がある。直腸線量計の実施例として，表A9.6に婦人科がんに対して直腸線量の計測を施行した2施設の結果を示す。CT計画時に直腸線量計を挿入し，計算値（治療計画上の半導体素子）と測定線量を比較している。2施設とも標準偏差で約16%のバラツキが生じている。図A9.11に，施設Aの直腸線量計の測定値及び治療計画装置の計算値を示す。

In vivo dosimetryの検出器に求められる条件としては，小線源の線量勾配が急峻であることから体積平均効果の影響を避けるために検出器の有感部が小型であること，測定線量がリアルタイムに出力されること，線量率特性が少ないことが挙げられる。また，直腸，膀胱線量計は毎回体内に直接挿入し測定を行うことから，ケーブルが湾曲した状況下でも測定精度が担保されること，体内温度による感度変化が最小限に抑えられることが挙げられる。表A9.7に，In vivo dosimetryとして用いられている検出器の物理特性を示す[39]。

6. HDR密封小線源治療における患者個別検証

はじめに

1回に大きい線量を投与するHDR密封小線源治療において，治療開始前に実施する患者個別の治療計画装置計算結果を検証することは重要なQA項目である。しかし，外部放射線治療と違い患者個別検証にはいくつかの問題がある。1つは，治療において侵襲的なアプリケータやチューブ挿入を行うことから，時間的な制約があることである。CT撮像から治療計画，及び治療計画検証の後，できるだけすみやかに照射を実行しなければならない。2つ目は，腫瘍に対する線量均一性を高め，リスク臓器への線量を低減するため，線源の空間配置と停留時間という2つのパラメータを評価する必要があることである。3つ目は，外照射に比べて不確定要素が複数含まれることに

表 A9.7 In vivo dosimetry における各種検出器の物理特性[39]

評価項目	TLD	Diode	MOSFET	Alanine	RL	PSD
検出器サイズ	○	△or○	○or◎	△	◎	◎
感度	○	◎	○	△	◎	○or◎
エネルギー特性	○	△	△	○	△	◎
角度特性	◎	△	○	○	◎	○
測定レンジ	◎	◎	○	△	◎	○
線量校正	○	◎	◎	△	△or○	○or◎
実用性※	◎	◎	◎	◎	△	○
オンライン測定	△	○	○	△	◎	◎
主な利点	・ケーブルレス ・研究データが豊富	・システムが安価 ・研究データが豊富	・検出部が小型 ・システムが安価	・ケーブルレス ・エネルギー特性	・検出部が小型 ・高感度	・検出部が小型 ・角度、エネルギー特性が小さい
主な欠点	・複雑な測定手順 ・オフライン	・角度特性 ・エネルギー特性	・検出器の寿命 ・エネルギー特性	・低感度 ・複雑な測定手順 ・オフライン ・読取り装置が高額	・高頻度な校正 ・ステム効果 ・非商用化	・ステム効果

TLD: 熱ルミネセンス線量計, Diode: 半導体検出器, MOSFET: 電界効果トランジスタ, RL: 放射線ルミネセンス, PSD: プラスチックシンチレーション検出器。表中の◎, ○, △はそれぞれ, 「極めて有用」, 「有用」, 「有用ではない」として評価している。
※実用性としては, 操作性, 安全性, 頑強性, 測定システムの規模, 商用性からの評価。

付録 9　品質保証 / 品質管理（QA/QC）

起因した，予定線量と投与線量の誤差の検出限界は 10% とすることなどである[34]。ここでは，治療計画の安全性と妥当性をできる限り短時間で検証可能な，Das らによる患者個別に治療計画を検証する方法[34] について記載する。

6.1　理論

この検証方法では，空気カーマ強度 S_K と照射時間 t，及び処方線量 $D(r)$ で定義される計算指標 R_v を用いて，100% 線量体積 V_{100} との関係を導くことができる。次の 3 つの治療方法に分けて検証計算することができる。①タンデムやシリンダを含むシングルカテーテルを利用した治療法，②タンデムとオボイドの組み合わせやオボイドのみ，及び Mammosite を含む 2 又は 3 カテーテルを利用した治療法，③組織内治療で利用されるマルチカテーテルを利用する治療法である。

空気カーマ強度 S_K を持った線源から r cm 離れた点 P における吸収線量は，AAPM TG43[40] に基づき以下の式で計算される。

$$D(r) = \frac{S_K \cdot \Lambda \cdot g_p(r)}{r^2} \cdot t \tag{A9-1}$$

ここで，S_K は空気カーマ強度〔1 U = cGy^{-1} cm^2 h^{-1}〕である。Λ は線量率定数で線源から水中 1 cm の点における線量率〔cGy h^{-1} U^{-1}〕を表す。$g_p(r)$ は放射状線量関数を表す。r は線源からの距離 (cm)，t は時間 (s) を表す。式 A9-1 から r を求める以下の式が導かれる。

$$r = \left(\frac{S_K \cdot \Lambda \cdot g_p(r)}{D(r)} \cdot t \right)^{1/2} \tag{A9-2}$$

ここで，$R_v = S_K \cdot t / D(r)$，$K_1 = (\Lambda \cdot g_p(r))^{1/2}$ とすると，式 A9-2 は以下の式で表される。

$$r = K_1 \cdot R_v^{1/2} \tag{A9-3}$$

K_1 は距離により変化する変数である放射状線量関数 $g_p(r)$ を含むが，^{192}Ir の場合，0.5 cm から 5 cm までの $g_p(r)$ の変化は ± 2% に収まるため，定数とみなして K_1 に含めて考える。

一方，点状線源の場合，処方線量 $D(r)$ の 100% 線量を投与される水の体積 V_{100} は下記の式で表すことができる。

$$V_{100} = \frac{4\pi r^3}{3} \tag{A9-4}$$

A9-4 式から r を求めると以下の式になる。

$$r = K_2 \cdot V_{100}^{1/3} \tag{A9-5}$$

ここで，$K_2 = (3/4\pi)^{1/3}$ で定数として定義する。式 A9-5 と式 A9-3 と合成すると以下のように表すことができる。

$$R_V = K \cdot V_{100}^{2/3} \tag{A9-6}$$

定数部分を $K = (3/4\pi)^{2/3} / [g_P(r) \cdot \Lambda]$ としてまとめると，R_v と V_{100} の関係を導くことができる。式 A9-6 は Anderson の体積 - 線量ヒストグラム解析[41] の微分計算式と一致する。

式 A9-6 は複数の停留位置に配置された HDR 線源の停留時間の積算値は，治療体積中心に配置された単一線源の総照射（停留）時間に近似することができる。このことにより，数の違うカテーテル治療法に応用することが可能となる。

実際の検証は治療計画装置において DVH を作成し V_{100} を得て，下記の式から線源停留時間を推測する。この結果を治療計画から計算された時間と比較検証する。

$$Time = \frac{D(r) \cdot K \cdot V_{100}^{2/3} \cdot EC}{S_K} \tag{A9-7}$$

ここで，EC は伸長補正係数を表し，組織内照射における Manchester 法の体積計算補間表[42] にある伸長係数を用いて下記の式で計算できる。

$$EC = 1 + 0.06 (EF - 1)^{1.26} \tag{A9-8}$$

この EC 計算はマルチカテーテル治療法に適用され，シングル，2 又は 3 カテーテル治療法では EC=1 を採用する。

6.2　適用例

Das らは式 A9-6 の定数 K について以下のように示している。シングルカテーテルはタンデム，シリンダ，Mammosite など V_{100} が 20 - 350 cm^3 の

— 195 —

付録9　品質保証/品質管理（QA/QC）

41症例を用いて 1267 ± 5 (U s cGy^{-1} cm^2)，2から3のカテーテル治療法ではタンデムオボイドとオボイドのみを含む V_{100} が 15 - 150 cm^3 の 125 症例を用いて 1182 ± 4 (U s cGy^{-1} cm^2)，マルチカテーテルシステムでは 15 - 30 のカテーテルを使用した V_{100} が 150 - 550 cm^3 の 50 症例を用いて 928 ± 4 (U s cGy^{-1} cm^2)。

この定数は施設ごとの装置や線源形状の違いなど様々な計算パラメータを合成した推定見積もりにより求められる。したがって，使用する施設において，それぞれのカテーテルシステムにおける定数 K の値を評価する必要がある。

ここで，マイクロセレクトロン HDR 装置の v2r 線源を使用した施設の計算例を示す。シングルカテーテル治療法であるシリンダーアプリケータを利用した膣がん治療症例 20 プラン（V_{100} = 76 - 145 cm^3）について計算指標の R_v を求めた結果を

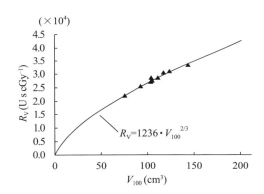

図A9.12　計算指標 R_v と V_{100} の関係
（シングルカテーテル）

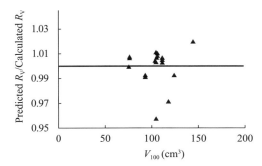

図A9.13　プランに基づく V_{100} ごとの R_v 推定値と計算値の比（シングルカテーテル）

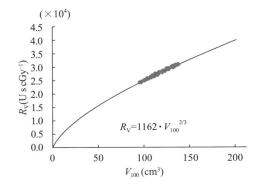

図A9.14　計算指標 R_v と V_{100} の関係（2又は3カテーテル）

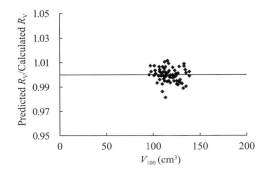

図A9.15　プランに基づく V_{100} ごとの R_v 推定値と計算値の比（2又は3カテーテル）

図 A9.12 に示す。ここで定数 K = 1236 ± 18 と評価され，実線は R_v = 1236・$V_{100}^{(2/3)}$ の曲線を表す。

次に，近似式で推定される計算指標 R_v と治療計画装置で計算された投与時間 t，線源強度 S_K，処方線量 $D(r)$ から求められた R_v との比と V_{100} の関係を図 A9.13 に示す。

シングルカテーテル治療法の 20 プランについて，近似式からの R_v 推定値の精度は ± 5% 以内に収まっていることがわかる。

次に，3カテーテル治療法であるタンデムとオボイドアプリケータを利用して子宮頸がん治療を実施した 82 プラン（V_{100} = 96 - 139 cm^3）について，計算指標の R_v を求めた結果を図 A9.14 に示す。

ここで定数 K = 1162 ± 6 と評価され，実線は R_v = 1162・$V_{100}^{(2/3)}$ の曲線を表す。近似式で推定される計算指標 R_v と治療計画装置で計算された投

付録9　品質保証 / 品質管理（QA/QC）

与時間 t，線源強度 S_K，処方線量 $D(r)$ から求められた R_v との比と V_{100} の関係を図 A9.15 に示す。

3 カテーテル治療法の 82 プランについて，近似式からの R_v 推定値の精度は ± 2% 以内に収まっていることがわかる。

6.3　個別検証への適用

実際の患者個別治療への適応は，ここで得られた定数 K を用いて式 A9-7 から得られる推定治療時間と治療計画装置で算出された総治療時間を比較する。その相違を評価することで治療計画の検証を実施する。すでに密封小線源治療を実施している施設であれば，過去の症例について，R_v を評価して定数 K を求めることができる。一つ注意すべき点は，各施設で使用する線源データや計算パラメータなどの変更がある場合には，施設ごとに見直しが必要となることである。例えば，マイクロセレクトロン HDR 装置の登録線源が v2 から v2r に変更された際に，線量率定数 Λ や放射状線量関数 $g_p(r)$ などの変更がなされており，各施設において，それぞれのカテーテルシステムの定数 K の見直しについて検討するべきである。

米国原子力規制委員会（NRC）では処方線量と投与線量に 20% を超える乖離がある場合は事故として記録されている。密封小線源治療の場合は外部放射線治療と同レベルでの線量精度は適応することは難しいと考えられる。その上で施設ごとに事故を防ぐための許容レベルや介入レベルを設定して運用することが望まれる。密封小線源治療は 1 回に大線量を投与するため，毎回の治療計画検証は重要な QA 項目である。冒頭にも記載したように密封小線源治療は外部放射線治療と違い，いくつかの制約の中で短時間に患者個別検証を実施する必要がある。ここで示した患者個別検証は，あらかじめ計算シートを準備しておけば，治療計画終了後，数分で治療時間の検証を実施することが可能である。この検証を実施することで，処方線量や治療線源の選択，及び単純な入力ミスなどのエラーを防止することができると考えられる。患者個別検証が実施できていない施設において検証導入を検討していただきたい。

参　考　文　献

1) 小線源治療部会ガイドラインに基づく密封小線源治療診療・物理QAマニュアル.2013,金原出版株式会社，東京

2) 日本放射線腫瘍学会：^{125}I　永久挿入治療の物理的品質保証に関するガイドライン2010.

3) ^{125}I　永久挿入治療の物理QAマニュアル：厚生労働省がん研究開発費（指定研究21分指8②）HDR組織内照射等の標準化の研究（主任研究者 小口正彦），2011.

4) 日本放射線腫瘍学会　小線源治療部会編：密封小線源治療 －診療・物理QAガイドライン－，https://www.jastro.or.jp/guideline/ （accessed February 27, 2016）

5) 日本医学物理学会編: 放射線治療における小線源の吸収線量の標準測定法, 東京, 通商産業研究社，2000.

6) 日本放射線腫瘍学会 QA 委員会編: 密封小線源治療における Quality Assurance（QA）システムガイドライン（2002）. 日放線腫瘍会誌 14 Suppl 2: 63-68, 2002.

7) Venselaar J and Pe'res-Catalyud J, editors: European guidelines for quality assurance in Radiotherapy Booklet No 8: a practical guide to quality control of brachytherapy equipment. ESTRO, Brussels, 2004.

8) Kubo HD, Glasgow GP, Pethel TD, et al.: High dose-rate brachytherapy treatment delivery: report of the AAPM Radiation Therapy Committee Task Group No. 59. Med Phys 25: 375-403, 1998.

9) 日本放射線腫瘍学会　小線源治療部会編：小線源治療部会ガイドラインに基づく密封小線源治療診療・物理QAマニュアル. 2013, 金原出版株式会社，東京

10) Roué A, Ferreira IH, Van Dam J, et al.: The EQUAL-ESTRO audit on geometric reconstruction techniques in brachytherapy. Radiother. Oncol.78:78-83, 2006.

11) Okamoto H, Nakamura S, Nishioka S, et al.: Independent assessment of source position for gynecological applicator in high-dose-rate

— 197 —

brachytherapy. J. Contemp. Brachytherapy. 9(5): 477-486, 2017.

12) Kirisits C, Rivard MJ, Baltas D, et al.: Review of clinical brachytherapy uncertainties: Analysis guidelines of GEC-ESTRO and the AAPM. Radiother. Oncol. 110(1): 199-212, 2014.

13) Kirisits C, Federico M, Nkiwane K, et al.: Quality assurance in MR image guided adaptive brachytherapy for cervical cancer: Final results of the EMBRACE study dummy run. Radiother. Oncol. 117(3): 548-554, 2015.

14) Wang W, Viswanathan AN, Damato AL, et al.: Evaluation of an active magnetic resonance tracking system for interstitial brachytherapy. Med. Phys. 42(12): 7114-7121, 2015.

15) Hellebust TP, Kirisits C, Berger D, et al.: Recommendations from Gynecological (GYN) GEC-ESTRO Working Group: considerations and pitfalls in commissioning and applicator reconstruction in 3D image-based treatment planning of cervix cancer brachytherapy. Radiother Oncol. 96(2): 153-60. 2010.

16) Nose T, Chatani M, Otani Y, et al.: Real-Time Verification of a High-Dose-Rate Iridium 192 Source Position Using a Modified C-Arm Fluoroscope. Int J Radiat Oncol Biol Phys. 97(4): 858-865, 2017.

17) Duan J, Macey DJ, Pareek PN, et al.: Real-time monitoring and verification of in-vivo high dose rate brachytherapy using a pinhole camera. Med. Phys. 28(2): 167-173, 2001.

18) Batic M, Burger J, Cindro V, et al.: A system for localization of high dose rate ^{192}Ir source during brachytherapy treatment with silicon detectors. Nuclear Science Symposium Conference Record (NSS/MIC), 2009 IEEE, Orlando, FL (IEEE, 2009).

19) 川村慎二，HDR（high dose rate）密封小線源治療装置の品質保証―実践と課題―. 日放技学誌，67(8): 945-952, 2011.

20) Nakano T, Suchowerska N, Bilek MM, et al.:

High dose-rate brachytherapy source localization: positional resolution using a diamond detector. Phys. Med. Biol. 48(14): 2133-2146, 2003.

21) Song H, Bowsher J, Das S, et al.: Tracking brachytherapy sources using emission imaging with one flat panel detector. Med. Phys. 36(4): 1109-1111, 2009.

22) Smith RL, Taylor ML, McDermott LN, et al.: Source position verification and dosimetry in HDR brachytherapy using an EPID. Med. Phys. 40(11): 111706, 2013.

23) Rickey DW, Sasaki D, and Bews J: A quality assurance tool for highdose-rate brachytherapy. Med. Phys. 37(6): 2525–2532, 2010.

24) Manikandan A, Biplab S, David PA, et al.: Relative dosimetrical verification in high dose rate brachytherapy using two-dimensional detector array IMatriXX. J. Med. Phys. 36(3): 171–175, 2010.

25) Yewondwossen M: Characterization and use of a 2D-array of ion chambers for brachytherapy dosimetric quality assurance. Med. Dosim. 37(3): 250-256, 2012.

26) Manikandan A, Biplab S, David PA, et al.: Relative dosimetrical verification in high dose rate brachytherapy using two-dimensional detector array IMatriXX. J. Med. Phys. 36(3): 171–175, 2010.

27) Espinoza A, Beeksma B, Petasecca M, et al.: The feasibility study and characterization of a two-dimensional diode array in "magic phantom" for high dose rate brachytherapy quality assurance. Med. Phys. 40(11): 111702, 2013.

28) Rogers DWO: Stopping-Power Ratios, Ratios of Mass-Energy Absorption Coefficients and CSDA Ranges of Electrons, Appendix A in: Rogers DWO and Cygler J eds., AAPM Medical Physics Monograph No. 34, Clinical Dosimetry Measurements in Radiotherapy. 1083-1101, 2009, Medical Physics Publishing, Madison, WI, USA.

29) Chiu-Tsao ST, Ho Y, Shankar R, et al.: Energy

dependence of response of new high sensitivity radiochromic films for megavoltage and kilovoltage radiation energies. Med. Phys. 32(11):3350-3354, 2005.

30) Van Hoof SJ, Granton PV, Landry G, et al.: Evaluation of a novel triple-channel radiochromic film analysis procedure using EBT2. Phys. Med. Biol. 57(13): 4353–4368, 2012.

31) Sim GS, Wong JH, Ng KH: The use of radiochromic EBT2 film for the quality assurance and dosimetric verification of 3D conformal radiotherapy using Microtek ScanMaker 9800XL flatbed scanner. J. Appl. Clin. Med. Phys. 14(4): 4182, 2013.

32) Palmer AL, Bradley D, Nisbet A: Evaluation and implementation of triple-channel radiochromic film dosimetry in brachytherapy. J. Appl. Clin. Med. Phys. 15(4): 4854, 2014.

33) 日本放射線腫瘍学会編：外部放射線治療におけるQAシステムガイドライン，東京，金原出版，2016.

34) Das RK, Bradley KA, Nelson IA, et al.: Quality assurance of treatment plans for interstitial and intracavitary high-dose-rate brachytherapy. Brachytherapy. 5(1): 56-60, 2006.

35) Takahashi Y, Koizumi M, Sumida I, et al.: The usefulness of an independent patient-specific treatment planning verification method using a benchmark plan in high-dose-rate intracavitary brachytherapy for carcinoma of the uterine cervix. J. Radiat. Res. 53(6): 936-944, 2012.

36) IAEA: IAEA HUMAN HEALTH REPORTS No. 12: The Transition from 2-D Brachytherapy to 3-D High Dose Rate Brachytherapy, Viena, 2015.

37) Hassouna AH, Bahadur YA, Constantinescu C, et al.: In vivo diode dosimetry vs. computerized tomography and digitally reconstructed radiographs for critical organ dose calculation in high-dose-rate brachytherapy of cervical cancer. Brachytherapy. 10(6): 498-502, 2011.

38) Waldhäusl C, Wambersie A, Pötter R, et al.: In-vivo dosimetry for gynaecological brachytherapy: Physical and clinical considerations. Radiother. Oncol. 77(3): 310-317, 2005.

39) Tanderup K, Beddar S, Andersen CE, et al.: In vivo dosimetry in brachytherapy. Med. Phys. 40(7): 070902, 2013.

40) Nath R, Anderson LL, Luxton G, et al.: Dosimetry of interstitial brachytherapy sources: recommendations of the AAPM Radiation Therapy Committee Task Group No. 43. American Association of Physicists in Medicine. Med. Phys. 22: 209-234, 1995.

41) Anderson LL.: A "natural" volume-dose histogram for brachytherapy. Med. Phys. 13(6): 898-903, 1986.

42) Parker HM.: A Dosage System for Interstitial Radium Therapy. Part II−Physical Aspects. Br. J. Radiol. 11: 313-340, 1938.

付録10　事故防止とトラブル対応

1. 事故事例と対応策

　高線量率密封小線源治療で用いられる線源は，$1.6 - 5$ Gy min^{-1}と非常に高い線量率であるため，脱落などが原因で体内に線源が短い時間残留した場合でも，人命にかかわる極めて深刻な有害事象を招く。また，事故直後の緊急時対応が不十分で，被害が拡大する可能性もある。管理体制のあまさ，危機管理・安全文化の欠如，従事者の教育不足，これらの安全管理体制の不備により，患者，治療従事者のみならず，一般公衆への被害にも繋がる。さらに放射線に対する心理的不安，社会的信頼性の崩壊，深刻な環境汚染など社会的問題にも関係する。一般的に，医療事故は，4つの側面（人的，設備的，環境的，管理的）から要因分析できる[1,2]。1992年，1993年にアメリカで起きた2件の密封小線源治療の医療事故は，共通して患者体内で線源脱落が起きた[3,4]。しかし，一方の事例では安全文化が欠落した体制で治療が行われていたため，事故直後の緊急時対応に問題があり被害が拡大し，最悪な結果を招いた。

　1992年に，米国のインディアナポリス（インディアナ州）において腔内照射治療時にアプリケータ内で^{192}Ir線源が破損脱落をした。治療が終了しても線源が格納されていなかったため，エリアモニタのアラームが鳴動していた。しかし，このエリアモニタは誤動作が多く装置の安全機構も機能していなかったことから，治療従事者は誤動作と判断し，警報を無視し治療を完遂した。しかし，線源は患者体内で残留したまま，患者は帰宅した。その後，自宅近くのグループホームで大量被ばくのため死亡した。約1週間後，廃棄物処理施設の放射線モニタ装置の警報が鳴り，線源が発見された。

　1993年に，米国のピッツバーグ市（ペンシルバニア州）にて同様の事故が発生した。担当技師はGM計数管を持って治療室に入り，ガイドチューブ内に線源を発見し患者と線源を繋ぐガイドチューブを切断し患者を治療室から退出させた。この処置により患者と術者の被ばくを最小限に留めることができた。これは担当技師が前年の事故を覚えていたため教訓が生かされた例である。

　この事故からもわかるように放射線を使用する装置であればどれも同様であるが，放射線防護の基本を徹底して遵守することである。距離，時間，遮蔽を考慮した，緊急時の対応が求められる。また単独での行動は避け複数人で対応し，緊急時対応の訓練を定期的に実施する。緊急時の対応で最初に行うべきことは，できる限りスタッフを集め複数の目で確認する事である。日常的に放射線治療を行っている人間であれば，多角的に分析し早期対応の一因と成り得るからである。

　装置及び線源由来の異常事態であれば，線源の露出を想定し，治療室内の装置近傍に緊急用線源格納コンテナ，ワイヤカッタ，長柄のピンセット（図A10.1）及び操作室にストップウォッチを常備しておく必要がある。また，治療室に入る際にはシンチレーション式，電離箱式サーベイメータ及び個人被ばく線量計等を所持してから入室する。

　線源紛失が確実となった時点で早急に院内はもとより関係各機関への連絡を行い，情報の共有を行うことが事故の拡大を防ぐ重要な手段である。

　また，装置の誤った使用方法に起因するミスが発見された時は即座に治療を停止し，原因の特定と遅発性有害事象が起きないか検討する。

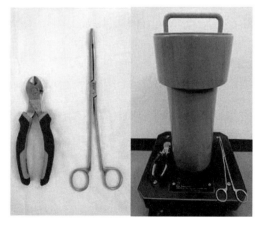

図A10.1　左から，ワイヤカッタ，長柄のピンセット，緊急用線源格納コンテナ

付録 10　事故防止とトラブル対応

事故から学ぶ緊急時の対応策の例として以下が挙げられる。

① 作業手順及びマニュアルを整備し遵守する。
② 故障等に対処する手順を，ヒューマンエラーを防止する観点から見直す。
③ 個人被ばく線量計を必ず着用する。
④ ストップウォッチを使用し，在室時間を計測する。
⑤ 複数の作業者で当たる。
⑥ 線源管理を徹底する。

2. 教育，体制，マニュアル整備

密封小線源治療は，アプリケータの挿入からCT撮影，治療計画立案，そして照射までを同日に行う高度な治療である。外部照射では治療開始までに24時間以上の間隔があることが多いのに対して，小線源治療では侵襲的なアプリケータ挿入を行っていることから，直ちに治療計画を行い，それを検証したうえで，放射線腫瘍医の承認後，直ちに照射実行するという時間的な制約がある。そのため，専門的な知識・技術を有する熟練したスタッフによる運用が望まれる。無理な人員配置は避け，バックアップ体制のための複数のスタッフを配置する必要がある。管理者は，新たに携わるスタッフに対して，医療安全に関する教育を実施する。従事者は，それぞれの専門的知識を高めるため，各種講習会や勉強会に継続的に参加し，職種間で医療安全の共通認識を再確認する。また新規導入施設においては，すでに密封小線源治療を実施している施設へ研修を行う。

密封小線源治療装置の新規導入時には，アクセプタンス・コミッショニングのための十分な期間を確保し，治療ワークフローの図示化とドライランを通しての各職種の役割と手順を確認する機会を設ける。これらの密封小線源治療の品質維持のためには，放射線腫瘍医の積極的な参加はもちろんであるが，放射線治療専門放射線技師と，さらには治療計画に精通する医学物理士の関与が重要である。それぞれが異なる視点から小線源治療をチェックし，品質評価とその改善に当たることが安全で高精度な密封小線源治療の実現に直結する。

特定機能病院においては医療法に基づく研修を装置の導入時及び年2回行うことが義務付けられている。また，放射線障害防止法では放射線業務従事者に登録時及び年1回の教育・訓練が義務付けられている。これらを通して継続的に教育を行い，携わる者全てが同一の知識を有することが重要である。

リスクマネージメント（Risk management）と危機管理（Crisis management）の違いを理解することは重要である。リスク（Risk）とは，まだ発生していない危険（未来）であり，リスクマネージメントとは，潜在的に起きる可能性のある危険に対して，事前に防止するための対策である。危機（Crisis）とは既に発生した事態（過去）を指し，危機管理とは既に起きた事に対して，被害を最小限に減らし危機的状態からいち早く脱出・回復するための行動を指す。例えば，予報で雨が降る確率が高い日に，事前に傘を用意しておくことはリスクマネージメントである。これに対して，事前に傘を用意せず，雨宿りや傘を新たに買うことによって対応することは危機管理に相当する。この2つの違いを理解し，緊急時対応の行動規範を定め，現場に合ったマニュアル整備を行う事が重要である。緊急事態を想定し作成されたフローチャートを整備し，それに沿った訓練を繰り返し行い，結果を検証する。この検証作業が事故の規模の制御に繋がるものである。この時，特に注意を要するのは，複数の人が集団で課題を前にした時，お互いに相手に問題解決を委ねてしまい，結果として極端に貧弱な解決策しか生まれないことになる集団的浅慮を避ける事が重要である。これまでの国内外の事故・トラブルの事例を通してみると，以下に挙げる場合のどれか，又は幾つかに当てはまるところで事故が多く発生する結果になっている。

① 新しい技術の導入に際して，従事者が不慣れであるかシステムに不備がある。
② 慣れによるマニュアルの無視，手順の省略等がある。
③ 運転条件，作業手順等の変更に際して確認の不備がある。

— 201 —

付録 10　事故防止とトラブル対応

④　従事者間での，経験，知識，技能の継承に不
　備がある。
⑤　規制対象の範囲に問題がある。
⑥　責任の狭間に当たり，安全管理責任の受け渡
　しが不徹底である。
　上記のことをふまえ，過去の事故から学び，こ
れからの事故防止のためには
①　作業の現場における手順と行動のチェック
②　ヒヤリ・ハット経験の記録と反省
③　被ばく防止の対策を講ずる
④　工程，作業手順の安全解析
⑤　品質管理システムの確立
⑥　放射線管理責任者・施設責任者・取扱主任者
　の責任と位置
⑦　教育訓練
⑧　安全文化の醸成
　特に人事異動については，短期間での情報の受
け渡し及び未経験者を密封小線源治療の担当にす
るのは絶対に避けるべきである。これらに注意を
して安全で確実な体制作りをしてもらいたい。

参 考 文 献

1)　河野龍太郎，医療におけるヒューマンエ
　ラー，2004，医学書院，東京
2)　http://www.n-iinet.ne.jp/4m5e.htm
3)　The International Commission on Radiation Pro-
　tection (ICRP): Prevention of High-dose-rate
　Brachytherapy Accidents, Annals of the ICRP,
　35(2): 2005.
4)　http://www.nrc.gov/reading-rm/doc-collections/
　gen-comm/bulletins/1993/bl93001.html

付録 11　緊急時対応訓練

1. 事故時対応

1.1　線源格納遅延事故対応

高線量率（HDR）小線源治療で使用される線源の線量率は 1.6 - 5.0 Gy min^{-1} の HDR であるため，線源が患者体内に異常停留すると，甚大な障害が発生してしまう。海外では線源脱落等で患者体内に HDR 線源が残留し，死亡事例も報告されている。しかし，国内ではこれまでこのような事故事例がなかったこともあり，体制整備や訓練実施などは各施設に拠っていた。

ところが 2014 年国内初の高線量率（HDR）- 遠隔操作式後装填法（RALS）の臨床における線源格納遅延事故が発生した。事故発生時治療を担当していたスタッフの迅速な対応により，患者に甚大な被害はなかったが，この報告を受けて線源格納遅延事故に対する体制整備の必要性を再認識することとなった。

緊急時対応マニュアルを準備している施設はあると思うが，実際に対応訓練を行ったことのある施設は多くないと考える。ここでは線源格納遅延事故に焦点を絞って，緊急時対応訓練の重要性とその方法を紹介する。

1.2　緊急時対応訓練実施の重要性

当院での訓練事例を紹介する。RALS 治療に従事するスタッフ全員で，線源格納遅延事故発生を想定したシナリオを作成し，事故対応マニュアルに則った訓練を実施した。

シナリオとして RALS 治療中に地震が発生し，緊急停止ボタンを押下し線源回収を試みたが，回収できないうちに停電となり，暗闇の室内で手動にて線源回収を行う場合を設定した。訓練の習熟度の目安として，緊急停止ボタン押下から線源回収までの時間を測定した。370 GBq の ^{192}Ir 密封小線源における緊急作業時の被ばく目安として，1 分 20 秒ほどで患者に障害発生の恐れのある 10 Sv が照射されてしまうため[1]，このことを念頭に訓練を行わなければならない。当院で初めて訓練を実施した際は，1 分 36 秒を要した。その後すぐに

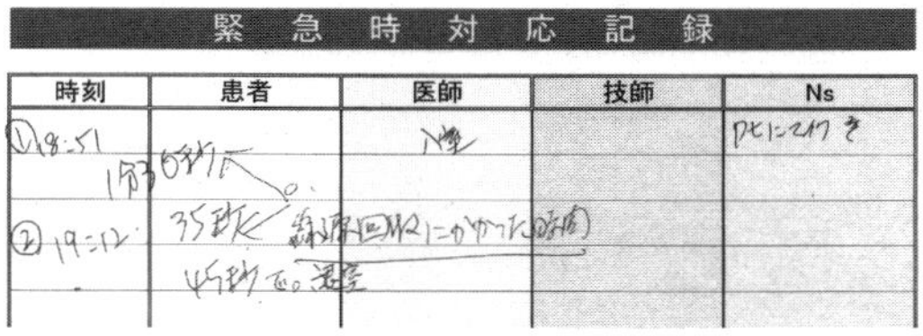

緊急時対応記録

時刻	患者	医師	技師	Ns
①18：51		入室		Pt にマイクで
1分30秒				
②19：12	35秒	線源回収にかかった時間		
	45秒で退室			

図A11. 1 緊急時対応訓練の記録表
上：手書き，下：清書

訓練の振り返りミーティングを行い，問題点を洗い出し，改善を加えて再度訓練を行ったところ，35 秒まで短縮することができた。また，当初準備していた緊急時対応記録表では，短時間に多くの対応をしなければならない事故発生時には，具体的に何を記録すれば良いのか明確でないこともわかった（図 A11.1）。上図は実際に訓練で書かれた記録表であるが，急いでいるため字は殴り書きであり，内容も対応中は時刻程度しか書けなかったことがわかる。（「線源回収にかかった時間」や「45 秒で退室」」は後に退出後に書かれたものである。）そのため，この対応表については後に改善を行った。このことからも，実際に体を動かして訓練を行い，問題点を発見し，繰り返し訓練を実施する意義は大きいことがわかる。

1.3　訓練実施方法

1）訓練を行う際，自施設の治療内容に応じて考えられる事故の状況をいくつかシナリオとして準備する。
2）線源の手動巻き取り訓練も経験すべきであるので，その際は線源をダミー線源に交換して行う。（業者立ち会い推奨）
3）訓練は当日中に 2 回以上行うとよい。1 回目の訓練実施後，現状での問題点を洗い出し，すぐに改善できることは 2 回目の訓練で実施する。線源回収までの時間を目安として測定

付録 11　緊急時対応訓練

する。
4) 実際に訓練を行って不足していた物品やマニュアル等の整備のために，治療担当スタッフ全員で協議を行うことが望ましい。

〈シナリオ例〉
① 緊急停止ボタン押下で線源の回収が不能であり，手動巻き取り回収を行う場合。
② アプリケータ内に線源が引っかかり，手動巻き取り回収が不能で，アプリケータごと非常用線源格納容器へ格納する場合。
③ 停電時に①，②が発生した場合

1.4　訓練実施後の対応例

訓練後は問題点を早急に改善することを推奨する。マニュアルの再整備や対応物品の追加購入などが必要となり，当院では治療時のスタッフ配置や事故発生時の役割分担の明確化等を行った。対応物品の購入例としては，停電時の視界確保が最重要項目であった。通常，停電時には非常灯が点灯するが，故障や老朽化等により点灯しない事がある。その場合，懐中電灯を持ちながらの線源回収作業は効率が悪く，線源回収までの時間がかかる原因となるため，ヘッドライトや個別非常灯など最低限の視界確保のための物品購入を行った（図 A11.2）。非常灯の定期点検も重要であるが，これならば日常的に点灯チェックを行うことができる利点もある。

また，緊急時対応のフローチャートを作成することも RALS 担当スタッフ間での意識統一のために重要である。フローチャート作成のフリーソフトがあるので，利用すると良い。（図 A11.3）

事故対応表は，空白の紙ではなく，行動を行った時間を入力するのみに変更した。前述した通り，実際に緊急時対応の際はほとんど時間がない。そのため文字を書く手間を省き，作業に集中できるようにすることが重要である。また行うべき事がすでに書かれているため，実際にどのタイミングで何をしなければならないかを明示できるという利点もある。（図 A11.4）

参　考　文　献

1) 日本放射線腫瘍学会　小線源治療部会編：小線源治療部会ガイドラインに基づく密封小線源治療診療・物理QAマニュアル，2013，金原出版株式会社，東京

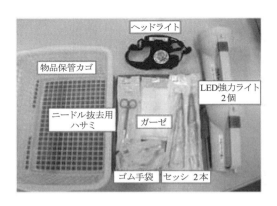
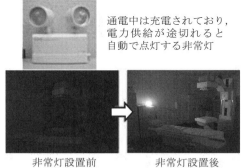

図A11.2　訓練後事故対応物品

付録11　緊急時対応訓練

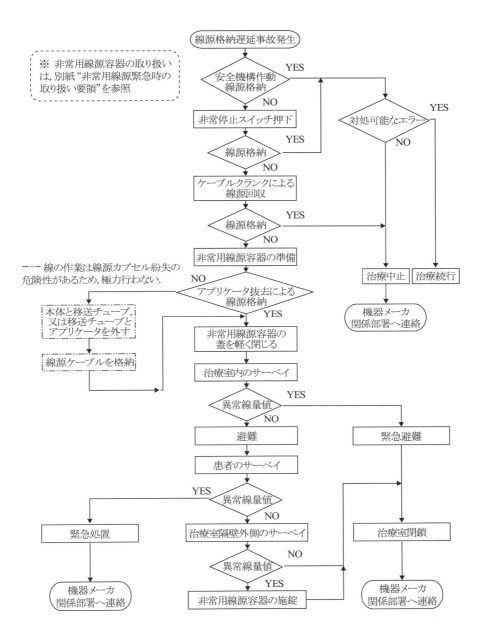

図A11.3　緊急時(線源格納遅延事故)対応フローチャート

付録 11　緊急時対応訓練

時刻	エリア モニタ値 （mSv h⁻¹）	医師	診療放射線技師
発生時刻 （　：　）	（　　　）	□エリアモニタ確認 □該当チャンネル確認 □ポケット線量計装着 □懐中電灯，アプリケータ 　抜去セットを持参	□非常停止スイッチを押す □線源ケーブル回収不能確認 □ポケット線量計装着 □懐中電灯，サーベイメータを持参
入室時刻 （　：　）	（　　　）	□治療室に入室	□治療室に入室 □RALS室内サーベイ
回収時刻 （　：　）	（　　　）	□線源回収	□患者サーベイ
患者サーベイ値 退室時刻 （　：　）	（　　　） （　　　）	□退室	□退室

図A11.4　緊急時対応表

付録12　高線量率（HDR）密封小線源計測の現状と課題

はじめに

平成 27 年に日本医学物理学会計測委員会と日本放射線腫瘍学会小線源部会が共同で「高線量率密封小線源治療施設における線源計測と QA に関するアンケート調査」を実施した。使用施設による線源計測の実施状況や線源位置評価などの QA に関する調査について意見収集を行った。このアンケート調査時点では ^{192}Ir 密封小線源計測の国家標準が整備される前の段階であった。^{192}Ir 密封小線源線量計測トレーサビリティ整備構築準備段階における線源強度計測と QA 実施の現状と課題について HDR 密封小線源治療施設調査結果を報告する。

1. アンケート調査概要

アンケート調査は ^{192}Ir 密封小線源計測のトレーサビリティ構築に向けての HDR 密封小線源治療施設の意見収集と線源強度計測や QA の現状と課題を調査するという目的で実施された。平成 27 年 9 月 1 日 - 30 日の期間にウェブ記入様式を用いて、^{60}Co 密封小線源使用を含む 150 施設への調査協力を依頼して、101 施設（回答率 67.3%）からの回答が得られた。装置の使用状況はマイクロセレクトロン HDR が 79 施設（78%）、マルチソースが 16 施設（16%）このうち ^{60}Co 密封小線源使用施設は 15 施設であった。バリソースが 6 施設（6%）であった（図 A12.1）。

2. 線源強度計測に関する調査結果

2.1 線源交換の頻度について

密封小線源治療装置は線源の交換が必要である。交換の頻度について図 A12.2 に示す。線源別に状況を調査した結果，コバルト密封小線源では 4 年ごとに交換が 1 施設（7%），5 年ごとに交換が 11 施設（73%），6 年ごとに交換が 1 施設（7%）であった。一方，^{192}Ir 密封小線源については，年 2 回交換が 4 施設（5%），年 3 回交換施設が 35 施設（41%），年 4 回交換施設が 40 施設（46%），5 ヶ月ごとに交換する施設が 2 施設（2%），その他が 5 施設（6%）であった。（図 A12.3）

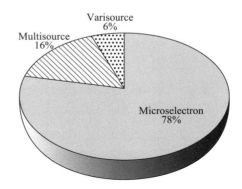

図A12.1　装置の使用状況

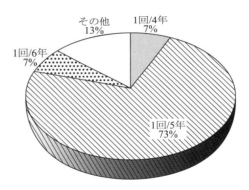

図A12.2　線源交換頻度(^{60}Co)

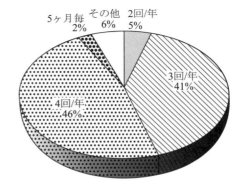

図A12.3　線源交換頻度(^{192}Ir)

付録12 高線量率（HDR）密封小線源計測の現状と課題

2.2 線量計校正状況について

ウェル形電離箱式線量計を所有している施設の線量計校正は，装置販売業者による比較測定が57施設（56%），米国二次標準線量機関（ADCL）による校正実施が19施設（19%）であった。ファーマ形電離箱式線量計を使用している22施設（22%）は医用原子力技術研究振興財団（ANTM）によるコバルト校正を実施していた（図A12.4）。ウェル形電離箱式線量計72台について集計した結果，校正によって与えられた空気カーマ校正定数 N_K [$Gy\,m^2\,h^{-1}\,A^{-1}$] は平均値 4.668×10^5 で標準偏差は 3.268×10^3，最大値 4.706×10^5，最小値 4.626×10^5 であった。

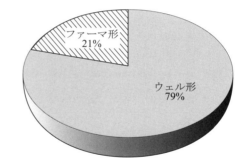

図A12.5 線源強度計測線量計

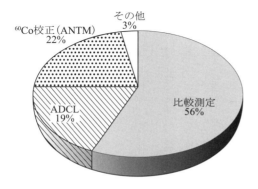

図A12.4 線量計校正実施状況

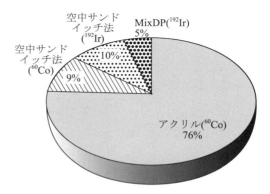

図A12.6 ファーマ形線量計計測方法

2.3 線量強度計測状況について

ユーザ施設における線量強度計測は線源の種類や装置に依存して実施されていた。^{192}Ir 密封小線源使用施設のほとんどがウェル形線量計による線源強度計測を実施している。また，^{60}Co 密封小線源使用施設では主にファーマ形線量計を用いた線源強度計測が行われていた（図A12.5）。ファーマ形線量計使用21施設のうち，計測に使用するファントムとしてアクリルファントムを使用する施設が16施設（76%），このうち15施設は ^{60}Co 密封小線源使用施設であった。空中サンドイッチ法による校正が ^{60}Co 密封小線源使用施設と ^{192}Ir 密封小線源使用施設の双方で2施設ずつ実施されていた。また，^{192}Ir 密封小線源使用施設においてMixDPを用いて線源強度計測を行っている施設が1施設あった（図A12.6）。

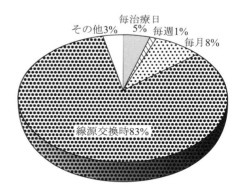

図A12.7 線源強度計測頻度（^{192}Ir）

^{192}Ir 密封小線源使用施設における線源強度計測の頻度の結果を図A12.7に示す。毎治療日に線源強度計測を行う施設が4施設（5%），毎週実施が1施設（1%），毎月実施が7施設（8%），線源交換時に実施が71施設（83%）であった。^{60}Co 密封小線源使用施設における線源強度計測の頻度

— 208 —

付録 12　高線量率（HDR）密封小線源計測の現状と課題

の結果を図 A12.8 に示す。毎月線源強度計測を行う施設が 2 施設（13%），半年ごとに実施が 9 施設（60%），毎年実施が 7 施設（20%）であった。

供給された ^{192}Ir 密封小線源について製造元で計測された日付から使用施設で計測された日付までの経過時間は，平均で 29.0 日，標準偏差 14.2 日，最小で 13.8 日，最大で 85.9 日という結果であった。また，^{192}Ir 密封小線源使用の 86 施設で測定された空気カーマ強度 S_K [mGy m^2 h^{-1}] の値は，平均値 39.53，標準偏差 4.84，最小値 22.63，最大値 47.47 であった。使用施設における計測日時に合わせて線源供給メーカの空気カーマ強度計測値と使用施設の空気カーマ強度計測値の差をヒストグラムで表した（図 A12.9）。両者の相違は最大で 2.52% であった。^{60}Co 密封小線源使用の 13 施設において測定された空気カーマ強度 S_K [mGy m^2 h^{-1}] の値は，平均値 18.94，標準偏差 6.35，最小値 12.35，最大値 37.31 であった。^{60}Co 密封小線源についても線源供給メーカの空気カーマ強度計測値と使用施設の空気カーマ強度計測値の差をヒストグラムで表した（図 A12.10）。両者の相違は最大で 3.53% であった。

治療装置（TCS）と治療計画装置（TPS）に登録する空気カーマ強度値 S_K について調査した結果を図 A12.11，図 A12.12 に示す。ほぼ半数の施設で線源供給業者が提供する空気カーマ強度 S_K

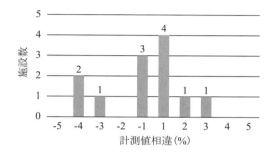

図A12.10　線源供給メーカと施設計測値の相違(^{60}Co)

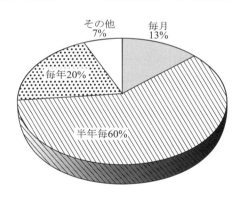

図A12.8　線源強度計測頻度(^{60}Co)

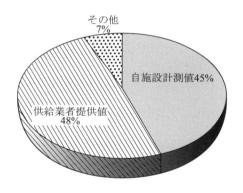

図A12.11　治療装置へ登録する空気カーマ強度 S_K

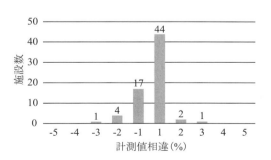

図A12.9　線源供給メーカと施設計測値の相違(^{192}Ir)

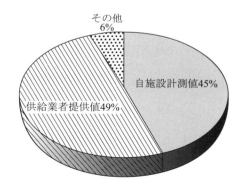

図A12.12　治療計画装置へ登録する空気カーマ強度 S_K

付録12　高線量率（HDR）密封小線源計測の現状と課題

の値を治療用の線源登録データとして採用しているという結果であった。

3. 線源停留位置QAに関する調査結果

線源停留位置の決定や検証に関するアンケート調査結果を以下に記す。

3.1 治療計画時線源位置決定方法について

治療計画時に線源基準位置（第1停留点）をどのように決定しているか調査した結果を図A12.13に示す。X線カテーテルを用いた画像による決定は48施設（47%），アプリケータ先端からのオフセット値入力が26施設（26%），アプリケータモデリングによる決定が18施設（18%），その他が9施設（9%）であった。

X線カテーテルによる確認施設において線源位置確認方法を調査した結果を図A12.14に示す。フィルムを用いた確認が19施設（39%），イメージングプレートを用いた確認が9施設（19%），透視を用いた確認が10施設（21%），確認を実施できていない施設が10施設（21%）であった。

オフセット値入力の施設において，オフセット値の導出方法を調査した結果を図A12.15に示す。X線カテーテルを用いた確認が12施設（41%），アプリケータモデリングによる導出が1施設（4%），フィルム法による確認が9施設（31%），メーカ説明値利用が7施設（24%）であった。

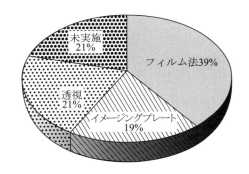

図A12.14　模擬線源と実線源位置の一致性確認

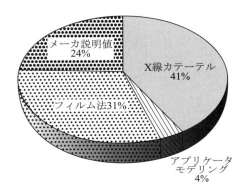

図A12.15　オフセット値の導出方法

3.2 治療中の線源位置の透視確認有無について

治療実施中の線源位置の透視確認の有無について調査した。結果を図A12.16に示す。透視確認をしたことがあると回答した施設が17施設（17%），透視確認をしたことがないと回答した施

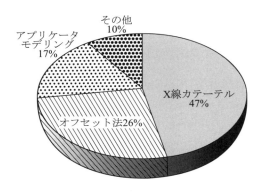

図A12.13　治療計画時線源第一停留点決定方法

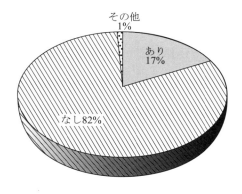

図A12.16　本線源位置の透視確認実施の有無

— 210 —

設が 82 施設（82%）であった。これは，透視装置に依存しており，ありと回答したほとんどの施設においてフラットパネルディテクタを用いた透視撮影装置を利用していた。

4. まとめ

^{192}Ir，^{60}Co 密封小線源計測と QA に関するアンケート調査を実施した。このアンケート調査時点では国内に ^{192}Ir 密封小線源計測のトレーサビリティが確保された校正システムは構築できていなかった。この状況下で線量計の校正については，装置販売業者による比較測定が多くの施設で取り入れられていた。2015 年に産業技術総合研究所においてグラファイト壁空洞電離箱を利用した ^{192}Ir の基準空気カーマ率（RAKR）国家一次標準の整備が行われた。同年 4 月に国際度量衡局（BIPM）との相互比較が実施され国際標準とのトレーサビリティが確立された[1]。これに続いて，2016 年から JRIA における特定二次標準器（ウェル形電離箱）を用いたユーザ使用のウェル形電離箱式線量計を校正するサービスが開始された。

計測におけるトレーサビリティとは，階層（段階）的な校正による不確かさの評価を含めて文書化された切れ目のない連鎖により，測定結果を計測標準（Primary reference）に関連付けることができることである。不確かさの評価と文書化ができていない装置販売業者による比較測定は 2018 年から廃止されることになり，これによって，正式に国内の ^{192}Ir 密封小線源計測のトレーサビリティが確立することになる。

トレーサビリティ確保にともなって，使用施設における線源強度計測の重要性が増すこととなる。アンケート調査結果では，治療施設の半数以上の施設で自施設計測値以外の空気カーマ強度 S_K 値を治療用に採用していた。HDR ^{192}Ir 密封小線源の供給時には線源の製品検定証明書が添付されてくる。しかし，この証明書は基本的に製品出荷に対する証明であり，治療用の線量基準として与えられたものではない。線源供給業者の計測値には大きな不確かさが含まれると報告されている[2,3]。したがって，供給され装置に装着された線源ごと

にユーザの責任において線源強度を測定し，治療計画用の線源強度登録などの治療用の線量基準として利用する必要がある。治療施設担当者はそのことを理解し自施設計測データを治療用の線量標準として利用することが望まれる。

線源停留位置 QA に関する調査結果において，治療計画時における線源位置決定法は治療計画様式（2 次元，3 次元等）などにより，いくつかの方法が選択されていた。線源位置決定に模擬線源を利用する施設において，21% の施設で本線源と模擬線源位置の整合確認が未実施となっていた。また，アプリケータ先端からのオフセット値入力では，24% の施設で装置販売業者から説明された値が利用されていた。近年，我が国では線源位置確認に関わる事故が報道されている[4]。密封小線源治療における QA では線源強度計測，線源位置管理，治療時間管理が重要である。このアンケート調査結果報告を基に，治療施設における QA への認識や実施が普及・拡大することで事故防止につながることを期待したい。

参 考 文 献

1) Kessler C, Kurosawa T, Mikamoto T: Comparison BIPM RI(I)-K8 of high dose-rate Ir-192 brachytherapy standards for reference air kerma rate of the NMIJ and the BIPM. *Metrologia* 53, Tech. Suppl. 06001, 2016

2) Goetsch S J, Attix F H, Pearson D W, et al.: Calibration of ^{192}Ir high-dose-rate afterloading systems. Med. Phys. 18(3), 462-467, 1991

3) Baltas D, Geramani K, Ioannidis GT, et al.: Comparison of calibration procedures for ^{192}Ir high-dose-rate brachytherapy sources. Int J Radiat Oncol Biol Phys., 43(3), 653-661, 1999

4) 川村慎二: 密封小線源治療事故とその教訓. 線量校正センターニュース vol.5, 8-11, 2015

索　　引

〔ア〕

アクセプタンス ……………………… 181,183
アプリケータ ……… 20,172,175,178,188
アンケート調査 ……………………… 207
イオン再結合補正係数 ……… 18, 78, 130
移送チューブ ………………… 21, 172, 188
一次線量標準機関 ………………………… 16
一次標準 ………………………………… 50
医用原子力技術研究振興財団 ………… 60
イリジウム 192 ………………………… 35
医療事故 ………………………………… 200
インターロック ………………………… 179
インデクサロッキングリング ………… 171
インビボ線量計測 ……………………… 22
ウェル形電離箱 ……………… 17,69,75,82
薄膜対向型自由空気電離箱 …………… 55
永久挿入 ………………………………… 181
エリアモニタ …………………………… 200
遠隔操作式後装填法 …………………… 133
オートラジオグラフィ ………………… 21
オフセット値 …………………………… 22
オンコシード …………………………… 38
温度気圧補正係数 ……………… 18,78,130

〔カ〕

介入レベル ……………………………… 162
壊変定数 ………………………………… 110
拡張不確かさ ………………………… 125,131
角度離散型線量積分 …………………… 147
画像誘導密封小線源治療 …………… 22,133
荷電粒子平衡 …………………………… 145
カートリッジ計測 ……………………… 164
カーネル ………………………………… 147
拡散合成加速 …………………………… 151
患者個別検証 …………………………… 193

〔キ〕

幾何学関数 ……………… 19,108,135,139
基準空気カーマ率 ………… 16, 50, 67, 77
基準照射線量率 ………………………… 67
吸収線量変換係数 ……………………… 134
吸収線量率 …………………………… 107,109
球面調和関数 …………………………… 149
極性効果補正係数 ……………………… 18,79
許容値レベル …………………………… 162
金 198 …………………………………… 36
緊急時対応 ……………………… 203,205,206
クイックコネクト ……………………… 175
空気カーマ強度 ………… 16,67,68,134,138
空気カーマ校正定数 ………………… 17,131
空気カーマ率定数 …………… 17,69,138,139
空気による減衰 ………………………… 54
クリーガファントム …………………… 18,89
グリッド型ボルツマン方程式解法 …… 150
計量標準総合センター ………………… 57
計量法校正事業者登録制度 …………… 57
計量法トレーサビリティ制度 ………… 16
決定論的解法 …………………………… 149
源反復法 ………………………………… 149
校正 ……………………………………… 169
合成標準不確かさ …………………… 125,131
光線追跡 ………………………………… 147
高線量率 ………………………………… 30,75
高線量率密封小線源 …………………… 44
国際電気標準会議 ……………………… 58
国際度量衡局 ………………… 16,56,125
国際標準化機構 …………………… 58,125
固体ファントム ………………………… 89,97
国家計量標準 …………………………… 57
コバルト 60 …………………………… 31
コバルト校正定数 …………………… 18,91
コミッショニング …………………… 182,184
コラプスドコーン型重畳積分 ………… 147

索　　引

〔サ〕

3次元治療計画	158,159
散乱補正	54
事故防止	200
事故対応マニュアル	203
湿度補正	54
実用量	167
射線効果	152
重畳積分	147
照射線量率定数	66, 134
衝突カーマ	145
シングルシードアッセイ	19
シングルチャンネル	192
水中サンドイッチ法	100
スカーマ	148
スケーリング	149
ステッパ	20
ステム散乱補正	54
ストリーミング	146
ストロンチウム90	32
3D-IGBT	158
セシウム137	34
セラ AgX100	40
線形不連続有限要素	151
線形ボルツマン輸送方程式	145,149
線源カートリッジ	19
線源間吸収効果	127
線源強度	65,69,72,80,82,97
線源停留位置	210
線源データの管理	172,175,178
線量計算パラメータ	110
線量積分核	147
線量体積ヒストグラム	158
線量率定数	19,108,111,112,135,139
相対拡張不確かさ	130
装置の保守管理	172,176,180
組織減弱係数	134

〔タ〕

代替測定法	162

〔タ〕

タイマの端効果	19
チェックケーブル	21,172
チャンネルマルチプライヤ	178
中線量率	30
直腸線量計	193
定期的な QC	185
定期的品質管理	187
低線量率	30,69,72
低線量率密封小線源	38
デルタ関数	146
電位計補正係数	131
テンプレート	22
電離箱壁補正係数	54
統合カムスケール	176
独立検証	21,192
トリプルチャンネル	192
トレーサビリティ	15,50,57,58,59,60

〔ナ〕

肉眼的腫瘍体積	159
2次元治療計画	158
二次線量標準機関	16
日常点検	186
ニードル	44
熱吸収比	159

〔ハ〕

ハイリスク	159
バードブラキソース	39
バリソース iX	174
パルス線量率	22,30
半減期	110
非等方性関数	20,108,115,135,140
非等方性係数	20,109,115,141
非等方性定数	134
100% 線量体積	195
標準不確かさ	125
ファーマ形電離箱	17,89,93,100
不均質補正	122
不確かさ	53,54,60,62,122,125
プレプラン	20

— 214 —

索　　引

平均寿命 ………………………………………… 109
包含係数 ………………………………………… 125
防護量 …………………………………………… 167
放射状線量関数 ……20,108,109,112,113,114,135,140
放射線防護 ……………………………………… 167
放射特性 …………………………………………66
放射能 ……………………………………………66
ポストプラン ……………………………………21
ボリュームスタディ ……………………………21

〔マ〕

マイクロセレクトロン HDR ………………… 171
マルチソース …………………………………… 176
水吸収線量校正定数 ………………………………18
密度スケーリング法 …………………………… 149
明示放射能 …………………………17,65,66,134,138
モデルベース型線量計算 …………… 20,144,147,153
モールド ………………………………………… 133
モンテカルロシミュレーション ……………… 152

〔ヤ〕

ヨウ素 125 …………………………………………33

〔ラ〕

ライブプラン ……………………………………21
ラジウム質量 ………………………………… 17,65
ラジウム質量当量 …………………………… 17,65
ラジオクロミックフィルム ……………… 190,191
リスク臓器 …………………………………… 158,159
リスクマネージメント ………………………… 201
リモートアフターローディングシステム ………20
ルジャンドル多項式 …………………………… 150
ルテニウム 106 …………………………………32
レイエフェクト ………………………………… 152
レイトレーシング……………………………… 147
連続減速近似 …………………………………… 145

— 215 —

欧 文 索 引

Activity	66	^{192}Ir	35
Air Kerma Strength	67	^{192}Ir ピン・シンワイヤ・シード	42
ALGEBRA	153	Ir2.A85-2	46
ANTM	60	ISA	127
Apparent Activity	66	ISO	58
^{198}Au	36	JCSS	16,57
^{198}Au グレイン	41	LBTE	145,149
BIPM	16,56	LDR	30
BrachyDose	153	Manchester 法	21,133
CCS	147	MBDCAs	20,144,147,153
CEPXS	151	MCNP	153
Co0.A86	47	MCPI	153
^{60}Co	31	MCS	152
CPE	145	MDR	30
CRC-15BT	70	mHDR-v2, v2r	44
^{137}Cs	34	N_c	91
^{137}Cs 針	44	$N_{D,w}$	91
CSDA	145	NMIJ	57
CTV	158,159	O'Connor の理論	149
DFEM	151	OAR	158,159
DSA	151	OncoSeed6711	38
DVH	158	Paris 法	133
EGS	153	PDR	22,30
GBBS	150	PENELOPE	153
GEANT	153	PMMA	89
GK60M2	147	PSDL	16
GTV	159	PTRAN	153
GUM	125	Quimby 法	133
HDR	30	RAKR	16,50,67,77
HEBD	136	RALS	20,133
HR-CTV	159	Reference Exposure Rate	67
^{125}I	33	^{106}Ru	32
^{125}I シード	38	^{106}Ru アイアプリケータ	41,56
IEC	58	SAR	159
IGBT	22,133	SCERMA	148
In vivo dosimetry	192	Sievert 積分	134

索　　引

SI 法 …………………………… 149,151		TG-43U1S1 ……………………… 136
S_{K} ……………………………… 16,68,134		TheraAgX100 ……………………… 40
^{90}Sr …………………………………… 32		Type A ……………………………… 125
^{90}Sr アイプラーク ……………………… 42		Type B ……………………………… 125
SSDL …………………………………… 16		U ………………………………… 68,138
STM125 ……………………………… 139		V_{100} ………………………………… 195
Stockholm 法 ……………………… 133		VS2000 ………………………………… 45
TG-43 ……………………………… 19,135		τ …………………………………… 109
TG-43U1 ………… 19,107,109,110,133,136,138,143		

密封小線源治療における吸収線量の標準計測法
──小線源標準計測法 18──
Standard Dosimetry of Absorbed Dose
to Water in Brachytherapy
（Standard Dosimetry in Brachytherapy18）

2018 年 3 月 30 日　第 1 版第 1 刷発行　©2018

定価　本体 3500 円＋税

編　集　日 本 医 学 物 理 学 会
発　行　㈱ 通 商 産 業 研 究 社
東京都港区北青山 2 丁目 12 番 4 号（坂本ビル）
〒 107-0061　TEL 03（3401）6370　FAX 03（3401）6320

（落丁・乱丁等はおとりかえいたします）

ISBN978-4-86045-106-6 C3047 ¥3500E